管理栄養士を目指す学生のための

生化学テキスト

長崎大学名誉教授
毎田徹夫
［著］

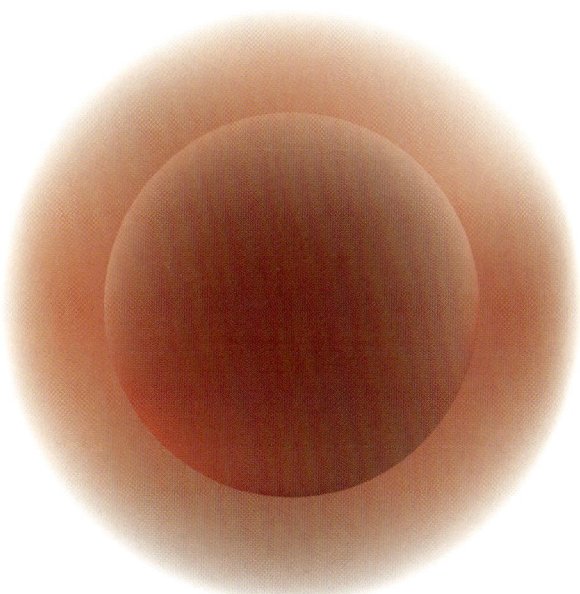

文光堂

序　文

　本書は管理栄養士を目指す学生向けの「生化学」の教科書として執筆したものである．

　栄養士法の改正により管理栄養士の職責がより明確化され，それに伴って管理栄養士養成施設での教育方針の1つに「管理栄養士が果たすべき多様な専門領域に関する基本となる能力を養う」ことが挙げられている．この観点から，人体の構造や機能を学び理解するのに，「生化学」は「解剖生理学」とともに専門基礎科目として必須な教科目とされている．

　管理栄養士は病院，介護施設，保健所などで医師，看護師，薬剤師などと互いに共通な基礎知識をもちチーム医療に参加することが多い．今後，ますます高度化する専門職にとって生化学の基礎知識はますます重要になると思われる．管理栄養士を目指す学生諸君はそのことを十分認識して，他の職種の方々と同等，いやそれ以上に生化学的考え方や知識を身に付けていただきたい．

　本書の記載内容は管理栄養士国家試験出題基準に沿って，国家試験の準備は，生化学に関する限り，本書だけで十分になるよう配慮した．本書の作成に当っては，生化学では人体の構造や機能を化学的に分子のレベルで理解することが肝要であることから，本文は要点を個条書きとし，できるだけ図表を多くし，本文と図表が見開きになるようにした．また，各章の最終頁に生体分子の分離・精製や定量に頻々利用される電気泳動法，クロマトグラフィー，比色定量法と，その章に関連ある疾患や病態について「管理栄養士に必要な豆知識」として記載した．

　著者は長年医学部で，この6年間は管理栄養士養成校で生化学の授業を担当してきたが，"生化学は難しい"という学生が多い．その原因の多くは"生化学は化学だ"と考えており，"生化学は生物学だ"ということを忘れていることにあるようだ．管理栄養士を目指す諸君は"生化学では人体の構造や機能を学ぶのだ"ということを常に念頭において，生化学を学んで欲しい．

　最後に，本書の刊行に当り多くのアドバイスとご協力をいただいた文光堂の佐藤真二氏に厚く御礼申し上げます．

平成20年3月

著　者

目 次

1. 生化学を学ぶための基礎知識 — 1
 Ⅰ 化学的な基礎知識 — 2
 Ⅱ 解剖・生理学的な基礎知識 — 8
  【栄養士に必要な豆知識】電気泳動法 — 10

2. 生体構成成分の化学 — 11
 Ⅰ 糖質の化学 — 12
 Ⅱ 脂質の化学 — 18
 Ⅲ アミノ酸とタンパク質の化学 — 24
 Ⅳ ヌクレオチドと核酸の化学 — 30
  【栄養士に必要な豆知識】クロマトグラフィー — 36

3. ビタミン — 37
 Ⅰ ビタミンの定義と分類 — 38
 Ⅱ 脂溶性ビタミン — 40
 Ⅲ 水溶性ビタミン — 44
  【栄養士に必要な豆知識】比色定量法 — 52

4. 酵素 — 53
 Ⅰ 酵素の機能 — 54
 Ⅱ 酵素活性の調節 — 60
 Ⅲ 酵素の名称と分類 — 62
  【栄養士に必要な豆知識】"臨床酵素" — 64

5. 情報伝達とホルモン — 65
 Ⅰ 情報伝達システムの種類 — 66
 Ⅱ ホルモンの作用機序 — 68
 Ⅲ 各種ホルモンの作用 — 70
  【栄養士に必要な豆知識】甲状腺機能亢進症と機能低下症 — 76

6. 代謝を学ぶにあたって — 77
 Ⅰ 代謝の全体像 — 78
 Ⅱ 細胞の構造と機能 — 84

7. エネルギー代謝 — 89
 Ⅰ 生体エネルギー — 90
 Ⅱ ATPの産生と利用 — 92

  Ⅲ　クエン酸回路と電子伝達系 ——————————————— 94
   【栄養士に必要な豆知識】エネルギー消費量の測定法 ——————— 100

8. 糖質の代謝 ———————————————————————— 101
  Ⅰ　グルコースの利用 ——————————————————— 102
  Ⅱ　グリコーゲンの合成と分解 ——————————————— 110
  Ⅲ　糖新生 ——————————————————————— 112
  Ⅳ　血糖 ———————————————————————— 114
   【栄養士に必要な豆知識】糖尿病 ———————————— 116

9. 脂質の代謝 ———————————————————————— 117
  Ⅰ　脂質の血中輸送と脂肪の貯蔵・動員 ——————————— 118
  Ⅱ　脂肪酸の代謝 ————————————————————— 122
  Ⅲ　グリセロ脂質とスフィンゴ脂質の代謝 —————————— 128
  Ⅳ　ステロイドの代謝 ——————————————————— 130
   【栄養士に必要な豆知識】高脂血症 ——————————— 132

10. タンパク質とアミノ酸の代謝 ————————————————— 133
  Ⅰ　タンパク質の代謝回転 ————————————————— 134
  Ⅱ　アミノ酸の分解 ———————————————————— 136
  Ⅲ　アミノ酸の合成 ———————————————————— 144
  Ⅳ　アミノ酸からの含窒素化合物の合成 ——————————— 146

11. ヌクレオチドの代謝 —————————————————————— 149
  Ⅰ　ヌクレオチドの合成 —————————————————— 150
  Ⅱ　ヌクレオチドの分解 —————————————————— 154
   【栄養士に必要な豆知識】高尿酸血症と痛風 ——————— 156

12. ヘムの代謝 ———————————————————————— 157
  Ⅰ　ポルフィリンとヘムの合成 ——————————————— 158
  Ⅱ　ヘムの分解とビリルビンの排泄 ————————————— 160
   【栄養士に必要な豆知識】黄疸 ————————————— 162

13. 水と無機質 ———————————————————————— 163
  Ⅰ　人体の水と体液 ———————————————————— 164
  Ⅱ　無機質の代謝 ————————————————————— 168
   【栄養士に必要な豆知識】骨粗鬆症とくる病・骨軟化症 ——— 174

14. 遺伝情報の発現と伝達 ————————————————————— 175
  Ⅰ　遺伝情報 —————————————————————— 176
  Ⅱ　遺伝情報の発現 ———————————————————— 178

Ⅲ　遺伝情報の伝達 ——————————————— 188
　　　Ⅳ　突然変異と遺伝子修復 ————————————— 194
　　　Ⅴ　遺伝子操作 ————————————————— 196
　　　【栄養士に必要な豆知識】癌遺伝子と癌抑制遺伝子 ——— 200

15. 先天性代謝異常症 ————————————————— 201
　　　Ⅰ　先天性代謝異常症の概念 ———————————— 202
　　　Ⅱ　新生児マス・スクリーニングが実施されている先天性代謝異常症 — 206

16. 臓器の生化学 ——————————————————— 211
　　　Ⅰ　血液の生化学 ————————————————— 212
　　　Ⅱ　結合組織の生化学 ——————————————— 220
　　　Ⅲ　筋収縮の生化学 ———————————————— 224
　　　【栄養士に必要な豆知識】貧血 ———————————— 228

17. 生体防御 ————————————————————— 229
　　　Ⅰ　免疫 ————————————————————— 230
　　　Ⅱ　活性酸素の生成と除去 ————————————— 240
　　　【栄養士に必要な豆知識】免疫不全症候群とエイズ ——— 242

索引 ———————————————————————————— 243

IV 休題

1 生化学を学ぶための基礎知識

　生化学は生物の構造や機能を化学的に分子のレベルで追求しようとする学問である．生化学を初めて学ぶためには，生物や化学の知識が必要である．ここでは分子の構造など化学的な基礎知識と，各臓器の解剖的位置や生理学的役割について記す．

I 化学的な基礎知識

　生物の構造や機能を化学的に探求するのが生化学である．したがって生化学を学ぶにあたっては，最低限の化学的知識が必要である．

A 分子の構造

- 分子は，原子が共有結合した一定の形をもつ化合物で，物質としての性質を現す最小の粒子である．

■共有結合

- 2個の原子が互いに**不対電子**を出し合って，**共有電子対**を形成し，結合するのが**共有結合**である．
- 共有結合には不対電子を1個ずつ出し合う単結合（飽和結合）と2個あるいは3個出し合う二重結合あるいは三重結合（不飽和結合）がある（a）．
- 1個の原子が何本の共有結合できるかを**原子価**という．原子価はその原子がもつ不対電子の数に等しい（c）．
- 広義の共有結合には，片方の原子の**非共有電子対**（孤立電子対）を共有してできる**配位結合**も含まれる（b）．

■有機化合物の化学構造と種類（d）

- 有機化合物の多くは，反応性が低い原子団（炭化水素基など）に，化学的性質を決定づけている原子団（**官能基**）が結合した構造をしている．
- 有機化合物は官能基の違いによって，**ヒドロキシル基**（水酸基）をもつアルコール，**アルデヒド基**をもつアルデヒド，**カルボキシル基**をもつカルボン酸，**ケトン基**（オキソ基）をもつケトン，**ニトロ基**をもつニトロ化合物，**アミノ基**をもつアミン，**スルホ基**をもつスルホン酸，**エーテル結合**をもつエーテルなどに分類される．
- 2種の官能基をもつものもある．例えば，カルボキシル基のほかに，水酸基をもつ**ヒドロキシ酸**，アミノ基をもつ**アミノ酸**，ケトン基をもつ**ケト酸**などがある（e）．
- 有機化合物の化学構造は共有結合を示す価標（線）を用いた構造式で示されるが，通常は，原子団をまとめて書いた**略式構造式**が使われる．

■幾何異性体と光学異性体

- 分子式は同じであるが分子の構造が異なるものどうしを**異性体**という．異性体には原子の並びが異なる**構造異性体**のほか，幾何異性体や光学異性体がある．
- **幾何異性体**は二重結合の平面性によって生ずる異性体である．この型の異性体は**シス型**と**トランス型**に分けられる（5頁のa）．
- **光学異性体**は**不斉炭素原子**（結合する4つの原子あるいは原子団がすべて異なる炭素原子）が存在するときに，炭素原子の正四面体性によって生ずる異性体である．**D型**と**L型**に分けられ，両者は**旋光性**が違う（5頁のb）．

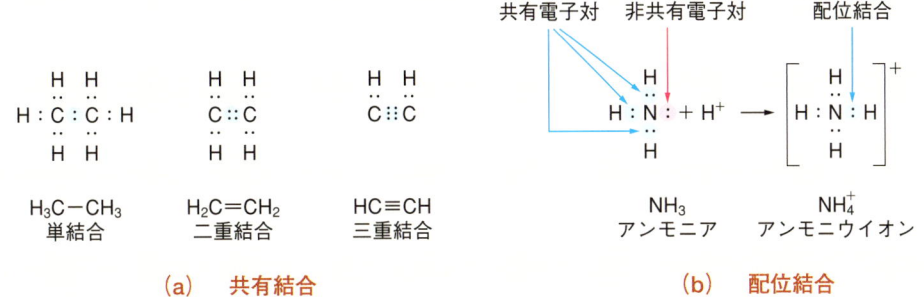

(a) 共有結合　　　　　　　　　　　　(b) 配位結合

(c) 分子を構成する主な原子の電子数と原子価

	水素（H）	炭素（C）	窒素（N）	酸素（O）
最外殻電子（価電子）数	1	4	5	6
非共有（孤立）電子対数	0	0	1	2
不対電子数	1	4	3	2
原子価	1	4	3	2

(d) 官能基とそれをもつ有機化合物

官能基の名称と構造	化合物の総称	化合物の例
ヒドロキシル基　　　　—OH	アルコール	CH_3-CH_2-OH　エタノール
アルデヒド基　　　　—CHO	アルデヒド	CH_3-CHO　アセトアルデヒド
カルボキシル基　　　—COOH	カルボン酸	CH_3-COOH　酢酸
ケトン基（オキソ基）　＞C=O	ケトン	$CH_3-CO-CH_3$　アセトン
アミノ基　　　　　　—NH$_2$	アミン	$CH_3-CH_2-NH_2$　エチルアミン
ニトロ基　　　　　　—NO$_2$	ニトロ化合物	$C_6H_5-NO_2$　ニトロベンゼン
スルホ基　　　　　　—SO$_3$H	スルホン酸	$C_6H_5-SO_3H$　ベンゼンスルホン酸
エーテル結合　　　　—O—	エーテル	$C_2H_5-O-C_2H_5$　ジエチルエーテル

乳酸
（ヒドロキシ酸）

アラニン
（アミノ酸）

ピルビン酸
（ケト酸）

エタノールアミン
（アミノアルコール）

(e) 2種類の官能基をもつ化合物の例

■分子の形（c）

- 共有結合には結合の方向性（原子核に対する相対的な方向）がある．したがって，共有結合間には一定の結合角が生じ，分子はそれぞれ特有の形をとることになる．
- 例えば，炭素原子の4本の共有結合は正四面体の頂点に向いている（**炭素の正四面体性**）．ただし，二重結合の2本の共有結合は同一平面上にあり，残りの2本は一定の結合角をとり存在する（**二重結合の平面性**）．

B **分子の極性と溶解性**（c）

- 異種の原子間で共有結合が形成されるときには，共有電子対は**電気陰性度**の強い原子のほうに引きつけられ，電子のかたより（**極性**）が生ずる．ちなみに，電気陰性度は酸素＞窒素＞炭素≧水素の順に強い．

■分子の極性

- 分子全体の極性は共有結合の極性のみで決るのではなく，**分子の形**が深くかかわっている．
- 例えば，水分子やアンモニアのような非対称構造をもつものは**極性分子**であるが，二酸化炭素や四塩化炭素のような対称構造をもつものは**無極性分子**である．

■分子の溶解性

- 極性分子は水に溶けやすい．これは分子内の極性基（親水基）が水分子と水素結合し，水和するからである．
- 一方，無極性分子は水和され難い非極性基（疎水基）で構成されており水に溶けにくい．しかし，疎水性相互作用を呈するので無極性の溶媒（有機溶媒）には溶けやすい．

C **分子間相互作用**（d）

- 分子は他の分子と結合（会合）したり離れ（解離）たりする．これを**分子間相互作用**という．
- 分子間相互作用は**水素結合，疎水結合，静電結合**などの非共有結合でなされる．これらの結合エネルギーは共有結合のそれに比べるとはるかに小さい（弱い結合という）．
- 水素結合は酸素や窒素などの電気陰性度の強い原子間で水素原子をはさんで形成される．
- 疎水結合は疎水基間で疎水性相互作用によって形成される．
- 静電結合は**イオン結合**ともいわれ，正に電離した基と負に電離した基の間で，電気的引力によって形成される．

D **化学反応と化学平衡**

■活性化エネルギー

- 化学反応が起こるには，反応物に一定量以上のエネルギーを与える必要があり，そのエネルギーを**活性化エネルギー**という．
- 活性化エネルギーは反応物を反応しやすい状態（**励起状態**とか**遷移状態**という）にするためのエネルギーである．
- 触媒はこの活性化エネルギーを低下させ，反応速度を速める．

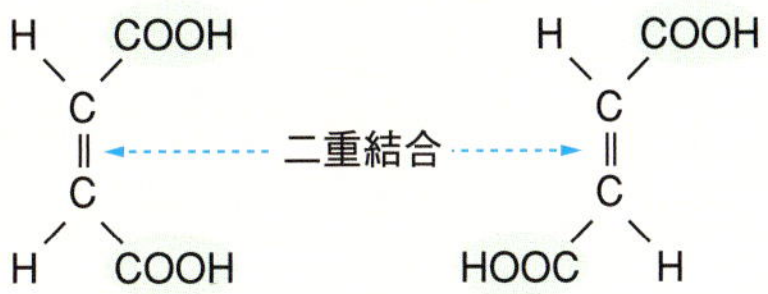

(a) 幾何異性体の例

マレイン酸（シス型）／フマル酸（トランス型） — 二重結合

(b) 光学異性体の例

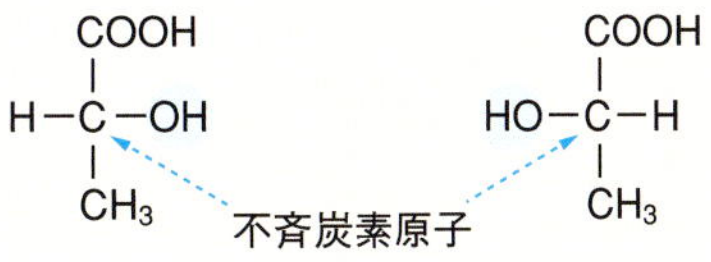

D-乳酸（D型）／L-乳酸（L型） — 不斉炭素原子

(c) 分子の形，極性，溶解性

分子	水（H_2O）	アンモニア（NH_3）	四塩化炭素（CCl_4）	二酸化炭素（CO_2）
形	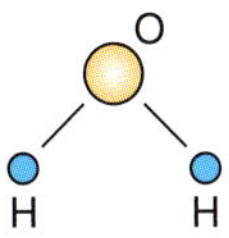 折れ線形	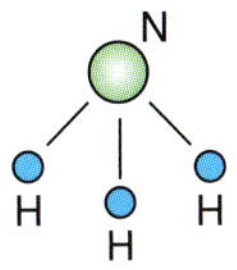 三角錐形	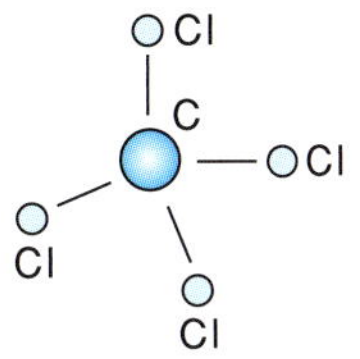 正四面体形	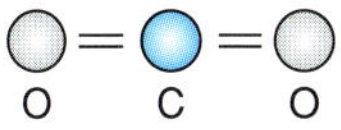 直線形
	非対称型	非対称型	対称型	対称型
極性	極性分子	極性分子	無極性分子	無極性分子
溶解性	水に可溶，無極性溶媒に不溶	水に可溶，無極性溶媒に不溶	水に不溶，無極性溶媒に可溶	水に不溶，無極性溶媒に可溶

(d) 分子間でみられる3つの非共有結合

		(例)
水素結合	電気陰性度の強い原子間で水素原子を挟んでの結合	$-N-H\cdots O=C-$ の形
疎水結合	疎水基間の疎水性相互作用に基づく結合	$-CH_2-CH_2-CH_3$ / $CH_3-CH_2-CH_2-$
静電結合	陽イオンと陰イオン間での電気的引力に基づく結合	$-NH_3^+\cdots{}^-OOC-$

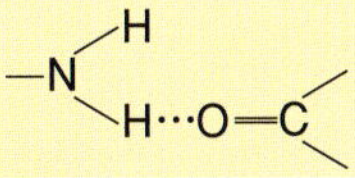

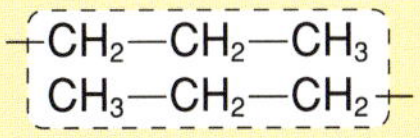

■反応速度（a）

- （a-(1)）で示される化学反応の速度は（a-(2)）の式で表される．式からもわかるように，反応速度は反応物質の量（濃度）が高いほど速い．これは反応物質間の衝突回数が増えるからである．
- 反応速度は反応時の温度が高いほど速い．これは反応物の運動エネルギーが増加するとともに活性化エネルギーが低下するからである．

■化学平衡（b）

- 化学反応は原則的にすべて可逆的であり，（b-(1)）で示した右向きと左向きの反応の速度が同じときには，見かけ上反応は起こらないようにみえる．この状態を**化学平衡**の状態という．
- 平衡状態では，**化学平衡定数**（K，b-(2)）の値は，温度が同じなら，その反応に固有な一定の値を示す．
- 平衡状態のとき，反応物や生成物の濃度，温度，圧力などの反応条件を変えると，反応はその変化を防げる方向に進み，再び平衡状態になる．このことを**平衡移動の法則**（原理）という．

E 酸と塩基，溶液のpH

■酸と塩基の2つの定義

- **酸**と**塩基**の定義には，狭義の「酸とは水に溶けてH^+を放出する物質で，塩基とはOH^-を放出できる物質である」（**アレニウスの定義**）と，より広義の「酸とはH^+を他の物質に与えることのできる物質（プロトン供与体）で，塩基とはH^+を他の物質から受けとることのできる物質（プロトン受容体）である」（**ブレンステッドの定義**）がある．
- 水溶液のpH（H^+濃度の$-\log$，c-(2)式）を論ずるときにはアレニウスの定義が適しており，化学反応，特に酵素反応の機序を論ずるときにはブレンステッドの定義が適している．

■水の電離とpH（c-(1)）

- 水分子もわずかではあるが，$H_2O \rightleftharpoons H^+ + OH^-$と電離しており，そのイオン積（Kw）は25℃では$1.0 \times 10^{-14}$である．すなわち，純水の$H^+$濃度は$10^{-7}$ mol/lで，pHは7.0である．
- 水に酸（H^+）あるいは塩基（OH^-）を加えても，平衡移動の法則に従って，Kwは常に一定である．

■弱酸溶液と弱塩基溶液のpH（c-(3)，(4)）

- 塩化水素（HCl）のような強酸では，低い濃度ではすべて電離するので，C mol/l溶液のpHは$-\log C$と計算される．
- 酢酸（CH_3COOH）のような弱酸では，電離定数（Ka）の$-\log$を**pKa**とすると，C mol/l溶液のpHは$(pKa - \log C)/2$となる．
- OH^-濃度（$[OH^-]$）とpHの関係はpH $= 14 + \log[OH^-]$であるので，アンモニアのような弱塩基では，C mol/l溶液のpHは$14 + (\log C - pKb)/2$となる．ただし，**pKb**は$-\log Kb$のことである．

■緩衝作用

- 酸や塩基の添加に対して，pHを一定に保とうとする働きを**緩衝作用**といい，そのような作用をもつ溶液を緩衝液という．
- 一般に，弱酸とその塩（例えばCH_3COOHとCH_3COONa），あるいは弱塩基とその塩（例えばNH_4OHとNH_4Cl）の混合溶液は強い緩衝作用をもつ．

$aA+bB+\cdots \longrightarrow xX+yY+\cdots$ …(1)で示される反応の
反応速度(v)　$v=k \cdot [A]^a \cdot [B]^b$ …(2)で表される．
k：反応速度定数（温度や活性化エネルギーに依存する定数）
[A]：Aの濃度(mol/l) [B]：Bの濃度(mol/l)

(a) 反応速度と反応物質の濃度の関係

$aA+bB+\cdots \underset{\text{負反応}}{\overset{\text{正反応}}{\rightleftarrows}} xX+yY+\cdots$ …(1)で示される可逆反応は
化学平衡の状態（正反応と負反応の速度が同じ状態）では

$$K=\frac{[X]^x \cdot [Y]^y \cdots}{[A]^a \cdot [B]^b \cdots}$$ の値は温度が同じなら一定の値を示す(2)

Kを化学平衡定数という．

(b) 化学平衡と化学平衡定数(K)

(1) 水分子の電離とイオン積(Kw)

　　電離式　$H_2O \rightleftarrows H^+ + OH^-$　　　イオン積　$Kw=[H^+] \cdot [OH^-]=10^{-14}$ (25℃)
　　　　　　　　　　　　　　　　　　　　　　　水溶液中では温度が同じなら常に一定である．

(2) pHとH⁺濃度([H⁺]mol/l)およびOH⁻濃度([OH⁻]mol/l)の関係

　　$pH=-\log[H^+]$　定義　　　　$pH=14+\log[OH^-]$　∵ $[H^+]=10^{-14}/[OH^-]$ (25℃)

(3) 弱酸の電離とpH

　　電離の一般式　$AH \rightleftarrows A^- + H^+$　　　　（例）酢酸　$CH_3COOH \rightleftarrows CH_3COO^- + H^+$
　　電離定数　$Ka=[A^-][H^+]/[AH]$　　　　$Ka：2.8 \times 10^{-5}$, $-\log Ka=pKa=4.56$
　　C mol/l 溶液のpH　　　　　　　　　　0.1 mol/l 酢酸のpH
　　$pH=(-\log Ka-\log C)/2$　　　　　　　$pH=(4.56+1)/2=2.76$

(4) 弱塩基の電離とpH

　　電離の一般式　$BOH \rightleftarrows B^+ + OH^-$　　　（例）アンモニア　$NH_3+H_2O \rightleftarrows NH_4^+ + OH^-$
　　電離定数　$Kb=[B^+][OH^-]/[BOH]$　　　$Kb：1.7 \times 10^{-5}$, $-\log Kb=pKb=4.78$
　　C mol/l 溶液のpH　　　　　　　　　　0.1 mol/l アンモニアのpH
　　$pH=14+(\log Kb+\log C)/2$　　　　　$pH=14+(-4.78-1)/2=11.11$

(C) 水のイオン積と水溶液のpH

II 解剖・生理学的な基礎知識

　生化学を学ぶにあたって化学的な基礎知識が必要なことはもちろんだが，解剖・生理学的な知識も大切である．特に種々の臓器は身体のどこにあり，どんな生理的役割を担っているかは常識として知っておくことが大切である．ここでは生化学を学ぶ上で重要と思われる臓器について簡単に記す．

■消化管
- 上部から，口腔，食道，胃，十二指腸，小腸（空腸，回腸），大腸（上行結腸，横行結腸，下行結腸，S状結腸），直腸，肛門に区分される．
- 摂取した食物を消化，吸収するばかりでなく，胆汁に排泄された不要な物質を糞便として捨てる役割をもつ．
- 生化学（代謝）的には消化管腔内は体の外とみなされる．

■肝臓
- 腹腔の右上部，横隔膜の直下にある．代謝の中枢組織である．
- 肝動脈と肝静脈のほかに門脈とよばれる静脈がある．門脈は消化管にはりめぐらされた静脈が集まったもので，吸収された水溶性物質はこれによって肝臓に送り込まれ処理される（水に不溶性な物資は，キロミクロンの成分としてリンパ管経由で上部大静脈には入る）．
- 肝臓で作られる胆汁は胆管を経て十二指腸に排泄される．

■膵臓
- 胃の後ろにあり，後腹壁についている．次の2つの働きをもつ．
- 種々の消化酵素やその前駆体を腺房細胞で作り膵液として膵管に分泌する．膵管は胆管と合流し，十二指腸に開口している．
- ランゲルハンス島のA細胞でグルカゴンを，B細胞でインスリンを産生し，血液に分泌する．

■腎臓
- ソラマメ形の臓器で，脊柱をはさんで左右1対，後腹膜に癒着している．血液中の老廃物を尿として排泄する役割をもつ．
- 機能的には糸球体と尿細管に分けることができる．前者は血液を限外濾過（小さな分子は通すが，大きい分子は通さない濾過）する機能をもち，後者では，濾液中に含まれる有要な物質が再吸収され，回収される．

■脾臓
- 腹腔内の左上，左の腎臓と横隔膜の間にある90〜120gの比較的小さい臓器である．
- 脾洞とよばれる拡大した特殊な毛細血管をもち，多量の血液が充満しており，血液の貯蔵や流量の調節を行っている．
- 脾洞の周りにはリンパ球やマクロファージが豊富に存在し，血液中の異物や老化した赤血球を貪食，破壊する．赤血球の墓場ともいわれる．

Ⅱ 解剖・生理学的な基礎知識

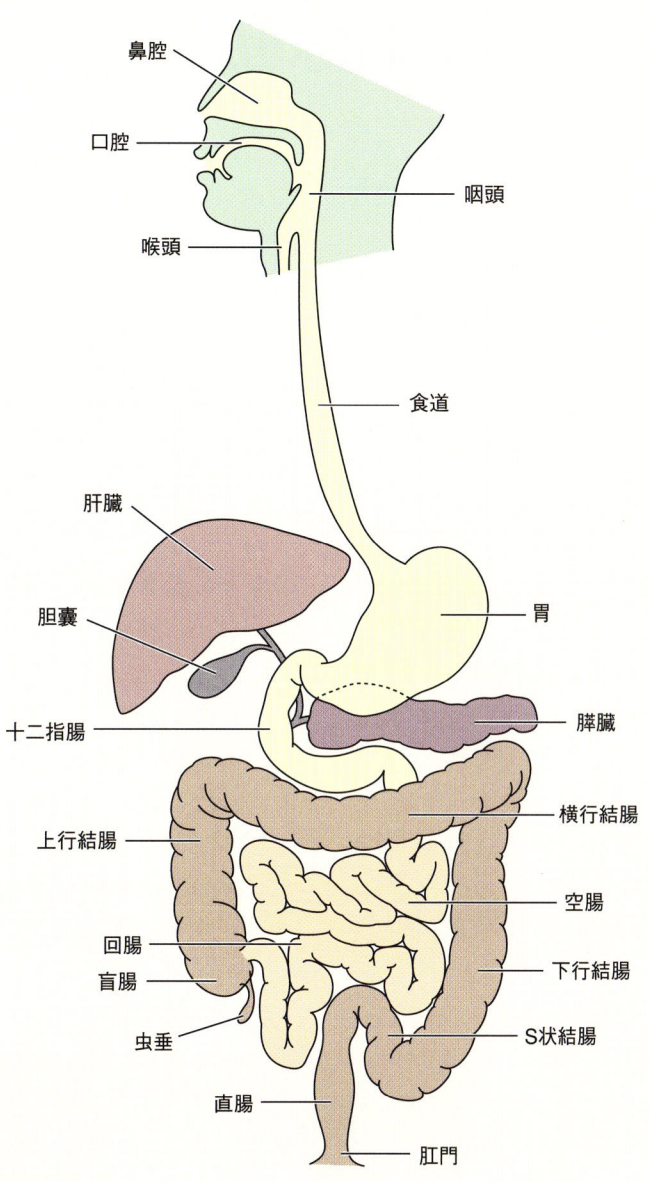

腎臓は後腹壁にうずくまって，脊椎をはさんで1対存在する．
脾臓は左の腎臓の上部に存在する．

(a) ヒトの臓器の位置関係

栄養士に必要な豆知識

電気泳動法

　電気泳動法はタンパク質や核酸などの生体構成分子の分離，精製，同定などに広く利用される方法である．

　定電圧あるいは定電流のもとでは，正に荷電した粒子（分子）は陰極へ，負に荷電したものは陽極に向かって移動し，その移動速度（泳動速度）は，粒子が無抵抗に移動できる場合には，粒子の荷電量に比例し重量に反比例する．これが電気泳動の基本的原理である．しかし，実際の電気泳動法では，移動に際して抵抗があるので泳動速度は多くの因子によって影響を受ける．

　U字管や毛細管に満たした溶液中で泳動するのを**自由電気泳動法**（チゼリウスの電気泳動）といい，抵抗が比較的小さいので理論的解析は比較的容易である．しかし，泳動後の物質の検出などに高額な装置を要するので，通常はほとんど利用されていない．

　通常は，セルロースアセテートなどの膜やアクリルアミドなどのゲルを支持体とする**ゾーン電気泳動法**が利用される．この際の泳動速度は，荷電量や分子量ばかりでなく，分子の形や粘度，泳動を行う溶液のpH，イオン強度，粘性，さらには支持体の多孔度や吸着性などの複雑な因子によって定まる．このことは逆に，荷電量や分子量に差がない分子でも，泳動条件を変えることで分離できることを意味する．

　タンパク質は両性電解質であり，等電点より高いpH溶液中では負に，等電点より低いpH溶液中では正に荷電する．したがって，等電点より高いpH溶液で泳動すると陽極側に，等電点より低いpH溶液中では陰極側に移動するのが原則である．

　pH勾配を作った溶液あるいはゲル中で泳動し，等電点と等しいpH領域では分子は移動しないことを利用した方法を**等電点電気泳動法**といい，タンパク質の等電点を知るのによく利用される．

　タンパク質溶液にSDS（ドデシル硫酸ナトリウム）を加えると，SDSの疎水性部分がポリペプチドの疎水性部分に結合し，サブユニットはばらばらに解離する（S-S結合を切断するため2-メルカプトエタノールなどの還元剤を加える）．SDSとポリペプチドの複合体は表面に親水性の硫酸基が露出しているので，水溶性が保たれるとともに，固有の荷電は失われ，どのポリペプチドも強い負の電荷をもつようになる．このような状態の複合体をポリアクリルアミドのゲル中で泳動すると，移動速度はポリペプチドの分子量のみに依存する（移動速度は分子量の対数に逆比例する）．この方法を**SDS－ポリアクリルアミドゲル電気泳動法**といい，タンパク質のサブユニットの分子量の推定や分離に最もよく利用される．

　アミノ酸，ペプチド，ビタミンなどの極性の強い低分子物質は，通常の電気泳動では泳動液への拡散が強く，鮮明な泳動像が得られない．このような物質の分離には濾紙を支持体とし，5～10kVの高電圧で短時間泳動する**高圧濾紙電気泳動法**が利用される．

2 生体構成成分の化学

　糖質，脂質，タンパク質，核酸は生体を構成している重要な分子で，生体分子ともいわれる．これらの構造や分類についての知識は人体の構造と機能を学ぶのに不可欠である．

I 糖質の化学

単糖とその重合体を糖質と総称する．食物中の大部分の糖質は$C_m(H_2O)_n$の分子式で示されるので，**炭水化物**ともいわれる．

A 単糖

2個以上のヒドロキシル基をもち，かつ，アルデヒド基かケトン基をもつ化合物を**単糖**という．

■分類
- 構成炭素の数によって**三炭糖（トリオース），四炭糖（テトロース），五炭糖（ペントース），六炭糖（ヘキソース），七炭糖（ヘプトース）**に分類される．
- アルデヒド基をもつか，ケトン基をもつかによって**アルドース**と**ケトース**に分けられる（aとb，dとe）．
- アルデヒド基あるいはケトン基から最も離れた不斉炭素原子に付くヒドロキシル基（水酸基）の向きによって**D型とL型**に分類される（a）．人体内のほとんどはD型である．

■化学構造
- 鎖状構造：アルデヒド基あるいはケトン基を上に置き，水酸基を炭素の左右に書いた構造式が**鎖状式（Fisherの投影式）**で，単糖の定義や分類をよく表す式である．炭素数が同じアルドースあるいはケトースで，水酸基の向きが1つだけ異なるものどうしを**エピマー**という（d）．
- 環状構造：五炭糖や六炭糖は水溶液中では鎖状構造ではなく，五炭糖・アルドースと六炭糖ケトースは**フラン環（五員環）**，六炭糖・アルドースは**ピラン環（六員環）**の**環状構造**をとっている（c，d，e）．その際，新しく生じたヘミアセタール水酸基やヘミケタール水酸基は，元からあったアルコール性水酸基とは異なり他の化合物とグリコシド結合できるので，**グリコシド水酸基**という．グリコシド水酸基が付く炭素原子は不斉炭素原子となるので，α型とβ型の2つの光学異性体が生ずる．α型とβ型は互いに**アノマー**であるといわれる（d，e）．

■代表的な単糖
- **グリセルアルデヒド（a）**と**ジヒドロキシアセトン（b）**：両者とも三炭糖であるが，前者はアルドース，後者はケトースである．両者ともリン酸エステルが解糖経路の中間物質として重要である．
- **リボース（c）**：五炭糖・アルドースで，ヌクレオチドや核酸の構成成分として重要である．
- **グルコース，ガラクトース，マンノース（d）**：三者とも六炭糖・アルドースであり，ガラクトースはグルコースの4-エピマー，マンノースは2-エピマーである．グルコース（ブドウ糖）は生体にとって最も重要な単糖である．
- **フルクトース（果糖）（e）**：代表的な六炭糖・ケトースで，スクロースの構成成分である．

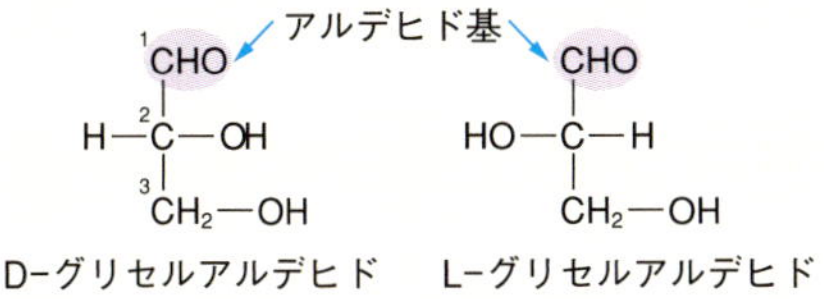

(a) 三炭糖・アルドース

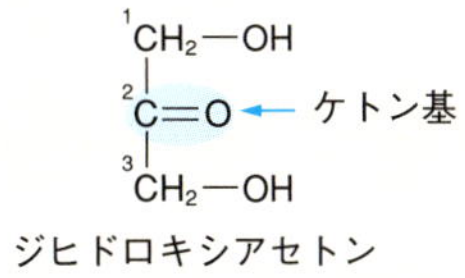

D-グリセルアルデヒド　L-グリセルアルデヒド　アルデヒド基

(b) 三炭糖・ケトース

ジヒドロキシアセトン　ケトン基

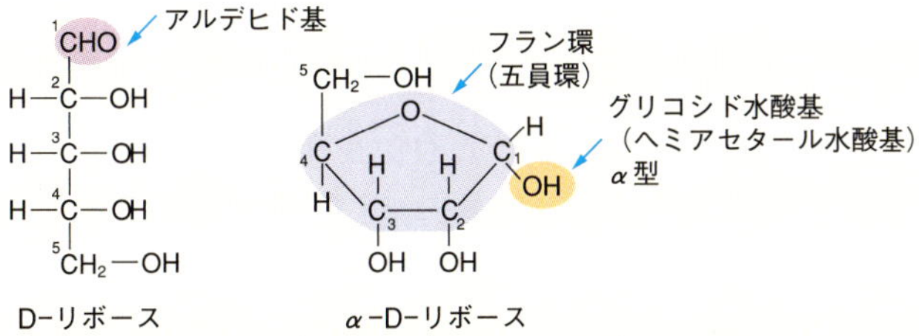

(c) 代表的な五炭糖・アルドース

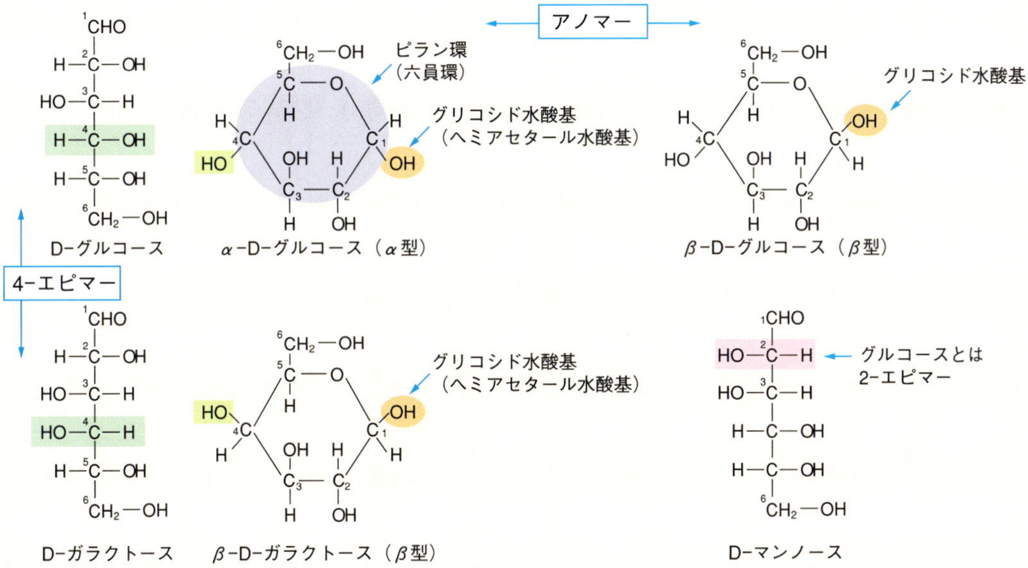

D-リボース　　α-D-リボース

アルデヒド基　フラン環（五員環）　グリコシド水酸基（ヘミアセタール水酸基）α型

(d) 代表的な六炭糖・アルドース

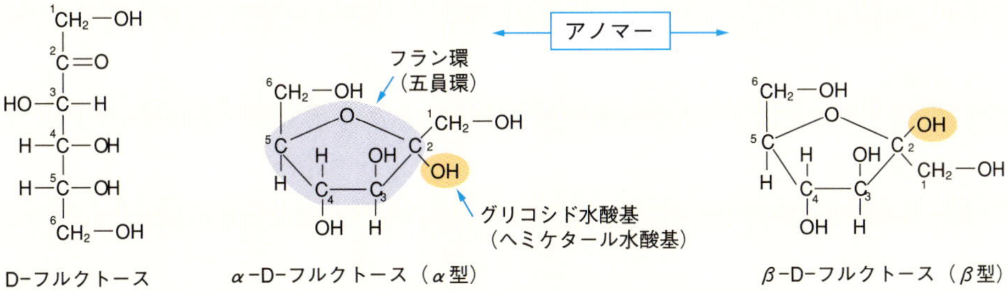

D-グルコース　α-D-グルコース（α型）　β-D-グルコース（β型）

ピラン環（六員環）　グリコシド水酸基（ヘミアセタール水酸基）　グリコシド水酸基　アノマー

4-エピマー

D-ガラクトース　β-D-ガラクトース（β型）　D-マンノース

グリコシド水酸基（ヘミアセタール水酸基）　グルコースとは2-エピマー

(e) 代表的な六炭糖・ケトース

D-フルクトース　α-D-フルクトース（α型）　β-D-フルクトース（β型）

フラン環（五員環）　グリコシド水酸基（ヘミケタール水酸基）　アノマー

■単糖の誘導体
- **デオキシ糖（a）**：単糖のアルコール性水酸基の1個が水素に置換されたものをデオキシ糖と総称する．リボース由来の**デオキシリボース**はDNAの構成成分として重要である．
- **アミノ糖（b）**：単糖のアルコール性水酸基がアミノ基に置換されたものをアミノ糖と総称する．グルコース由来の**グルコサミン**，ガラクトース由来の**ガラクトサミン**，これらがアセチル化された**N-アセチルグルコサミン**，**N-アセチルガラクトサミン**は糖タンパク質や糖脂質の主要構成糖である．
- **ウロン酸（c）**：アルドースの第1級アルコールが酸化されカルボキシル基になったものをウロン酸と総称する．グルコース由来のものを**グルクロン酸**という．
- **アルドン酸（d）**：アルドースのアルデヒド基が酸化されカルボキシル基になったものをアルドン酸と総称する．グルコース由来のものを**グルコン酸**という．
- **糖アルコール（e）**：単糖のアルデヒド基あるいはケトン基が還元され水酸基となった多価アルコールを糖アルコールと総称する．グルコース由来のものを**ソルビトール**という．

B 二糖

2個の単糖がグリコシド結合した糖を**二糖**といい，二糖も含め，数個の単糖が結合したものを**オリゴ糖（少糖）**という．

■単糖間の結合様式
- グリコシド水酸基が関与した結合を**グリコシド結合**といい，単糖間の結合様式には次の2つがある．
- グリコシド水酸基とアルコール性水酸基間の結合：結合に関与するグリコシド水酸基がα型かβ型によって**α-グリコシド結合**と**β-グリコシド結合**がある．また，どの位置のアルコール性水酸基と結合するかでも区別される．
- グリコシド水酸基間の結合：2つのグリコシド水酸基がそれぞれどの型かによって，α-α型，α-β型，β-β型などの結合がある．

■代表的な二糖（f）
- **マルトース（麦芽糖）**と**イソマルトース**：2個のグルコースが**α1→4結合**したものがマルトース，**α1→6結合**したものがイソマルトースで，いずれもデンプンやグリコーゲンのα-アミラーゼ消化物中に存在する．
- **ラクトース（乳糖）**：ガラクトースのβ型グリコシド水酸基とグルコースの4位のアルコール性水酸基が結合（Gal β1→4Glc）した二糖で，乳汁中の糖質の主成分である．
- **スクロース（蔗糖）**：グルコースのα型グリコシド水酸基とフルクトースのβ型グリコシド水酸基が結合（Glc α1→2β Fur）した二糖で，砂糖の主成分である．
- **トレハロース**：2個のグルコースがグリコシド水酸基間で結合した二糖で，天然に存在するのはほとんどα-α型である．

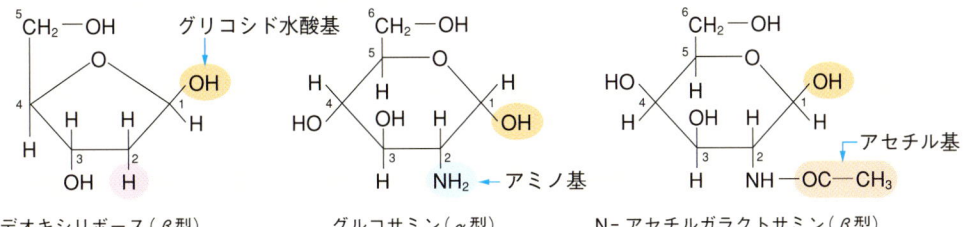

デオキシリボース（β型）

(a) 代表的なデオキシ糖

グルコサミン（α型）

N- アセチルガラクトサミン（β型）

(b) 代表的なアミノ糖

グルクロン酸（β型）

(c) 代表的なウロン糖

グルコン酸

(d) 代表的なアルドン糖

ソルビトール

(e) 代表的な糖アルコール

マルトース

ラクトース

イソマルトース

スクロース

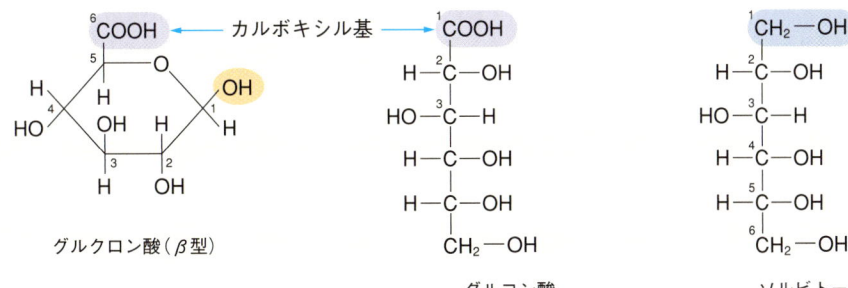

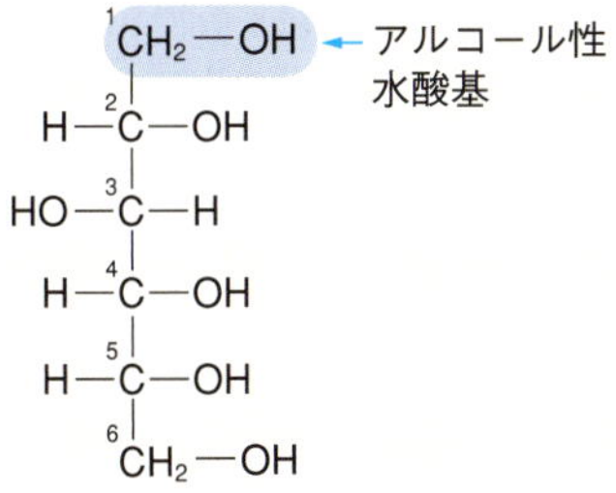

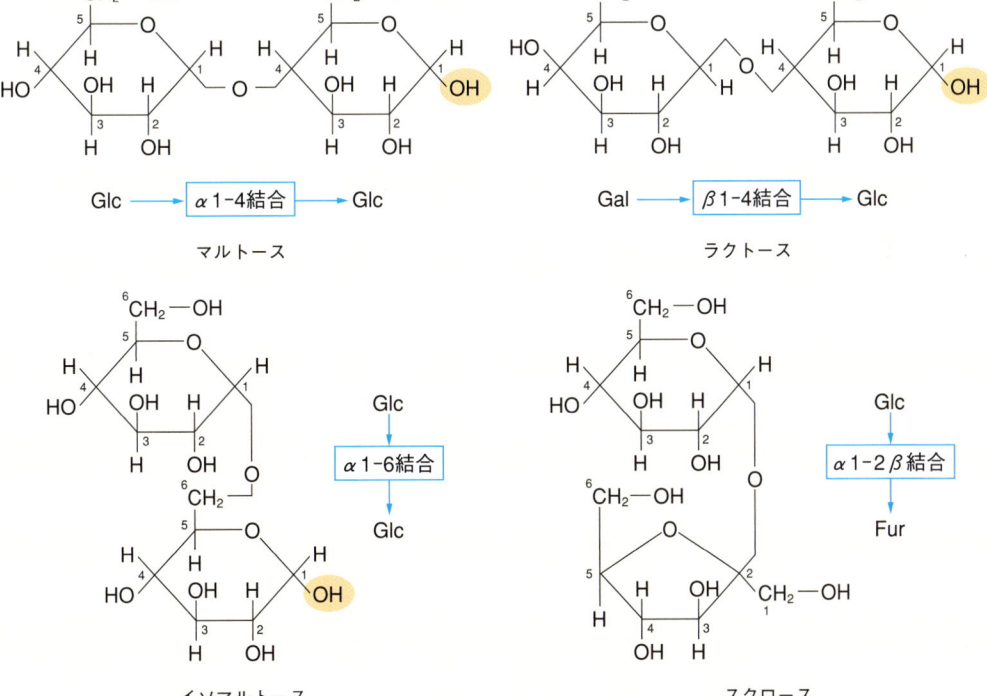

(f) 代表的な二糖

C 多糖

単糖が多数グリコシド結合した糖質を**多糖（グリカン）**という．

■分類

- **ホモ多糖**と**ヘテロ多糖**：1種類の単糖で構成されているものをホモ多糖といい，そのうち，グルコースのみで構成されているものを**グルカン**という．一方，2種類以上の単糖で構成されているものをヘテロ多糖といい，その多くは複合多糖の糖鎖を形成している．
- **単純多糖**と**複合多糖**：糖質のみで構成されているものを単純多糖，糖質以外の成分を含むものを複合多糖という．複合多糖にはプロテオグリカン，糖タンパク質，糖脂質などがあり，これらの糖質部分は糖鎖とよばれる．

■代表的なグルカン

- **デンプン**：植物でのグルコースの貯蔵物質で，化学的には**アミロース**と**アミロペクチン**の混合物である．アミロースはグルコースが $\alpha 1 \to 4$ 結合で直鎖状に結合しており（a），アミロペクチンは $\alpha 1 \to 4$ 結合でできた主鎖から $\alpha 1 \to 6$ 結合で分岐している（b）．
- **セルロース**：グルコースが $\beta 1 \to 4$ 結合で連結しており，植物の細胞壁を構築している．
- **グリコーゲン**：動物でのグルコースの貯蔵物質である．アミロペクチンと同じように，$\alpha 1 \to 4$ 結合でできた主鎖から $\alpha 1 \to 6$ 結合で枝分れしているが（b），アミロペクチンに比べ構成グルコースの数も，枝分かれの頻度も多い．

■プロテオグリカン，糖タンパク質，糖脂質

- 糖質とタンパク質からなる複合多糖のうち，糖部分が90％以上を占めるものを**プロテオグリカン**，タンパク質部分が圧倒的に多いものを**糖タンパク質（グリコプロテイン）**という．
- プロテオグリカンの糖鎖はグルコサミンやガラクトサミンなどのアミノ糖を含むヘテロ多糖で，**グリコサミノグリカン（ムコ多糖）**といわれる．
- グリコサミノグリカンには**ヒアルロン酸**や**コンドロイチン硫酸**などがあり，いずれも二糖単位が反復した構造をもつ（c）．
- プロテオグリカンは生体のあらゆる部位の細胞外マトリックスに存在し，水分の保持などの重要な役割をしている（222頁）．
- 多くの糖タンパク質の糖鎖は2〜6種類の単糖で構成されているが，その構成単糖の数は十数個を超えるものは少ない．
- **糖脂質**のほとんどはセラミドに単糖あるいはオリゴ糖がグリコシド結合したものである（20頁）．

✎メモ　単糖とその誘導体の略語

オリゴ糖や多糖の構造（単糖間の結合）を示すのに，次の略語を説明なしに使用できるとIUPAC（国際純粋応用化学連合）は定めている．リボース：Rib，デオキシリボース：dRib，グルコース：Glc，ガラクトース：Gal，マンノース：Man，フルクトース：Fur，グルコサミン：GlcN，N-アセチルグルコサミン：GlcNAc，ガラクトサミン：GalN，N-アセチルガラクトサミン：GalNAc，N-アセチルノイラミン酸：NeuAc，グルクロン酸：GlcUA，イズロン酸：IdUAなど

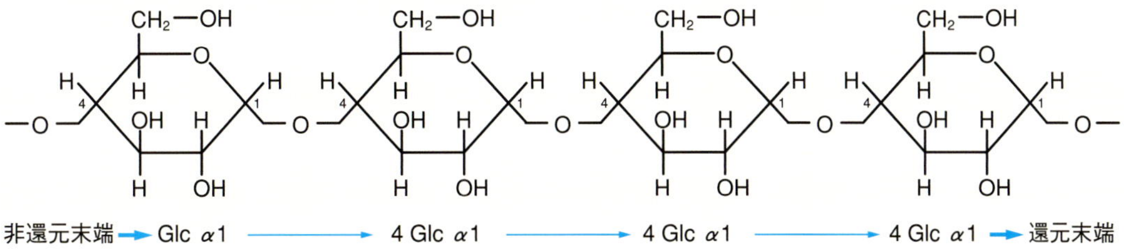

(a) アミロースの構造，アミロペクチンやグリコーゲンの主鎖の構造

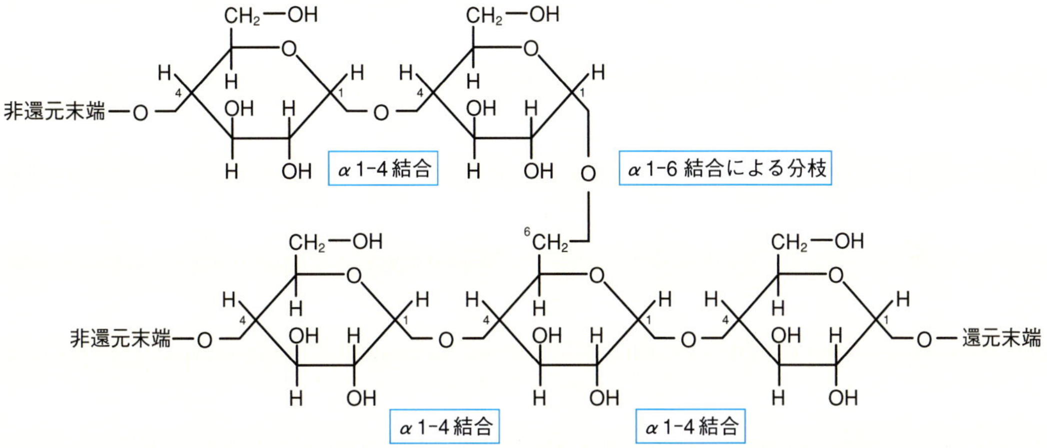

非還元末端 → Glc α1 ⟶ 4 Glc α1 ⟶ 4 Glc α1 ⟶ 4 Glc α1 → 還元末端

(b) アミロペクチンとグリコーゲンの分枝部の構造

α1-4 結合
α1-6 結合による分枝
α1-4 結合
α1-4 結合

(c) 代表的なグリコサミノグリカン（ムコ多糖）

名　称	反復二糖単位	主な所在組織
ヒアルロン酸	→4 GlcUA β1→3 GlcNAc β1→	関節液，目硝子体，軟骨，皮膚
コンドロイチン硫酸	→4 GlcUA β1→3 GalNAc β1→ 　　　　　　　　　4↘SO_3^-	軟骨，骨，角膜，皮膚，動脈壁
ヘパリン	→4 IdUA α1→4 GlcNA α1→ 　2↘SO_3^-　　6↘SO_3^-	肥満細胞，肝臓，肺，皮膚
デルマタン硫酸	→4 IdUA α1→4 GalNAc β1→ 　2↘SO_3^-　　4↘SO_3^-	皮膚，腱，心弁膜，動脈壁
ケラタン硫酸	→3 Gal β1→4 GlcNAc β1→ 　　　　　　　　6↘SO_3^-	軟骨，角膜，椎間板

GlcUA などの略語は前頁のメモ参照

II 脂質の化学

　水に溶けず，アセトンやエーテルなどの有機溶媒に溶ける生体構成成分を**脂質**と総称する．脂質は単純脂質，複合脂質，誘導脂質に分類されるが，ここでは，種々の脂質の構造を理解しやすいように，脂肪酸，グリセロ脂質，スフィンゴ脂質，ステロイド，その他の脂質に分けて説明する．

A 脂肪酸

- 脂肪酸はR-COOHの一般式で表される高級カルボン酸である．
- 人体内の脂肪酸の多くは，他の脂質の構成成分として存在するが，遊離のものもある．
- 脂肪酸の炭素数は，その生合成の仕組みから，ほとんどが偶数個である．脂肪酸を，脂肪の消化・吸収の仕組みの違いから，炭素数8〜12個の**中鎖脂肪酸**とそれ以上の**長鎖脂肪酸**に分けることもある．
- 分子内で炭素-炭素間の二重結合をもつものを**不飽和脂肪酸**，もたないものを**飽和脂肪酸**という．飽和脂肪酸は直線的であるが，不飽和脂肪酸は，二重結合のほとんどがシス型であるためそこで折れ曲った形をしている．
- 二重結合を2個以上もつ脂肪酸を**高度（多価）不飽和脂肪酸**といい．それは生合成の仕組みから**n-3系列**と**n-6系列**に分けられる．
- 脂肪酸の炭素番号は，カルボキシル基の炭素から順に1，2，3……と付けられるのが一般的であるが，反対のメチル基側からn1，n2，……と番号を付けることもある．また，カルボキシル基に結合した炭素から順にα炭素，β炭素，γ炭素，……と名付ける習慣がある（a）．
- 主な脂肪酸の名称，炭素数，二重結合の数と位置，n-系列名を（b）に示す．

B グリセロ脂質

- グリセロール（グリセリン）を含む脂質を**グリセロ脂質**といい，それにはアシルグリセロールやグリセロリン脂質などがある．

　■アシルグリセロール
- 三価のアルコールであるグリセリンに脂肪酸がエステル結合した脂質を**アシルグリセロール**とか，**グリセリド**という．
- そのうち，脂肪酸（アシル基）が1個結合したものを**モノアシルグリセロール（モノグリセリド）**，2個結合したものを**ジアシルグリセロール（ジグリセリド）**，3個結合したものを**トリアシルグリセロール（トリグリセリド）**という（c）．
- 不飽和脂肪酸を多く含むアシルグリセロールは融点が低く，炭素数の多い飽和脂肪酸を多く含むものは融点が高い．
- トリアシルグリセロールは脂肪ともいわれる．

II 脂質の化学

```
        n1     n2     n3     n4  ────── n系列番号 ──────▶
        CH₃ ─ CH₂ ─ CH₂ ─ CH₂ ────── CH₂ ─ CH₂ ─ CH₂ ─ COOH
         n  ◀── 化学的炭素番号 ◀──    4     3     2     1
         ω  ◀── α炭素，β炭素など ◀──   γ     β     α
```

(a) 脂肪酸の炭素番号

(b) 主な脂肪酸

	名 称	炭素数	二重結合 数	二重結合 位置*	n-系列	構 造
飽和脂肪酸	パルミチン酸	16	0			$CH_3-(CH_2)_{14}-COOH$
	ステアリン酸	18	0			$CH_3-(CH_2)_{16}-COOH$
	アラキジン酸	20	0			$CH_3-(CH_2)_{18}-COOH$
不飽和脂肪酸	オレイン酸	18	1	9	(9)	$CH_3-(CH_2)_7-CH=CH-(CH_2)_7-COOH$
	リノール酸	18	2	9,12	6	$CH_3-(CH_2)_4-(CH=CH-CH_2)_2-(CH_2)_6-COOH$
	α-リノレン酸	18	3	9,12,15	3	$CH_3-CH_2-(CH=CH-CH_2)_3-(CH_2)_6-COOH$
	γ-リノレン酸	18	3	6,9,12	6	$CH_3-(CH_2)_4-(CH=CH-CH_2)_3-(CH_2)_3-COOH$
	アラキドン酸	20	4	5,8,11,14	6	$CH_3-(CH_2)_4-(CH=CH-CH_2)_4-(CH_2)_2-COOH$
	エイコサペンタエン酸	20	5	5,8,11,14,17	3	$CH_3-CH_2-(CH=CH-CH_2)_5-(CH_2)_2-COOH$
	ドコサヘキサエン酸	22	6	4,7,10,13,16,19	3	$CH_3-CH_2-(CH=CH-CH_2)_6-CH_2-COOH$

*二重結合の位置は化学的炭素番号で示した．例えば9は9番目と10番目が二重結合であることを示す．

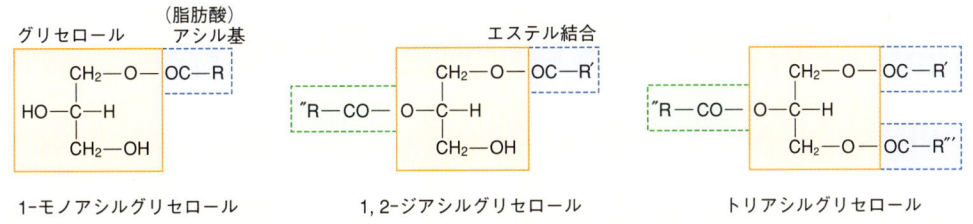

(c) アシルグリセロール（グリセリド）

❖メモ 単純脂質と複合脂質

アシルグリセロールやコレステロールエステルのように，アルコールと脂肪酸のみから成る脂質を単純脂質といい，アルコールと脂肪酸のほかにリン酸や糖などを構成成分とする脂質を複合脂質という．複合脂質の代表的なものに，**リン脂質**としてレシチンやスフィンゴミエリンが，**糖脂質**としてセレブロシドやガングリオシドがある．尚，単純脂質や複合脂質を加水分解して生ずる脂質を誘導脂質といい，脂肪酸やコレステロールはこれに属する．

■グリセロリン脂質（a）

- グリセロールの1位と2位に脂肪酸が，3位にリン酸がエステル結合した化合物を**ホスファチジン酸**といい，これが*グリセロリン脂質の骨格*となる．
- ホフファチジン酸にコリンが結合した**ホスファチジルコリン（レシチン）**は代表的なグリセロリン脂質である．
- *レシチンのリン酸とコリンの部分は親水性で，脂肪酸とグリセロール部分は疎水性である．*このように，分子内に親水性部分と疎水性部分をもつ分子を**両親媒性分子**といい，生体膜を構築するのに適している（84頁）．
- レシチンのほか，主なグリセロリン脂質として，**ホスファチジルエタノールアミン**，**ホスファチジルセリン**，**ホスファチジルイノシトール**などがある．

C スフィンゴ脂質

- *スフィンゴシンを構成成分としてもつ脂質を**スフィンゴ脂質**といい，それには**スフィンゴリン脂質**と**スフィンゴ糖脂質**がある．*
- 2位にアミノ基，1位と3位に水酸基をもつ炭素数18個の高級アミノアルコールを**スフィンゴシン**といい，これのアミノ基に脂肪酸が酸アミド結合したものを**セラミド**という（b）．

■スフィンゴリン脂質（c）

- セラミドにリン酸とコリンが結合したものを**スフィンゴミエリン**という．コリンのほかに，エタノールアミンやセリンをもつスフィンゴリン脂質もあり，脳などあらゆる臓器に分布している．

■スフィンゴ糖脂質（d）

- セラミドに単糖が1個結合したセラミドモノサッカリドと，複数個結合したセラミドオリゴサッカリドがある．
- セラミドにガラクトースがβ-グリコシド結合したガラクトシルセラミドは**セレブロシド**といわれ，脳に多く存在する．グルコースが結合したグルコシルセラミドもある．
- セラミドオリゴサッカリドの代表的なものに**ガングリオシド**がある．これはアミノ糖の1種である**N-アセチルノイラミン酸（シアル酸）**を含むのが特徴で，体内に広く分布している．

D ステロイド

- *ステロイド核（e）をもつ化合物を**ステロイド**という．*コレステロール，胆汁酸，ステロイドホルモン，プロビタミンDはステロイドである．

■コレステロール（f）

- **コレステロール**はステロイド核の5位と6位間が二重結合で，3位に水酸基を，10位と13位にメチル基を，17位に炭素数8個の側鎖をもつステロイドである．
- コレステロールは生体膜の構築成分であるほか，ステロイドホルモンや胆汁酸などの生体内ステロイドの生成の材料となる重要な物質である．
- コレステロールの3位の水酸基に脂肪酸がエステル結合したものを**コレステロールエステル**とか，エステル型コレステロールという．血漿中のコレステロールの7割以上はエステル型である．

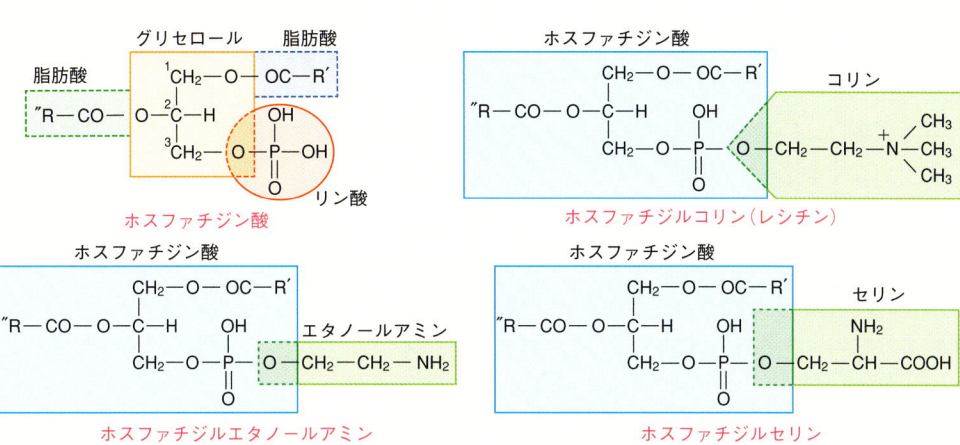

(a) 主なグリセロリン脂質

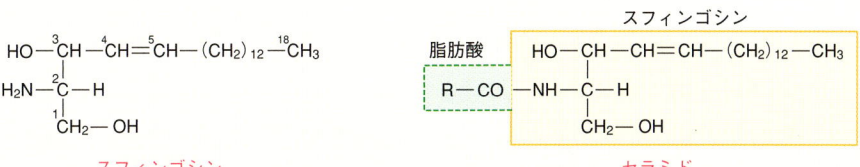

(b) スフィンゴシンとセラミド

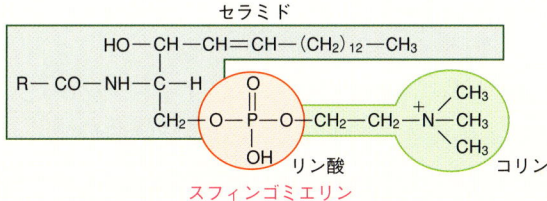

(c) 代表的なスフィンゴリン脂質

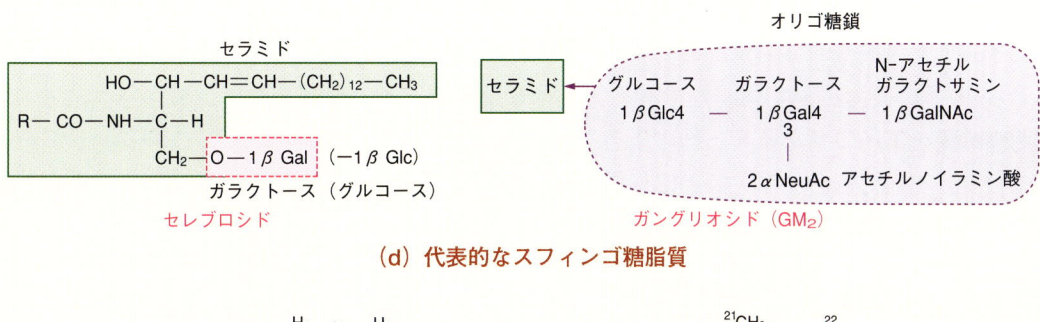

(d) 代表的なスフィンゴ糖脂質

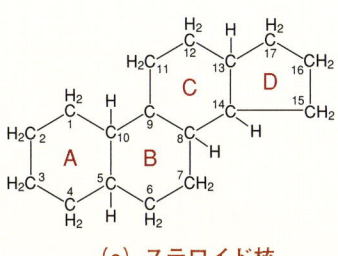

(e) ステロイド核 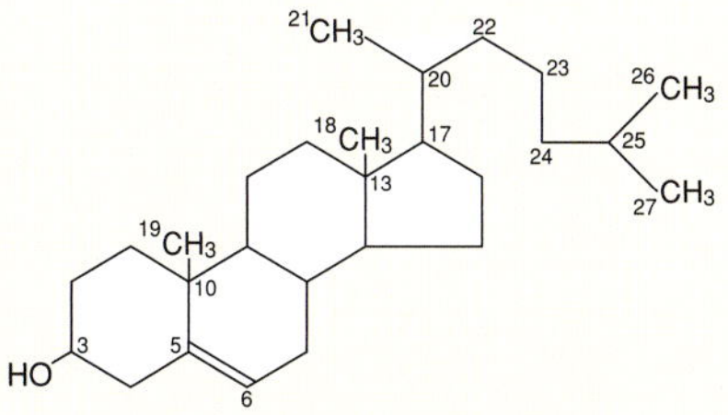　　(f) コレステロール

■胆汁酸（a）

- ステロイド核に1～3個の水酸基をもち，側鎖の末端がカルボキシル基である炭素数24個のステロイドを**胆汁酸**と総称する．
- 胆汁酸は肝臓でコレステロールから生成される**一次胆汁酸**と，腸内で一次胆汁酸から腸内細菌がつくる**二次胆汁酸**に分類される．
- 一次胆汁酸には**コール酸**，**ケノデオキシコール酸**があり，これらはグリシンやタウリンと抱合されて胆汁中に排泄される．二次胆汁酸には**デオキシコール酸**や**リトコール酸**がある．

■ステロイドホルモン（b，c，d）

- ホルモンのうち，化学構造がステロイドであるものをステロイドホルモンという．
- 副腎皮質から分泌される**ミネラルコルチコイド**と**グルココルチコイド**，黄体から分泌される**プロゲステロン**は炭素数21個の，精巣から分泌される**男性ホルモン**は炭素数19個の，卵胞から分泌される**女性ホルモン**は炭素数18個のステロイドである（73頁）．

■プロビタミンD

- プロビタミンD_2（ビタミンD_2の前駆体）である**エルゴステロール**は炭素数28個の，プロビタミンD_3である**7-デヒドロコレステロール**は炭素数27個のステロイドである．
- なお，ビタミンDはプロビタミンDのステロイド核が開環したもので，ステロイドではない（41頁）．

E その他の脂質

■イソプレノイド

- イソプレンの重合体とみなされる化合物を**イソプレノイド（テルペン）**という．
- コレステロール合成経路の中間物質である**スクアレン**は典型的なイソプレノイドである（131頁）．
- プロビタミンAであるβ-カロテン，ビタミンA，ビタミンE，ビタミンKはイソプレノイド誘導体である．（41，43頁）

■エイコサノイド

- 炭素数20個の高度不飽和脂肪酸であるアラキドン酸やエイコサペンタエン酸から生成される生理活性物質を**エイコサノイド**と総称する．
- エイコサノイドには分子の中ほどに五員環をもつ**プロスタグランジン**，六員環をもつ**トロンボキサン**，環のない**ロイコトリエン**などがある（124頁）．

F リポタンパク質

- 脂質は水に溶けないので，血液中ではタンパク質と複合体を形成して輸送される．この**脂質とタンパク質の複合体**を**リポタンパク質**という．
- リポタンパク質はタンパク質とリン脂質の親水性部分で表面を形成し，中心にトリグリセリドやコレステロールを包み込んだ基本構造をとっている（e）．

コール酸　　　　　　　　　　　　　　　ケノデオキシコール酸

(a) 一次胆汁酸

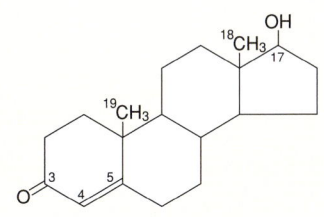

コルチゾール（グルココルチコイド）

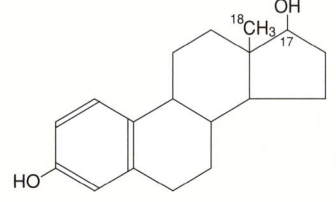

アルドステロン（ミネラルコルチコイド）

(b) 副腎皮質ホルモン

(c) テストステロン（男性ホルモン）　　　**(d) エストラジオール（女性ホルモン）**

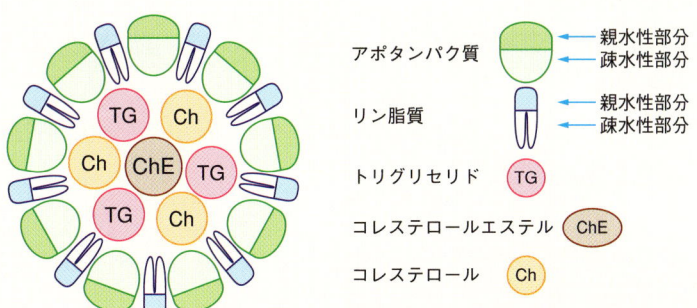

(e) リポタンパク質の構造の概念

III アミノ酸とタンパク質の化学

アミノ酸がペプチド結合で多数重合したものを**ポリペプチド**といい，タンパク質は1本あるいは複数のポリペプチドでできている．

A アミノ酸

- アミノ基をもつカルボン酸をアミノ酸という．

■20種類のタンパク質構成アミノ酸

- 生体内にはきわめて多種類のアミノ酸が存在するが，遺伝情報としてDNAに暗号化されているのは20種類だけで，それらを**タンパク質構成アミノ酸**という．
- タンパク質構成アミノ酸はすべてα-アミノ酸で，かつ，L型である（**a**）．ただし，プロリンはアミノ基ではなくイミノ基をもつがアミノ酸として取り扱われる（**b**）．
- 20種類のアミノ酸は側鎖の特徴によって，いろいろと分類される（**c**）．
- 側鎖に負に電離するカルボキシル基をもつアスパラギン酸とグルタミン酸を**酸性アミノ酸**，正に電離するアミノ基をもつリシン，イミダゾール基をもつヒスチジン，グアニジン基をもつアルギニンを**塩基性アミノ酸**といい，電離基をもたないものを**中性アミノ酸**という．
- 側鎖が鎖状構造であるものを**脂肪族アミノ酸**と総称し，それらはさらに**分枝鎖アミノ酸**，**ヒドロキシアミノ酸**，**含硫アミノ酸**に分類される．
- 側鎖に芳香環をもつものを**芳香族アミノ酸**といい，フェニル基をもつフェニルアラニン，フェノール基をもつチロシン，インドール核をもつトリプトファンがこれに属する．

■翻訳後修飾アミノ酸

- タンパク質のなかには，上記20種類のほかに，ポリペプチドが合成された後で側鎖が化学修飾されたアミノ酸を含むものもある．コラーゲン中の**ヒドロキシプロリン**や**ヒドロキシリシン**，プロトロンビンの中の**γ-カルボキシグルタミン酸**などがその例である．

■非タンパク質構成アミノ酸

- タンパク質中には含まれず，遊離の状態でのみ存在するアミノ酸を**非タンパク質構成アミノ酸**とか，**生理的アミノ酸**という．
- 尿素回路の中間物質である**オルニチン**や**シトルリン**（141頁），神経伝達物質である**γ-アミノ酪酸**（143，146頁）はその例である．

■必須アミノ酸

- 20種類のタンパク質構成アミノ酸のうち，体内で合成できないか，合成できても必要量に満たないものを**必須アミノ酸**という．
- 成人ではバリン，ロイシン，イソロイシン，スレオニン，メチオニン，フェニルアラニン，トリプトファン，リシン，ヒスチジンの9種類が，小児ではこれらにアルギニンを加えた10種類が必須アミノ酸とされている（144頁）．

(a) L-α-アミノ酸の一般式　　　　　　　　　(b) プロリンの構造

(c) 20種類のタンパク質構成アミノ酸

分類			名称（略語）	側鎖Rの構造（電離した状態）
中性アミノ酸	脂肪族アミノ酸		グリシン（Gly, G）	—H
			アラニン（Ala, A）	—CH_3
		分枝鎖アミノ酸	バリン（Val, V）	—CH$<^{CH_3}_{CH_3}$
			ロイシン（Leu, L）	—CH_2—CH$<^{CH_3}_{CH_3}$
			イソロイシン（Ile, I）	—CH$<^{CH_3}_{CH_2—CH_3}$
		ヒドロキシアミノ酸	セリン（Ser, S）	—CH_2—OH
			スレオニン（Thr, T）	—CH(OH)—CH_3
		含硫アミノ酸	メチオニン（Met, M）	—CH_2—CH_2—S—CH_3
			システイン（Cys, C）	—CH_2—SH
		酸アミドアミノ酸	アスパラギン（Asn, N）	—CH_2—$CONH_2$
			グルタミン（Gln, Q）	—CH_2—CH_2—$CONH_2$
	イミノ酸		プロリン（Pro, P）	b参照
	芳香族アミノ酸		フェニルアラニン（Phe, F）	—CH_2—⬡
			チロシン（Tyr, Y）	—CH_2—⬡—OH
			トリプトファン（Trp, W）	—CH_2—(インドール)
酸性アミノ酸			アスパラギン酸（Asp, D）	—CH_2—COO^-
			グルタミン酸（Glu, E）	—CH_2—CH_2—COO^-
塩基性アミノ酸			リシン（Lys, K）	—CH_2—$(CH_2)_2$—CH_2—NH_3^+
			ヒスチジン（His, H）	—CH_2—(イミダゾール環 HN$^+$NH)
			アルギニン（Arg, R）	—CH_2—$(CH_2)_2$—NH—C$<^{NH_2^+}_{NH_2}$

■アミノ酸の電離状態
- 水溶液中ではアミノ酸のアミノ基は正に，カルボキシル基は負に荷電するが，その電離状態は溶液の水素イオン濃度（pH）によって違う．
- アミノ酸は，中性付近の溶液中ではアミノ基もカルボキシル基も電離するので**双性（両性）イオン**として，酸性溶液中ではアミノ基だけが電離するので陽イオンとして，塩基性溶液中ではカルボキシル基だけが電離するので陰イオンとして存在する（**a**）．
- アミノ酸のように分子内に正に荷電する基と負に荷電する基をもつものを**両性電解質**という．

B タンパク質の構造

- アミノ酸どうしがアミノ基とカルボキシル基間で脱水縮合してできる結合を**ペプチド結合**という（**b**）．
- アミノ酸が50個以上ペプチド結合したものをポリペプチド，その以下のものをペプチドというが，その区別はあいまいである．

■タンパク質の化学構造
- タンパク質はポリペプチドでできており，その化学構造を**一次構造**といい，それは**アミノ酸の配列順序**で示される．
- ペプチド結合には方向性があり，α-アミノ基が遊離している側を**アミノ末端（N末端）**，α-カルボキシル基が遊離している側を**カルボキシル末端（C末端）**と呼ぶ（**b**）．
- ポリペプチドのアミノ酸配列は，アミノ酸の略語を用い，N末端からC末端に向けて左から右に書き示すのが一般的である（185頁の**d**）．
- 一次構造，すなわちアミノ酸配列は遺伝情報に規定されており，おのおののポリペプチドに固有である．

■タンパク質の立体構造
- タンパク質は，それを構成しているポリペプチドが所定の立体構造をとって，はじめて作用を発揮できる．その**立体構造は二次，三次，四次構造に分けて説明される**．これら二～四次構造は，一次構造に対比して，**高次構造**ともいわれる．
- 二次構造：ペプチド主鎖には規則的な構造をとっている部分とそうでない部分がある．規則的構造には右巻きらん構造の**αヘリックス**とひだ状構造の**βシート**がある（**c**）．規則性のない部分は**ランダムコイル**といわれる．二次構造では一次構造上どの部分が上記3つの構造をとっているかが示される．
- 三次構造：ペプチド主鎖は随所でαヘリックスやβシートなどの規則的二次構造をとりつつ，ランダムコイルの部分で功妙に折りたたまれている．この折れたたまれ方（**ホールディング**）とアミノ酸側鎖の向きなどが三次構造で示される．すなわち，三次構造ではポリペプチドの完全な立体構造が示される．
- 四次構造：多くのタンパク質は複数個のポリペプチド（**サブユニット**）で構成されている．四次構造ではこれらのサブユニットの種類および数と，それらの空間配置が示される（**e**）．

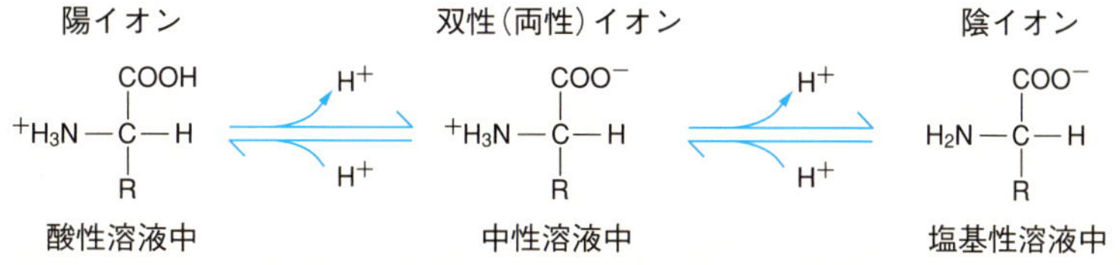

Ⅲ アミノ酸とタンパク質の化学

陽イオン   **双性(両性)イオン**   **陰イオン**

酸性溶液中   中性溶液中   塩基性溶液中

(a) アミノ酸の電離状態

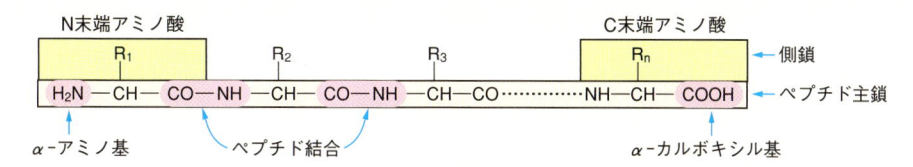

N末端アミノ酸 — R_1, R_2, R_3 … R_n — C末端アミノ酸
側鎖 / ペプチド主鎖
α-アミノ基 / ペプチド結合 / α-カルボキシル基

(b) ペプチド結合

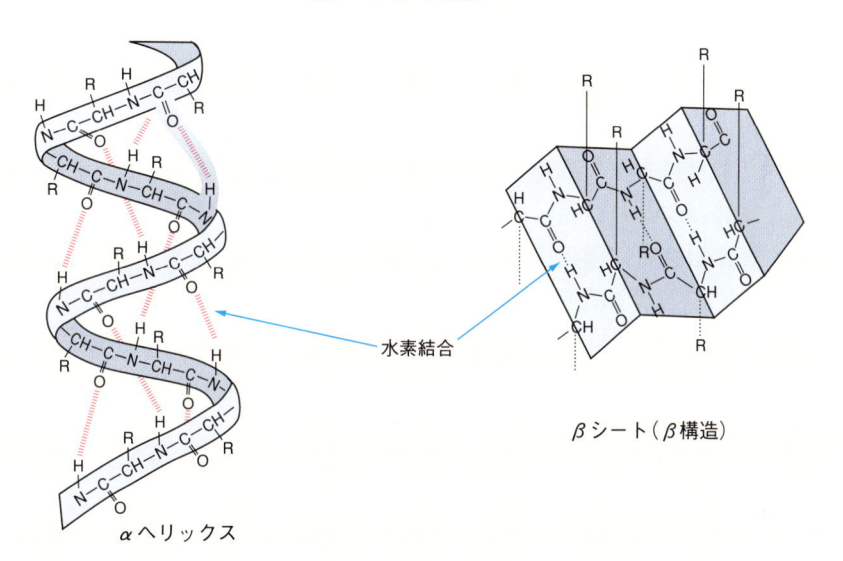

αヘリックス   βシート(β構造)
水素結合

(c) 規則的な二次構造

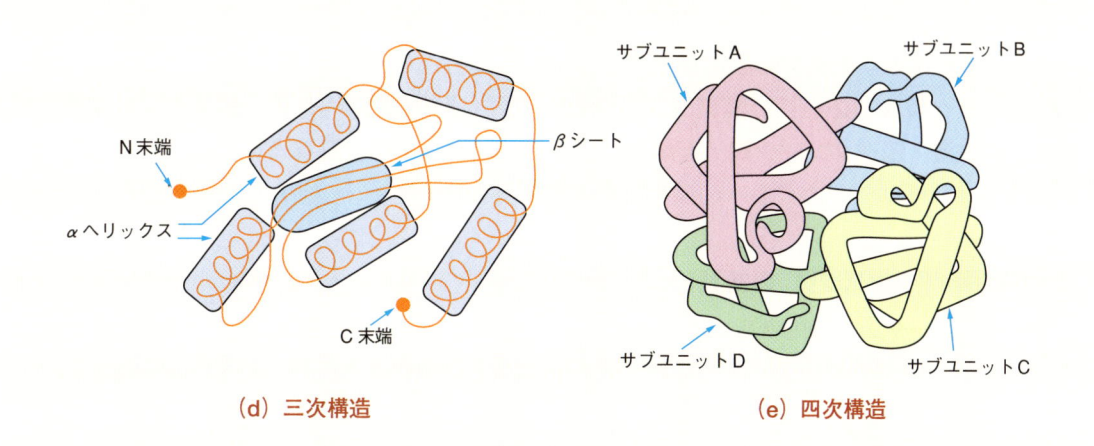

N末端 / αヘリックス / βシート / C末端

(d) 三次構造

サブユニットA / サブユニットB / サブユニットC / サブユニットD

(e) 四次構造

- 高次構造は主に**イオン結合**，**水素結合**，**疎水結合**などの非共有結合で形成され，安定に維持されているが，なかには**ジスルフィド結合（S-S結合）**などの共有結合がかかわっていることもある（**a**）．

C タンパク質の性質と分類

■変性と再生
- タンパク質の化学構造は変わらず，立体構造が変化し，溶解性などの物理化学的性質が変わるとともに，機能も失われる現象を**変性**という．
- 変性を起こす原因として，加熱，極端なpH変化，重金属塩や有機溶媒の添加などがある．
- 変性したタンパク質が元に戻る現象を**再生（復元）**という．

■等電点
- タンパク質中には正あるいは負に電離する基が多数存在する．正と負の荷電が等しくなるpHを**等電点**という．
- タンパク質は等電点によって**酸性タンパク質**，**中性タンパク質**，**塩基性タンパク質**に分類される．

■形状と溶解性
- タンパク質はそれぞれ固有な立体構造をとっており，その形状はさまざまであるが，通常，**球状タンパク質**と**繊維状タンパク質**に大別される（**b**）．
- 球状タンパク質には純水に可溶な**アルブミン類**と，純水に不溶な**グロブリン類**がある．
- 純水に不溶なグロブリン類も中性塩を少量加えると可溶となり（塩溶），さらに中性塩を加えると不溶となり沈殿する（塩析）．この**塩溶**と**塩析**が起こる塩の濃度はおのおののタンパク質で固有であり，生体試料からのタンパク質の抽出に塩溶が，分離・精製に塩析がよく利用される．

■単純タンパク質と複合タンパク質
- アミノ酸だけからできているものを**単純タンパク質**，アミノ酸以外の物質を含むものを**複合タンパク質**という．複合タンパク質はどんな物質を含むかによってさらに分類される（**c**）．

■機能による分類
- タンパク質は，役割によって，**構造タンパク質**と**機能タンパク質**に大別される．
- 構造タンパク質は主に組織や細胞の構築にかかわっているが，単に構築しているだけでなく，何んらかの生理的役割を果たしているものも多い．
- 機能タンパク質は，さらに，**酵素タンパク質**，**収縮（運動）タンパク質**，**調節タンパク質**，**受容体タンパク質**，**輸送タンパク質**，**貯蔵タンパク質**，**防御タンパク質**などに分類される（**d**）．

> **メモ** "タンパク質"の語源
>
> タンパク質は英語ではproteinという．これはタンパク質が生命にとって最も重要な物質であるとの考えから，ギリシャ語のprotos（第一人者）に由来する．一方，独語ではEiweiß stoffというが，これは卵白に含まれる物質を意味する．日本ではこれを訳して"蛋白質"（蛋は中国語で卵を意味する）と記されていたが，常用漢字の制定で"蛋"の字が採用されなかったことから"タンパク質"と記すようになった．

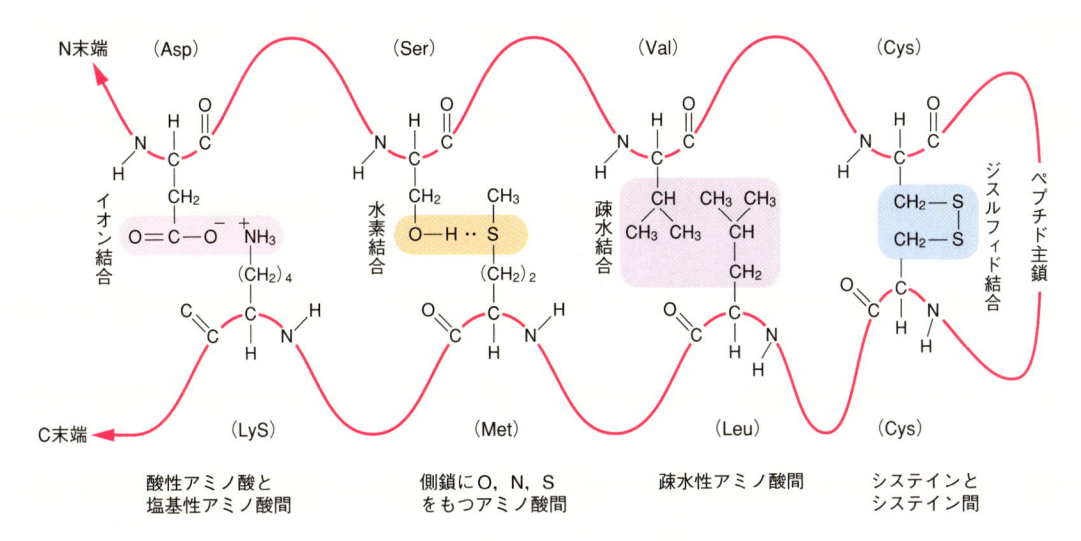

(a) タンパク質の立体構造を形成し，維持する結合様式

N末端 (Asp)	(Ser)	(Val)	(Cys)
イオン結合	水素結合	疎水結合	ジスルフィド結合
C末端 (Lys)	(Met)	(Leu)	(Cys)
酸性アミノ酸と塩基性アミノ酸間	側鎖にO, N, Sをもつアミノ酸間	疎水性アミノ酸間	システインとシステイン間

(b) 形状によるタンパク質の分類

分類	例
繊維状タンパク質	コラーゲン，ケラチン，フィブリノーゲン，ミオシン
球状タンパク質	血清アルブミン，ヘモグロビン，酵素タンパク質

(c) 複合タンパク質の例

分類	例
糖タンパク質	グリコホリン（糖鎖との共有結合）
リポタンパク質	キロミクロン（脂質との複合体）
核タンパク質	クロマチン（DNAとの複合体）
色素タンパク質	ヘモグロビン（ヘム，赤）フラビンタンパク質（FAD，黄）
金属タンパク質	フェリチン，トランスフェリン（鉄）セルロプラスミン，ヘモシアニン（銅）

(d) 機能によるタンパク質の分類

分類		代表的なタンパク質
構造タンパク質		コラーゲン（全身の細胞外マトリックス）ケラチン（毛髪），エラスチン（弾性繊維）
機能タンパク質	酵素タンパク質	あらゆる酵素
	収縮タンパク質	ミオシン，アクチン（筋収縮），チュブリン（細胞運動）
	調節タンパク質	インスリン（ホルモン），サイトカイン（傍分泌物質），転写因子
	受容体タンパク質	ホルモンやサイトカインの受容体，ロドプシン（光受容）
	輸送タンパク質	ヘモグロビン（O_2），トランスフェリン（Fe），キロミクロン（脂質）
	貯蔵タンパク質	ミオグロビン（O_2），フェリチン（Fe），カゼイン（P）
	防御タンパク質	IgGなどの免疫グロブリン，補体，インターフェロン

IV ヌクレオチドと核酸の化学

核酸には**DNA（デオキシリボ核酸）**と**RNA（リボ核酸）**があり，DNAは遺伝情報を保管しており，RNAはその発現にかかわっている．化学構造的には，DNAはポリデオキシリボヌクレオチドで，RNAはポリリボヌクレオチドである．

A ヌクレオチド

- 塩基と五炭糖からなる化合物を**ヌクレオシド**といい，それにリン酸が結合したものを**ヌクレオチド**という．

　■塩基
- 塩基には**プリン塩基**と**ピリミジン塩基**があり，前者の代表的なものに**アデニン**と**グアニン**が（a），後者のそれに**シトシン**，**ウラシル**，**チミン**がある（b）．
- アデニン，グアニン，シトシン，ウラシルは**RNAの主成分塩基**で，アデニン，グアニン，シトシン，チミンは**DNAの主成分塩基**である．
- 主成分塩基のほか，プリン塩基として**ヒポキサンチン**や**7-メチルグアニン**などの，ピリミジン塩基として**5-メチルシトシン**や**ジヒドロウラシル**などの**微量成分塩基**もある．

　■ヌクレオシド
- 塩基にリボースが結合したものを**リボヌクレオシド**，デオキシリボースが結合したものを**デオキシリボヌクレオシド**という．
- 塩基と五炭糖間の結合は，β型のN-グリコシド結合である（c）．
- ヌクレオシド中の五炭糖の炭素番号には´（ダッシュ）を付けて，塩基のものと区別する（c）．
- 個々のリボヌクレオシドは，**アデノシン**，**グアノシン**，**シチジン**，**ウリジン**などとよばれる（d）．デオキシリボヌクレオシドは，リボヌクレオシドの名称の前にデオキシを付けてよばれる．ただし，チミンとデオキシリボースからなるものは慣習的に**チミジン**とよばれる（d）．

　■ヌクレオチド
- ヌクレオシドの五炭糖の水酸基にリン酸がエステル結合したものがヌクレオチドである（c）．
- ヌクレオチドの名称は，アデノシン5′－一リン酸のように，ヌクレオシド名の後にリン酸の位置と数を付けるのが正式であるが，慣用名や略語もよく使われる（d）．
- ヌクレオチドは，核酸の構成成分としてばかりでなく，NAD（46頁），FAD（44頁），CoA（46頁）などの構成成分となっている．また，ATPなどのように高エネルギー化合物として重要な役割をしている．
- 1個のリン酸が同じ五炭糖の2個の水酸基にホスホジエステル結合したヌクレオチドを**環状ヌクレオチド**という．**cAMP**（3′,5′サイクリックAMP）やcGMPは代表的な環状ヌクレオチドで，二次情報伝達物質の役割をする（68頁）．

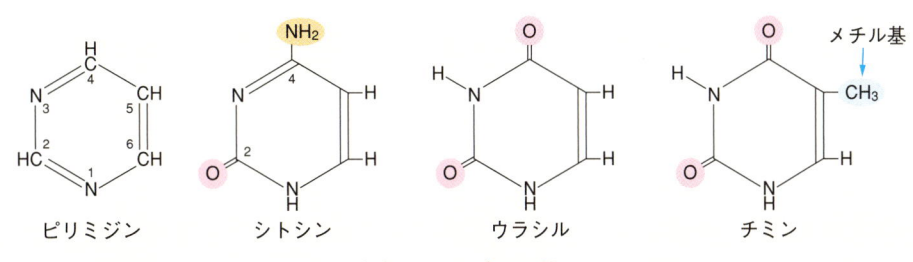

IV ヌクレオチドと核酸の化学 | 31

(a) プリン塩基

(b) ピリミジン塩基

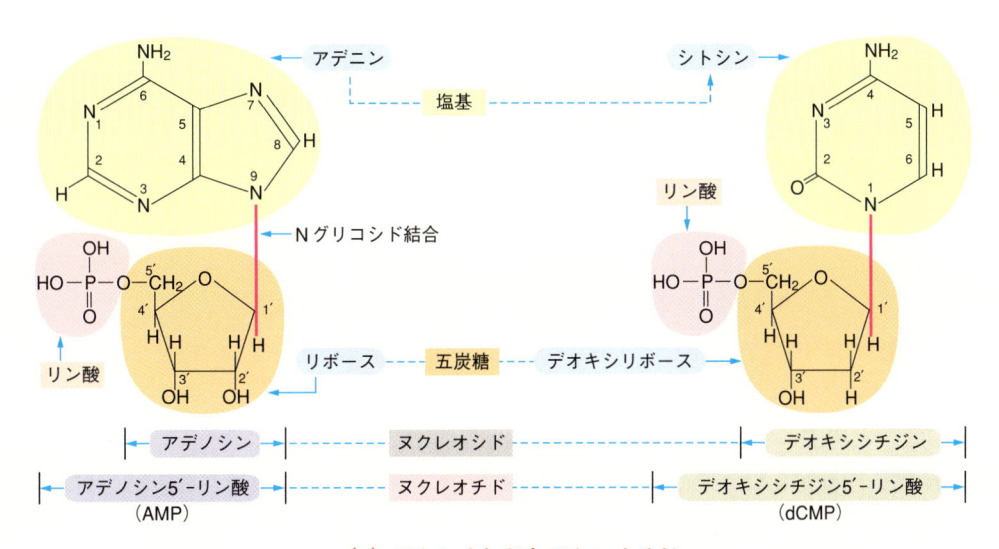

(c) ヌクレオシドとヌクレオチド

(d) ヌクレオシドとヌクレオチドの名称

塩基	五炭糖	ヌクレオシド	ヌクレオチド			
			5′-一リン酸		二リン酸	三リン酸
			慣用名	略語	略語	略語
アデニン	リボース	アデノシン	アデニル酸	AMP	ADP	ATP
グアニン	リボース	グアノシン	グアニル酸	GMP	GDP	GTP
シトシン	リボース	シチジン	シチジル酸	CMP	CDP	CTP
ウラシル	リボース	ウリジン	ウリジル酸	UMP	UDP	UTP
チミン	デオキシリボース	チミジン	チミジル酸	dTMP	dTDP	dTTP

■ポリヌクレオチド
- ポリヌクレオチドはヌクレオチドが **3′,5′－ホスホジエステル結合** したもので（a），ポリリボヌクレオチドは **RNA鎖**，ポリデオキシリボヌクレオチドは **DNA鎖** ともいわれる．
- ポリヌクレオチドには方向性があり，ヌクレオチドの5′が遊離している側を **5′末端**，3′が遊離している側を **3′末端** という（a）．
- RNA鎖やDNA鎖の化学構造は塩基の配列順序で示される．塩基配列は，ヌクレオシドの一文字略語（A，G，C，U，T）を使って，5′末端から3′末端に向けて左から右に書き表すのが一般的である．

B DNA

- 遺伝情報を保管しているDNAは，二重らせん構造をとり，タンパク質と複合体を形成している．

■ 塩基対の規則
- ヌクレオシ（チ）ド中の塩基は，それぞれの構造に基づいて，アデニンとチミンあるいはウラシルが2本の水素結合で，グアニンとシトシンが3本の水素結合で **塩基対** を形成する（b）．
- この塩基対を形成する性質はDNAの二重らせん構造の形成，複製，転写の基盤となるので，相補的塩基対とか **塩基対の規則** といわれる．

■ DNAの二重らせん構造（c）
- DNAは2本のDNA鎖が **二重らせん構造** をとっており，その構造は次のように要約される．
- デオキシリボースとリン酸からなる骨格部分は右巻きらせんをとり，2本の鎖が共軸コイル状に巻いている．
- 塩基はらせんの内側を向き，らせんの長軸に対して直角な平面上に位置し，2本の鎖間で塩基対を形成している．したがって，2本の鎖の塩基配列は相補的であり，向きは逆向き（逆平行）である．
- 二重らせん構造の両端が開いているDNAを **線状DNA**，両端が結合し環状になったDNAを **環状DNA** という．細胞核のDNAは線状DNAで，ミトコンドリアのDNAは環状DNAである．

■ DNAの変性と再生
- 二重らせん構造を安定に保っているのは，塩基対の水素結合と，隣接する塩基間の疎水結合である．
- DNAの溶液を加熱したり，尿素などの変性剤を加えたりすると，上記の非共有結合が切れ，DNAは1本鎖となり **変性** する（d）．
- 加熱変性をしたDNAを急激に冷す（**急冷**）とそれぞれの鎖は鎖内でアトランダムに塩基対を形成し，元の2重鎖に戻ることはないが，徐々に冷す（**徐冷**）と元の二重らせん構造に **再生（復元）** される（d）．
- この加熱→変性→徐冷→再生の過程は焼き戻し（**アニーリング**）といわれ，遺伝子操作の基本的技術として広く応用される．

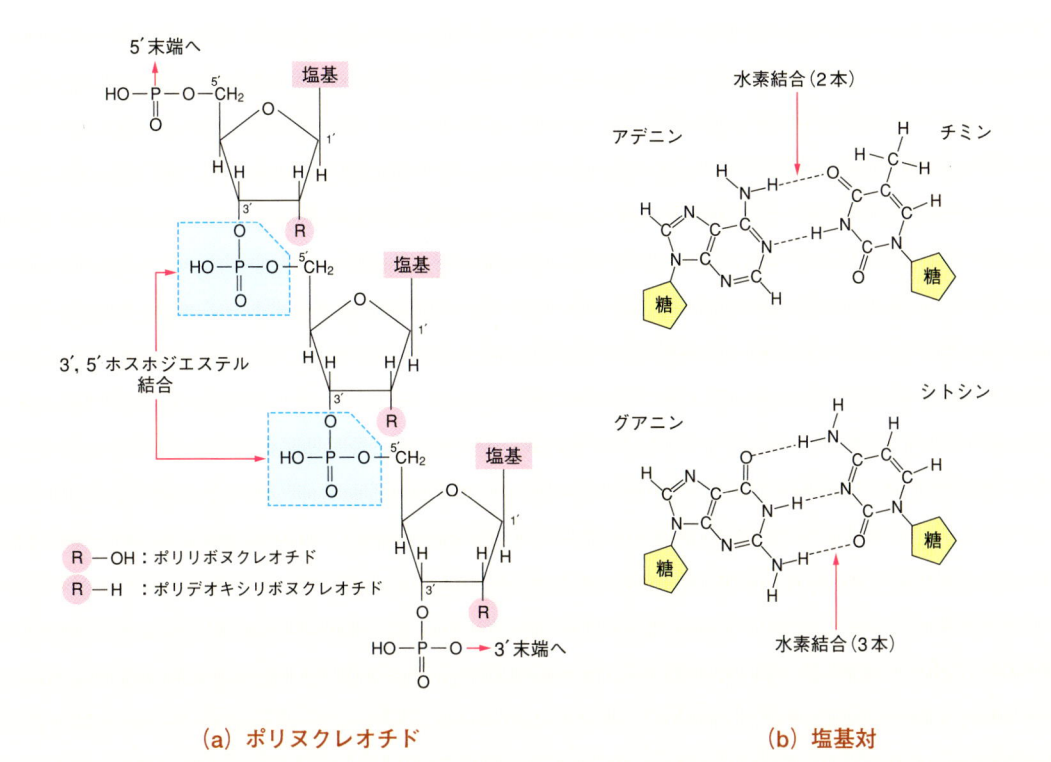

(a) ポリヌクレオチド

(b) 塩基対

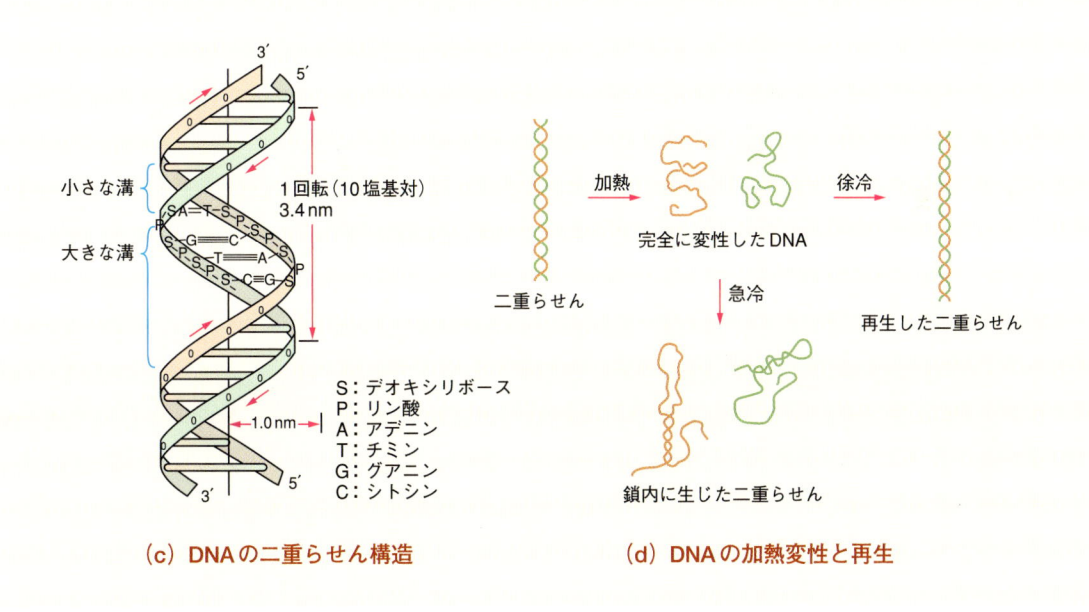

(c) DNAの二重らせん構造

S：デオキシリボース
P：リン酸
A：アデニン
T：チミン
G：グアニン
C：シトシン

(d) DNAの加熱変性と再生

■クロマチン
- DNAはタンパク質と複合体を形成し，細胞分裂期以外では核内に散在している．この状態の複合体を**クロマチン（染色質）**という．細胞分裂の中期に観察される**染色体（クロモゾーム）**はクロマチンが凝集したものである．
- 1個のクロマチンには二重らせん構造をもつ線状DNAが1個含まれている．複合体を形成するタンパク質には**ヒストンと非ヒストンタンパク質**がある．
- ヒストンには5種類があり，いずれもリシンやアルギニンを多く含む塩基性タンパク質である．
- H2A，H2B，H3，H4の各2分子が集合したヒストン8量体に，DNAが1.8回巻きついたものを**ヌクレオソーム**といい，これがクロマチンの基本単位である．H1はその外側に結合し，ヌクレオソーム間をつなぐDNA部分（リンカー）を安定に保っている（a）．
- ヌクレオソームはリンカーでビーズ状に連結され，6個で1回転するソレノイド構造をもつクロマチン線維を形成する（a）．この線維がループ状ドメイン構造をとったものがクロマチンである．
- 非ヒストンタンパク質には，クロマチンの構造を安定化するものや遺伝情報の伝達・発現を制御するものなどが多数知られている．

C RNA

- **mRNA（メッセンジャーRNA），tRNA（トランスファーRNA），rRNA（リボゾームRNA）**が代表的なRNAで，これらは遺伝情報の発現，すなわちタンパク質合成にかかわっている．

■mRNA
- DNAの遺伝情報をタンパク質合成工場であるリボゾームに伝える役割をする．1本鎖のRNAである．
- mRNAの構造上の特徴は，5′末端に**キャップ**とよばれる7-メチルグアニル酸（b）が結合していることと，3′末端に**ポリA尾部**と呼ばれるポリアデニル酸が結合していることである．

■tRNA
- tRNAは，アミノ酸を結合しリボゾームに運び，それをmRNAの情報に従って配置（遺伝暗号を解読）する役割をする．
- 70〜90個のヌクレオチドでできている比較的小さなRNAで，ヒポキサンチンやジヒドロウラシルなどの微量成分塩基を含むのが特徴である．
- 一本鎖のRNAであるが鎖内で塩基対が形成され，平面的にはクローバー葉の形をしている（c）．

■rRNA
- **リボゾーム**を構成しているRNAで，細胞内で最も含量の多いRNAである．
- リボゾームは大小2つの亜粒子からできているが，いずれもRNAとタンパク質の複合体である（d）．

> **メモ　snRNA（核内低分子RNA）**
>
> 核内に存在する100〜300塩基から成るRNAをsnRNAと総称し，30種類以上が確認されている．そのうちU1，U2，U4，U5，U6と名付けられたものは，タンパク質と複合体を形成し，mRNA前駆体のスプライシング（178頁）に関与している．

Ⅳ ヌクレオチドと核酸の化学

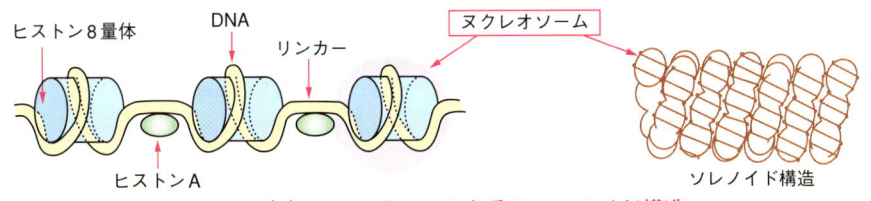

(a) ヌクレオソームとそのソレノイド構造

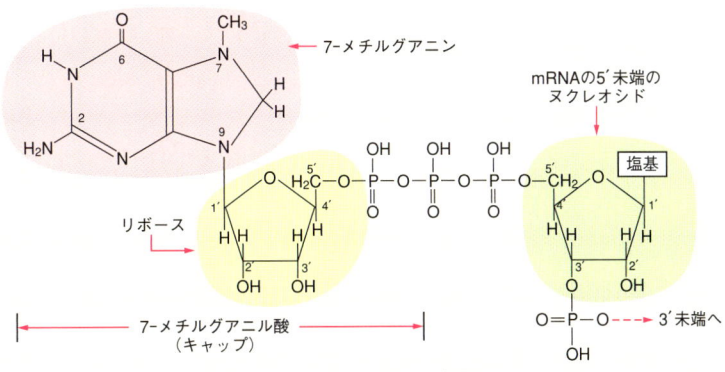

(b) mRNAのキャップ構造

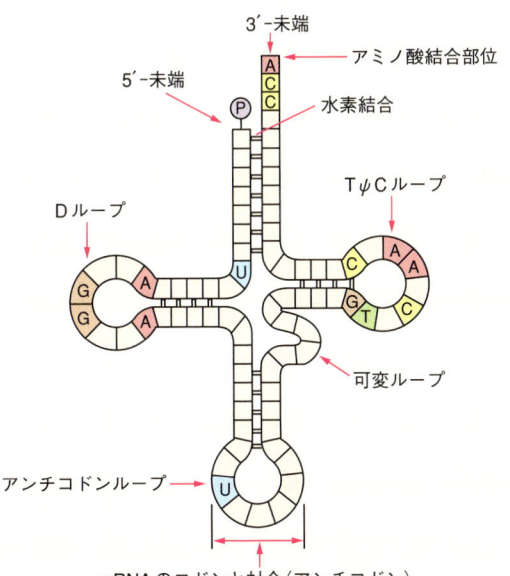

(c) tRNAのクローバー葉モデル

(d) リボゾームの構成

成　分	小亜粒子（40Sリボゾーム）	大亜粒子（60Sリボゾーム）
RNA	18S rRNA（約1800塩基）	28S rRNA（約4700塩基） 5.8S rRNA（約160塩基） 5S rRNA（約120塩基）
タンパク質	約35種類のリボゾームタンパク質	約50種類のリボゾームタンパク質

栄養士に必要な豆知識

クロマトグラフィー

クロマトグラフィーは，固定相（吸着剤）に混合物（試料）を添加し，移動相（展開剤）で溶離（展開）して，物質間の溶離速度の違いに基づいて物質を分離する方法である．

固定相を平板状にしたのが薄層クロマトグラフィーや濾紙クロマトグラフィーである．一方，ガラスやステンレス製の円筒に吸着剤を充てんし固定相とするのがカラムクロマトグラフィーである．これには展開剤として液体を用いる液体クロマトグラフィーと，気体を用いるガスクロマトグラフィーがある．

高速液体クロマトグラフィー（HPLC；high performance liquid chromatography）とは，液体カラムクロマトグラフィーの操作，すなわち試料の添加，展開，検出，記録などを，すべて自動化し，分離時間の短縮，分離能の高上，再現性の確保などの性能を高めたクロマトグラフィーのことである．

クロマトグラフィーは，物質間のどんな性質の違いに基づいて分離するのか，その分離原理によって次の4つに大別できる．

（1）イオン交換クロマトグラフィー

物質間の電荷の違いに基づいて分離する．通常，イオン交換体を充てんしたカラムを用い，溶離は適切なpHやイオン強度をもつ緩衝液で行う．イオン交換体には陽イオン交換体と陰イオン交換体がある．前者を用いる陽イオンクロマトグラフィーでは，正荷電の多い物質ほど交換体に強く吸着され溶離され難いのに対して，負荷電の多い物質は吸着されず速く溶離されるのが原則である．陰イオン交換クロマトグラフィーでは，この関係が逆である．

（2）分子ふるい（ゲル濾過）クロマトグラフィー

分子の大きさの違いに基づいて分離する．孔の大きさ（pore size）が一定なゲルを充てんしたカラムを用い，適切な緩衝液で溶離する．その際，小さな分子はゲル内の孔には入り込むので，溶離するのが遅く，大きな分子はゲル粒子の間を通り抜けるので速く溶離される．

（3）分配クロマトグラフィー

固定相と移動相への物質の分配率の違いに基づいて分離する．これには，極性の大きい物質を固定相とし，移動相に比較的極性の低い溶媒を用いる順相分配クロマトグラフィーと，固定相と移動相の極性を逆にした逆相分配クロマトグラフィーがある．前者では極性の低い物質ほど速く溶離され，後者では極性の高い物質ほど速く溶離される．多くの薄層クロマトグラフィーはこの原理に基づいている．

（4）アフィニティークロマトグラフィー

固定相への物質の結合特異性（親和性）に基づいて分離する．特異性が比較的低い場合には吸着クロマトグラフィーとよばれ，特異性がきわめて厳密な場合を特にアフィニティークロマトグラフィーという．後者は特にタンパク質の精製に威力を発揮する．すなわち，おのおののタンパク質はおのおののリガンドと特異的に結合するので（例えば，酵素と基質，抗体と抗原，受容体とホルモンなど），精製しようとするタンパク質のリガンドを担体に共有結合したものを固定相とし，これに結合しなかった試料を洗い流したのち，特異的結合を切断する溶液を移動相とすることにより，目的のタンパク質を精製できる．

3 ビタミン

　ビタミンは生命維持に不可欠な有機化合物で，食物として摂取しなければならない微量栄養素である．ビタミンは脂溶性ビタミンと水溶性ビタミンに大別され，その体内動態や作用機序にも違いがある．

I ビタミンの定義と分類

■ビタミンとは
- 正常な発育および代謝・生理機能に不可欠な有機化合物で、かつ、体内で合成されないか合成されても必要量に満たないので、食物として摂取しなければならない微量栄養素をビタミンという。
- 必要量は微量（1日当りmgあるいはμgの単位）であるが、摂取不足によって特徴的な欠乏症状を呈するのもビタミンの特徴である。

■脂溶性ビタミンと水溶性ビタミン（a, b, c）
- ビタミンは、水に溶けず有機溶媒に溶ける脂溶性ビタミンと、水に溶け有機溶媒には溶け難い水溶性ビタミンに大別される。
- 両者は溶解性が違うばかりでなく、以下の点でも違いがある。
- 吸収と血中輸送：脂溶性ビタミンは他の脂質と同じように胆汁酸の助けをかりて小腸粘膜細胞に取り込まれ、キロミクロンの成分としてリンパ管経由で吸収され（78頁）、血中移動に際しても特異的な輸送タンパク質が必要である。一方、水溶性ビタミンは門脈経由で吸収される。
- 作用機序：脂溶性ビタミンはそれぞれ特有な機序で生理作用を発揮するのに対し、水溶性ビタミンの多くは補酵素型となり、酵素反応に直接かかわって作用を発揮する。
- 過剰症：脂溶性ビタミンの過剰摂取分は体内に蓄積され過剰症を引き起こすことがあるが、水溶性ビタミンの過剰分は速やかに尿中に排泄されるので過剰症を起こすことはない。

■ビタミン様作用因子
- ビタミンの厳密な定義にあてはまらないが、歴史的にビタミンとして取り扱われていた有機化合物をビタミン様作用因子とかビタミン様物質と呼び、それには次のようなものがある。
- ユビキノン（補酵素Q、CoQ）：電子伝達系の成分で水素授受の役割をする（96頁）。
- リポ酸（チオクト酸）：α-ケト酸の酸化的脱炭酸反応で補酵素として働く（104頁）。
- オロト酸（ビタミンB_{13}）：ピリミジンヌクレオチドの新規合成経路の中間物質（152頁）。
- カルニチン（ビタミンBT）：アシルCoAのミトコンドリア内への輸送に関与する（122頁）。
- コリン：ホスファチジルコリンやアセチルコリンなどの構成成分（20頁）。
- ミオイノシトール：ホスファチジルイノシトールなどの構成成分（20頁）。
- p-アミノ安息香酸：葉酸の構成成分（50頁）。
- ルチン（ビタミンP）：毛細血管の抵抗力を高める作用をもつ。

⇒メモ　"vitamin"の語源

　　　　ビタミンB_1は構造がアミン（amine）であったので、生命維持に必要な（vital）ものとして"vitamine"と名付けられた。しかし、その後大部分のビタミンはアミンではないことがわかり、現在では語尾のeを除いてvitaminと記すようになった。

(a) 脂溶性ビタミン

ビタミン名	化学名	主な生理作用	欠乏症
ビタミンA	レチノール	①ロドプシンの成分として視覚に関与, ②皮膚・粘膜・骨の形成・維持, ③正常な成長の維持	夜盲症 皮膚・粘膜の角化
ビタミンD	コレカルシフェロール エルゴカルシフェロール	①腸管からのCaの吸収促進, ②腎尿細管でのCaの再吸収促進, ③骨形成の促進	くる病 骨軟化症
ビタミンE	トコフェロール	抗酸化作用, 特に生体膜脂質の過酸化防止	ヒトでは知られていない
ビタミンK	フィロキノン メナキノン	プロトロンビンなどの血液凝固因子の形成(グルタミン酸のγ-カルボキシル化)に必要	血液凝固遅延

(b) 水溶性ビタミン

ビタミン名		化学名	補酵素型	関与する酵素反応形式	欠乏症
ビタミンB群	ビタミンB_1	チアミン	チアミンニリン酸	α-ケト酸の脱炭酸 グリコールアルデヒド基の転移	脚気
	ビタミンB_2	リボフラビン	FMN, FAD	脱水素	舌炎, 口唇炎
	ナイアシン	ニコチン酸	NAD, NADP	脱水素	ペラグラ
	パントテン酸	パントテン酸	CoA	アシル基の転移, 縮合, 分解	
	ビタミンB_6	ピリドキサール ピリドキシン ピリドキサミン	ピリドキサールリン酸	アミノ酸のアミノ基転移, 脱炭酸反応	
	ビタミンB_{12}	シアノコバラミン	メチルコバラミン	メチル基転移	悪性貧血
			デオキシアデノシルコバラミン	メチルマロニルCoAの異性化	
	ビオチン	ビオチン	ビオシチン	炭酸固定, 炭酸転移	
	葉酸	プテロイルグルタミン酸	テトラヒドロ葉酸	一炭素基の転移	巨赤芽球性貧血
ビタミンC		アスコルビン酸		抗酸化作用 ヒドロキシル化	壊血病

(c) 脂溶性ビタミンと水溶性ビタミンの違い

	脂溶性ビタミン	水溶性ビタミン
溶解性	水に溶けず, 有機溶媒に溶ける	水に溶け, 有機溶媒には溶け難い
吸収の形式	リンパ管経由で吸収される	門脈経由で吸収される
血中輸送	特異的な輸送タンパク質を必要とする	輸送タンパク質を必要としない※
作用機序	各ビタミンに特有な作用機序をもつ	活性化され, 補酵素として作用する
過剰症	蓄積され, 過剰症を起こす	蓄積されず, 過剰症を起こすことはない

※ビタミンB_{12}はトランスコバラミンIIを必要とする.

II 脂溶性ビタミン

A ビタミンA

■ **構造と代謝（a）**

- **ビタミンA**（レチノール）は β-イオノン核と全トランス型のイソプレン鎖からなるアルコールである．
- **プロビタミンA**である **β-カロテン**は植物性食品に含まれ，小腸粘膜細胞（一部肝臓に運ばれて）で**レチナール**に変換され，動物性食品由来のものとともにリンパ管経由で肝臓に運ばれ**レチノール**となる．
- 肝臓でレチノールは脂肪酸エステルとなり貯蔵されるが，必要に応じて加水分解されレチノールとなり，**レチノール結合タンパク質**と結合して血液に放出される．
- 種々の細胞に取り込まれたレチノールはレチナールや**レチノイン酸**に変換され，これらがビタミンAとしての作用を発揮する．

■ **生理作用（b）**

- ビタミンAは視覚において重要な役割をするほか，上皮細胞の正常保持や細胞の分化・誘導などにもかかわっている．
- 網膜の視物質である**ロドプシン**は**オプシン**とよばれるタンパク質に，11-シス-レチナールが結合したもので，これに光があたると11-シス-レチナールが全トランス-レチナールとなりオプシンから離れる．その際に起こる**オプシンの立体構造変化**が神経に伝達され，光が認識される．
- **レチノイン酸は糖タンパク質の合成**に関与し，上皮細胞を正常に保つ働きをする．
- レチナールやレチノイン酸は細胞核の受容体と結合し，特定の遺伝子の発現を調節することで，細胞の分化・誘導に関与している．

B ビタミンD

■ **構造と代謝（c）**

- ビタミンD（カルシフェロール）の主なものは D_2（エルゴカルシフェロール）と D_3（コレカルシフェロール）である．
- D_2 は，植物性食品中の**プロビタミン D_2（エルゴステロール）**のステロイド核が紫外線で開環したものである．
- D_3 は，動物性食品にも含まれるが，皮膚でコレステロールから**プロビタミン D_3（7-デヒドロコレステロール）**を経ても生成される．
- ビタミンDは肝臓で25位が，次いで腎臓で1位がヒドロキシル化され**活性型ビタミンD**となり，種々の細胞に運ばれ，種々の生理作用を発揮する．
- ビタミンDや活性型ビタミンDはビタミンD結合タンパク質と結合して血中を運ばれる．

Ⅱ 脂溶性ビタミン

(a) ビタミンAの代謝

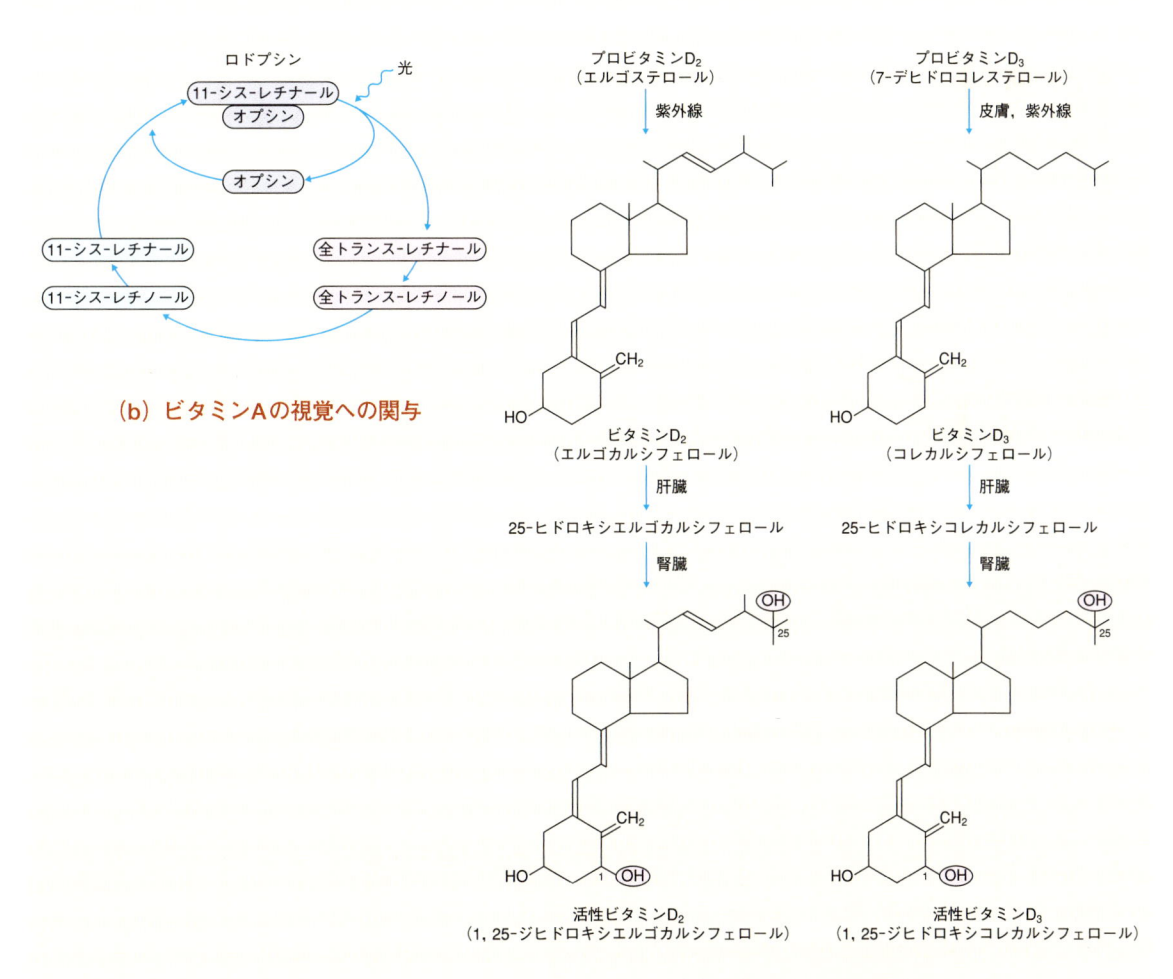

(b) ビタミンAの視覚への関与

(c) ビタミンDの活性化

■生理作用

- 活性型ビタミンDは，細胞内受容体と結合するホルモンと同じ作用機序（68頁）で作用を発揮する．
- 活性型ビタミンDは，小腸でのカルシウムとリンの吸収促進，腎尿細管でのカルシウムの再吸収促進，骨形成の促進などの作用をもつほか，細胞の分化・誘導にも関与している．

C ビタミンE

■構造と代謝

- ビタミンEには8種類の同族体があるが，特に生理作用の強い**α-トコフェロール**を通常ビタミンEという．
- α-トコフェロールはクロマン核とイソプレノイド様の側鎖をもつ化合物である（a）．
- 吸収されたビタミンEはキロミクロンの成分として運ばれ，一部は脂肪組織に貯蔵されるが多くは肝臓に取り込まれ，そこでVLDLに組み込まれて各組織に運ばれる．

■生理作用

- ビタミンEの主な作用は抗酸化作用で，特に細胞膜の過酸化防止に重要な役割をする．
- 細胞膜を構築しているリン脂質には多くの不飽和脂肪酸が含まれており，これらが細胞内で不可避的に生成される活性酸素によって過酸化され，膜機能が低下する．ビタミンEは活性酸素の除去システムの1つとして働き，この過酸化を防止する（240頁）．

D ビタミンK

■構造と代謝

- ビタミンKには，植物が産生するK_1（フィロキノン），細菌が産生するK_2（メナキノン），合成品であるK_3（メナジオン）がある．3種ともナフトキノン環をもつが側鎖が違う（b）．
- K_1とK_2は他の脂溶性ビタミンと同じようにキロミクロンの成分としてリンパ管を経て血液中を運ばれるが，K_3は比較的水溶性であり門脈を経て肝臓に運ばれ，そこで側鎖が形成されてメナキノン様となる．
- ビタミンKは肝臓に少しは貯蔵されるが，過剰摂取分は肝臓で側鎖が短縮され，グルクロン酸抱合を受け尿中に排泄される．

■生理作用

- ビタミンKは，プロトロンビンなどの血液凝固因子（216頁）や，骨の石灰化に必要なオステオカルシンなどのビタミンK依存性タンパク質の生成に不可欠な役割をする．
- ビタミンK依存性タンパク質は，ポリペプチドが合成された後で，グルタミン酸側鎖がカルボキシル化されて機能を発揮するタンパク質である．
- ビタミンKはこのカルボキシル化に必要なビタミンK依存性カルボキシラーゼの作用を促進すると考えられている（c）．
- ビタミンK_2が腸内細菌で合成されるので，ビタミンKの欠乏は起こりにくいが，新生児ではプロトロンビン生成の減少による血液凝固の遅延や，オステオカルシン生成不足による骨発育障害が欠乏症状としてみられる．

(a) ビタミンE（α-トコフェロール）の構造

ビタミンK₁
（フィロキノン）

ビタミンK₂
（メナキノン）

ビタミンK₂（合成品）
（メナジオン）

(b) ビタミンKの構造

タンパク質中の
グルタミン酸

タンパク質中の
γ-カルボキシグルタミン酸

CO_2, O_2

ビタミンK依存性
カルボキシラーゼ

還元型ビタミンK
（ヒドロキノン型）

酸化型ビタミンK
（ビタミンKエポキシド）

ビタミンK

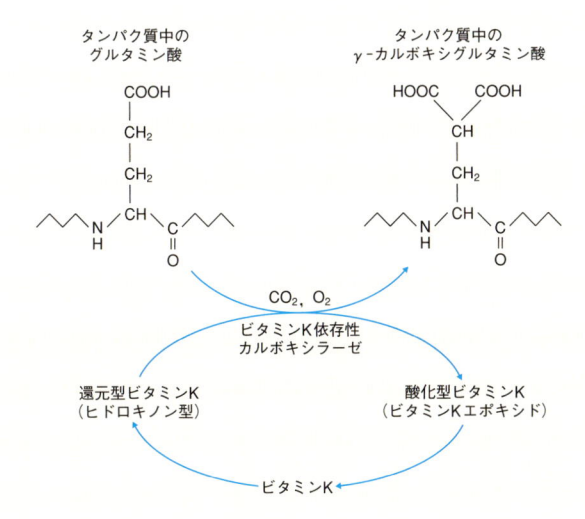

(c) グルタミン酸のγ-カルボキシル化への
ビタミンKの関与

III 水溶性ビタミン

水溶性ビタミンは作用機序から，**ビタミンB群**と**ビタミンC**に大別される．前者は細胞内で活性型（補酵素型）となり，酵素の補酵素として働く．後者は補酵素ではないが多くの酸化還元反応に直接かかわっている．

A ビタミンB_1

■構造と代謝（a）

- **ビタミンB_1（チアミン）** はピリミジン核にチアゾール核がメチレン基で結合した化合物である．
- 吸収されたチアミンは門脈経由で全身の細胞に運ばれ，チアミンピロホスホキナーゼによってATPのピロリン酸が転移して**チアミン二リン酸**（**チアミンピロリン酸**ともいう）となる．これがビタミンB_1の補酵素型である．
- 過剰摂取分のチアミンはそのまま，チアミン二リン酸は脱リン酸化され，尿に排泄される．

■生理作用

- チアミン二リン酸はα-**ケト酸の酸化的脱炭酸反応**や，**グリコールアルデヒド基の転移反応を触媒する酵素の補酵素**として働く．
- 前者の代表的酵素に，ピルビン酸をアセチルCoAにする**ピルビン酸デヒドロゲナーゼ**（104頁），クエン酸回路の**α-ケトグルタル酸デヒドロゲナーゼ**（94頁），分枝鎖アミノ酸の代謝経路の**分枝鎖α-ケト酸デヒドロゲナーゼ**（206頁）などがある．
- 後者の代表的酵素にはペントースリン酸回路の**トランスケトラーゼ**（106頁）がある．
- ビタミンB_1は補酵素としてばかりでなく，神経細胞において特異的な作用をすることが古くから知られているが，その作用機序はまだ解明されていない．

B ビタミンB_2

■構造と代謝（b）

- **ビタミンB_2（リボフラビン）** はフラビンとリビトールからなる化合物である．
- 門脈経由で吸収されたリボフラビンは，それぞれの細胞内でリン酸化されフラビンモノヌクレオチド（FMN）となる．FMNはさらにATPと反応してフラビンアデニンジヌクレオチド（FAD）となる．この**FMN**と**FAD**がビタミンB_2の補酵素型である．

■生理作用（c）

- FMNとFADは脱水素反応を触媒する**デヒドロゲナーゼの補酵素**として，水素の授受にかかわっている．
- FADを補酵素としている酵素（FAD依存性デヒドロゲナーゼという）の代表的なものに，クエン酸回路の**コハク酸デヒドロゲナーゼ**（94頁）や脂肪酸のβ酸化経路の**アシルCoAデヒドロゲナーゼ**（122頁）がある．
- FMN依存性デヒドロゲナーゼには，電子伝達系の**NADHデヒドロゲナーゼ**（96頁）などがある．

(a) ビタミンB₁とその補酵素型

(b) ビタミンB₂とその補酵素型

(c) FAD，FMNの水素の授受

C ナイアシン

■構造と代謝

- **ナイアシン（ニコチン酸）**はピリジン核をもつ化合物で，ビタミンB群に属する．
- 細胞に取り込まれたニコチン酸は，ホスホリボシルピロリン酸（150頁）と反応しニコチン酸モノヌクレオチドとなり，これにATPのAMP部分が結合し，さらにグルタミンのアミド基が転移してニコチンアミドアデニンジヌクレオチド（NAD）が生成される（a）．
- NADのアデノシンの2′水酸基がリン酸化されると，ニコチンアミドアデニンジヌクレオチドリン酸（NADP）となる（a）．
- **NAD**と**NADP**がナイアシンの補酵素型である．
- ナイアシンはトリプトファンを材料にして生成されるので（146頁），トリプトファンを十分に摂取すればナイアシンの摂取不足は起こらない．

■生理作用

- NADもNADPも種々の**デヒドロゲナーゼの補酵素**として働く（b）．
- NAD依存性デヒドロゲナーゼは解糖経路，脂肪酸のβ酸化，クエン酸回路など物質の酸化分解に関与し，その際に生ずる還元型NAD（NADH）は電子伝達系に導入され，ATP産生に利用される（96頁）．
- NADP依存性デヒドロゲナーゼの代表的なものにはペントースリン酸回路の**グルコース6-リン酸デヒドロゲナーゼ**と**ホスホグルコン酸デヒドロゲナーゼ**があり（106頁），この回路で生ずるNADPHは脂肪酸やコレステロールなどの還元的合成に主に利用される．

D パントテン酸

■構造と代謝

- **パントテン酸**はパントイン酸にβ-アラニンが結合した化合物で，ビタミンB群に属する（c）．
- パントテン酸の補酵素型は**補酵素A（CoA）**である．
- CoAは，パントテン酸にATPとシステインが反応して生ずるホスホパンテテインにATPのAMP部分が結合し，さらにアデノシンの3′水酸基がリン酸化されて生成される．

■生理作用

- CoAはアシル基と結合し，**アシル基を活性化**する働きをもつ．したがってCoAは補酵素ではなく基質とみなされる．
- アシル基との結合は末端のスルフィドリル基（SH基）でなされるので，CoAはHS-CoAと，アシルCoAはR-CO-S-CoAと記される．
- CoAは脂肪酸の分解や合成，アシルグリセロールなど種々の脂質の合成に関与するほか，ピルビン酸やα-ケトグルタル酸の酸化的脱炭酸反応，ケトン体の合成と分解など，数多くの代謝にかかわっている．

Ⅲ 水溶性ビタミン　47

(a) ナイアシンとNAD, NADP

(b) NAD, NADPの水素の授受

(c) パントテン酸と補酵素A(CoA)

E ビタミンB₆

■構造と代謝

- ピリジン核の4位に，ヒドロキシル基をもつ**ピリドキシン**，アルデヒド基をもつ**ピリドキサール**，アミノ基をもつ**ピリドキサミン**の3種を**ビタミンB₆**という（a）．
- 細胞に取り込まれたピリドキサールはピリドキサールキナーゼによってリン酸化され**ピリドキサールリン酸**となる．これがビタミンB₆の補酵素型である．
- ピリドキシンもピリドキサミンもリン酸化されたのち，酸化されてピリドキサールリン酸に変換されるので，ビタミンB₆としての活性は3種ともほぼ同じである．

■生理作用

- ピリドキサールリン酸は**アミノ酸のアミノ基転移反応や脱炭酸反応を触媒する酵素の補酵素**であり，アミノ酸代謝に深くかかわっている．
- アミノ基転移酵素の代表的なものに**アスパラギン酸アミノトランスフェラーゼ**や**アラニンアミノトランスフェラーゼ**がある（136頁）．
- アミノ酸脱炭酸酵素にはヒスタミンを生成する**ヒスチジンデカルボキシラーゼ**や神経伝達物質であるγ-アミノ酪酸を生成する**グルタミン酸デカルボキシラーゼ**などがある（142頁）．

F ビタミンB₁₂

■構造と代謝

- ビタミンB₁₂（シアノコバラミン）は分子中にコバルトとシアン基を含み，ビタミンとしては分子量が大きい化合物である（b）．
- ビタミンB₁₂の小腸での吸収には胃粘膜から分泌される**内因子**（担体として働く糖タンパク質）が不可欠である．また，血液中では血漿タンパク質の1種であるトランスコバラミンⅡと結合して輸送され，肝臓でトランスコバラミンⅠと結合して貯蔵される．
- ビタミンB₁₂の補酵素型にはシアン基の代わりに，メチル基が結合した**メチルコバラミン**と，デオキシアデノシンが結合した**デオキシアデノシルコバラミン**がある．

■生理作用

- メチルコバラミンはホモシステインにメチル基を転移しメチオニンを生成する**メチオニン合成酵素**の補酵素として働く．
- デオキシアデノシルコバラミンはスレオニン，バリン，メチオニンの代謝経路の**メチルマロニルCoAムターゼ**の補酵素として働く．

> **メモ　悪性貧血とビタミンB₁₂欠乏**
>
> 骨髄や末梢血に通常より大型の赤芽球が出現する巨赤芽球性貧血のうち，慢性萎縮性胃炎を伴うものを悪性貧血とよぶ．これはビタミンB₁₂の欠乏による造血細胞の核酸合成障害に基因する．ビタミンB₁₂の欠乏は摂取不足によるものもあるが，多くは胃手術後や慢性萎縮性胃炎によってビタミンB₁₂の吸収に必要な内因子が十分産生されず，腸管での吸収障害によって起こる．

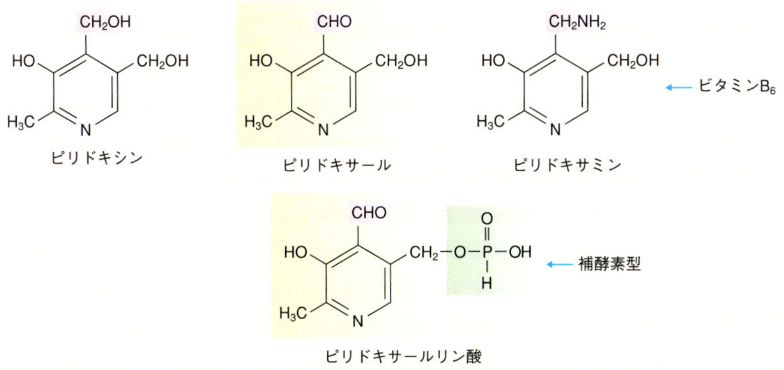

(a) ビタミンB_6とその補酵素型

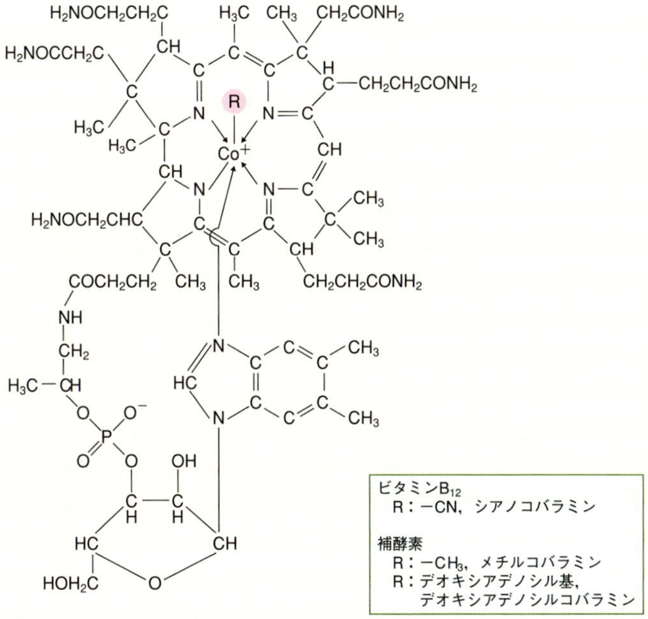

ピリドキシン　　ピリドキサール　　ピリドキサミン　← ビタミンB_6

ピリドキサールリン酸　← 補酵素型

(b) ビタミンB_{12}とその補酵素型

ビタミンB_{12}
　R：−CN，シアノコバラミン
補酵素
　R：−CH_3，メチルコバラミン
　R：デオキシアデノシル基，
　　　デオキシアデノシルコバラミン

G ビオチン

■構造と代謝

- ビタミンB群に属する**ビオチン**は，イミダゾリンとチオフェンが融合した7員環に炭素数5個のカルボン酸が結合した化合物である．
- ビオチンが酵素タンパク質中のリシン側鎖と結合したものを**ビオシチン**といい，これがビオチンの補酵素型である（a）．

■生理作用

- ビオシチンは二酸化炭素を活性化し，炭酸固定反応や炭酸転移反応にかかわっている．
- ビオチンを補酵素として必要とする酵素をビオチン酵素といい，その代表的なものとして，糖新生経路の**ピルビン酸カルボキシラーゼ**（112頁）や脂肪酸合成経路の**アセチルCoAカルボキシラーゼ**（126頁）がある．

H 葉酸

■構造と代謝

- ビタミンB群に属する**葉酸（プテロイルグルタミン酸）**は，プテリジン核に p-アミノ安息香酸とグルタミン酸が結合した化合物である（b）．
- 葉酸は葉酸レダクターゼで還元され，補酸素型の**テトラヒドロ葉酸**（FH_4）となる．
- FH_4 はメチル基などの一炭素基を結合して，N^5-メチルFH_4，N^5, N^{10}-メチレンFH_4，N^{10}-ホルミルFH_4，N^5, N^{10}-メテニルFH_4，N^5-ホルムイミノFH_4 などの"活性一炭素基"となる．これらの"活性一炭素基"は主にセリンとグリシンの代謝経路で生成され，相互変換される（c）．

■生理作用

- "活性一炭素基"は，それらを必要とする酵素反応の基質として重要である．例えば，N^{10}-ホルミルFH_4 はプリンヌクレオチドの合成（150頁），N^5, N^{10}-メチレンFH_4 はチミジル酸の合成（152頁），N^5-メチルFH_4 はホモシステインからのメチオニンの合成（209頁）に不可欠である．

I ビタミンC

■構造と代謝

- **ビタミンC（アスコルビン酸）**はラクトン環をもつ一種の単糖誘導体である．
- アスコルビン酸は多くの動植物ではグルコースからグルクロン酸経路を経て生成されるが，ヒトにはL-グロノラクトンオキシダーゼがないので合成できない（108頁）．
- アスコルビン酸は強い還元性をもち，他の物質を還元し，自身は酸化型になる（d）．

■生理作用

- ビタミンCには補酵素型はないが，その強い還元力によって，種々の酸化還元反応にかかわっている．
- ビタミンCが関与している事柄には，コラーゲン合成でのプロリンやリシンのヒドロキシル化，ステロイドホルモンやノルアドレナリンなどの生成過程でのヒドロキシル化，さらには，活性酸素の除去機構など数多くが知られている．

Ⅲ 水溶性ビタミン

(a) ビオチンとビオシチン

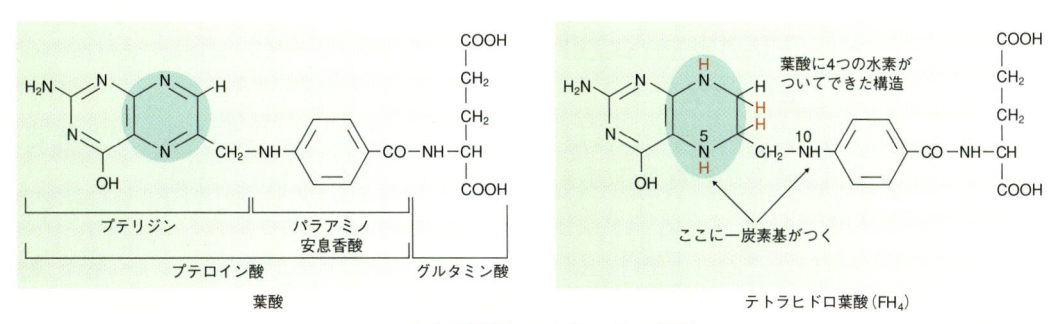

(b) 葉酸とテトラヒドロ葉酸

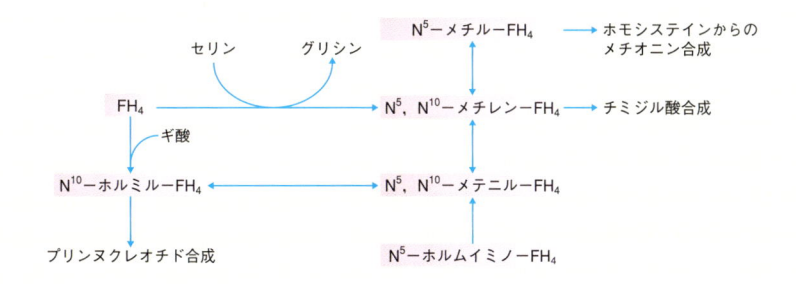

(c) "活性一炭素基"の代謝

(d) ビタミンC（アスコルビン酸）の抗酸化作用

栄養士に必要な豆知識

比色定量法

着色した溶液の濃淡から，そこに溶けている物質の多少を推測することを日常だれもが行っている．その濃淡の度合を光度計を使って求めるのが比色定量法である．

無色な物質でも，その物質に特異的かつ定量的な呈色反応を行ってから比色定量できるし，また，紫外線を吸収する物質も同じ原理で定量できるので，比色定量法は種々の物質濃度の測定法として最もよく利用される．

溶液が着色しているということは，そこに溶けている物質が可視光線のうち一定の波長の光（単色光）を吸収しているからである．吸収される光の量は，それを吸収する分子の数，すなわち，濃度に比例する．

着色溶液を一定の光路長のセルに入れ，I_0 の強さの入射光を当てたとき，透過光の強さが I であった場合，$\log I_0/I$ の値を**吸光度**といい，通常，A で示す．最近の分光光度計では吸光度の値はデジタルで標示されるものが多い．

吸光度と着色物質の濃度 C の関係は，

$$A = \log I_0/I = \kappa' \cdot C \qquad \kappa' : 比例定数$$

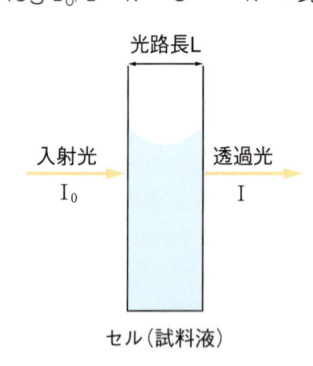

で示される．すなわち，「光路長が同じなら，吸光度は濃度に比例する」（ベアーの法則）

一方，濃度が同じなら，光路長に応じて光を吸収する分子数も増加するので，吸光度と光路長 L の関係は

$$A = \log I_0/I = \kappa'' \cdot L \qquad \kappa'' : 比例定数$$

となり，「濃度が同じなら，吸光度は光路長に比例する」（ランベルトの法則）

上記2つの式をまとめると

$$A = \log I_0/I = \kappa \cdot C \cdot L \qquad \kappa : 吸光度係数$$

となり，「溶液の吸光度は濃度と光路長の積に比例する」（**ランベルト・ベアーの法則**）．この理論を利用して，溶液の吸光度を測定して溶液中の物質濃度を測定するのが比色定量法である．

上式で，濃度 C を mol/l の単位で示し，光路長 L を 1.0 cm としたときの吸光度係数 k を**分子吸光係数**といい，各物質に固有な値である．

入射光の何％が溶液を透過したかを**透過率**（T）といい，吸光度（A）とは次の関係にある．

$$A = 2 - \log T \qquad \because T = I/I_0 \times 100$$

以上の理論は単一波長の光（**単色光**）での測定でのみ成立する．溶液の吸光度を波長を変えて測定し，横軸に波長，縦軸に吸光度（あるいは分子吸光係数）をとって描いた曲線を**吸収スペクトル**といい，それは物質に固有な曲線である．比色定量法では吸光度が最大を示す波長（最大吸収波長）で測定するのが一般的である．

4 酵素

酵素はタンパク質でできている生体触媒である．生体内ではきわめて多数の化学反応が適切な速度で進行しているが，それには酵素が深くかかわっている．

I 酵素の機能

生体内ではきわめて多くの化学反応が行われており，それなくしては生命は保たれない．生体内という穏やかな条件（37℃，1気圧）のもとで，これらの反応が円滑に進むのは酵素が触媒として働いているからである．

A 酵素反応の特徴

■触媒としての酵素

- 酵素はタンパク質でできている**生体触媒**で，酵素が触媒する反応を酵素反応という．
- 酵素は無機触媒と同じように，化学反応の**活性化エネルギー**を低め反応速度を速めるが，化学平衡を傾けることはない（a）．しかし，無機触媒に比べると触媒能が格段に大きく，副反応を起こさず，活性（働きの度合）が調節されるという特徴をもつ．

■酵素反応の進行過程と酵素の活性中心

- 酵素反応では，反応する物質を**基質**，反応の結果生ずる物質を**産物**あるいは生成物という．
- 酵素反応ではまず，酵素が基質を結合して**酵素基質複合体**を形成し，反応が起こりやすい状態（遷移状態）にする．次いで，産物が生成されると同時に酵素は元に戻り遊離する（b）．
- 酵素が基質を結合し，触媒する部位を酵素の**活性中心**あるいは活性部位という．
- 活性中心は酵素タンパク質全体から見るとごく一部分であり，そこはポリペプチドが巧妙に折りたたまれた特異的な立体構造をとっている．
- 活性中心は，概念的に，**基質結合部位**と**触媒部位**（反応部位）に分けられるが，同じアミノ酸側鎖などの原子団が両部位をかねている場合が多い．
- 基質結合部位での基質との結合はイオン結合，水素結合，疎水結合などの非共有結合でなされるのが一般的であるが，なかには共有結合するものもある．
- 触媒部位は比較的化学反応性に豊むアミノ酸側鎖や補酵素で形成されている．

■補酵素

- 酵素のなかにはタンパク質のみでは働きがなく，低分子の有機化合物が結合しないと作用を発揮できないものもあり，その有機化合物を**補酵素**という．
- 補酵素はもともと反応性に豊み，単独でも弱い触媒能をもつ化合物で，酵素の活性中心に結合することによってその触媒能が最大に発揮される．
- 補酵素のなかには酵素タンパク質と共有結合などで強固に結合するものと，非共有結合でゆるく結合するものがあり，前者を**補欠分子族**（配合族）といい，後者を狭義の補酵素ということもある．さらに，後者のなかには補酵素A（CoA）のように基質とみなされるものもあり，それらを**補基質**ということもある．
- 補酵素はビタミンB群に由来するものが多い（c）．

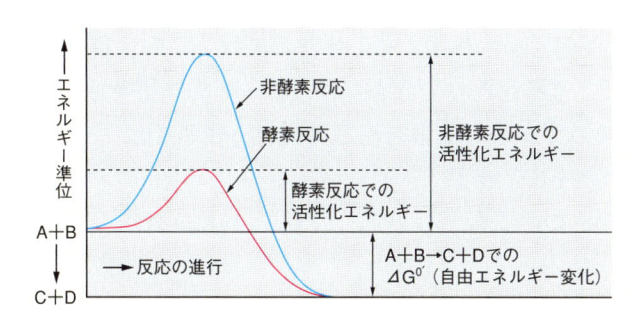

(a) 酵素反応と非酵素反応での活性化エネルギー

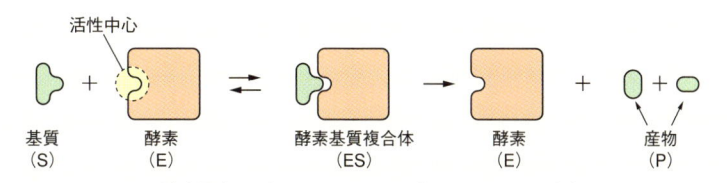

(b) 酵素反応の進行過程

酵素反応は E＋S ⇄ ES → E＋P のスキームで進行する

(c) 補酵素を必要とする代表的な酵素

補酵素	代表的な酵素（記載頁）	補酵素	代表的な酵素（記載頁）
○NAD	乳酸デヒドロゲナーゼ(102) リンゴ酸デヒドロゲナーゼ(94)	○NADP	グルコース6-リン酸デヒドロゲナーゼ(107) 脂肪酸合成酵素(126)
FAD	コハク酸デヒドロゲナーゼ(94)	FMN	NADHデヒドロゲナーゼ(96)
チアミンニリン酸	ピルビン酸デヒドロゲナーゼ(104) トランスケトラーゼ(106)	ピリドキサールリン酸	アスパラギン酸アミノトランスフェラーゼ(136) グルタミン酸デカルボキシラーゼ(143)
○CoA	ピルビン酸デヒドロゲナーゼ複合体(104) アシルCoAシンテターゼ(122)	ビオシチン	ピルビン酸カルボキシラーゼ(112) アセチルCoAカルボキシラーゼ(126)
ユビキノン	呼吸複合体(96)	ヘム	シトクロムc(96), カタラーゼ(240)
○テトラヒドロ葉酸	チミジル酸シンターゼ(152)	リポイルリシン	ジヒドロリポイルトランスアセチラーゼ(105)

○印の補酵素は補基質として取り扱われる．ビタミンと補酵素の関係は44～51頁参照

◆メモ リボザイム

酵素（enzyme）がタンパク質でできているのに対し，RNAでできている生体触媒を**リボザイム**（ribozyme）という．リボザイムの基質はRNAのみが知られており，生物の誕生過程で，まずRNAが増殖機能をもつ高分子化合物として出現した可能性を示唆している．

■基質特異性
- 1つの酵素は限られた反応にしか作用しない性質があり，この性質を**基質特異性**という．
- 酵素がある物質を基質とすることができるか否かは，その物質を活性中心に適正に結合でき，触媒できるか否かにかかっている．前者を**結合特異性**，後者を**反応（触媒）特異性**といい，基質特異性は両者が合わさったものである．
- 酵素には基質特異性がきわめて厳密な（強い，高い）ものもあり，比較的ルーズな（低い）ものもある．

■最適pH
- 酵素反応は反応液のpHに著しく影響される．酵素が最も作用しやすいpH，あるいはpH領域を酵素の**最適pH**とか至適pHという．
- pHの著しい変化は酵素タンパク質の変性を招き，酵素の機能は失われる（失活という）が，小さなpH変化でもタンパク質の立体構造が微妙に変化し，活性も微妙に変わる．
- 基質が電離基をもつ場合には，pH変化によって電離状態が変り，酵素基質複合体の形成に影響を及ぼすので活性も変わる．
- 酵素はそれぞれが固有な立体構造をもつので，最適pHもそれぞれの酵素で異なる．細胞内で働く酵素の多くは最適pHが中性付近にあるが，ペプシンやカテプシンのように酸性にあるものもあるし，トリプシンやアルギナーゼのように塩基性にあるものもある（a）．

■最適温度
- 酵素反応も一般の化学反応（非酵素反応）と同じように，温度が高ければ反応速度も速くなる．しかし，温度が一定以上になると酵素タンパク質が変性し，活性は急激に低くなる．酵素が最も作用しやすい温度を**最適温度**あるいは至適温度という．
- ヒトの酵素のほとんどは35〜45℃に最適温度がある（b）．

■アイソザイム
- 同じ個体に存在し，同じ反応を触媒するがタンパク質の一次構造が違っている酵素を**アイソザイム**という．
- アイソザイムは同じ反応を触媒するが，最適pH，Vmax，Kmなどの性質は微妙に違っており，また，電気泳動像や抗原性なども違う．
- アイソザイムには，異なる細胞に分布する**臓器特異的**なものと，同じ細胞内に存在するが異なる細胞内小器官に存在する**細胞内局在特異的**なものがある．
- 臓器特異的アイソザイムの例に**乳酸デヒドロゲナーゼ**（LDH）がある．この酵素には5種類のアイソザイムがあり，臓器によってそれらの分布の割合が違う（c）．
- 細胞内局在特異的アイソザイムの例に**アスパラギン酸アミノトランスフェラーゼ**（AST）がある．ASTには細胞溶質に存在するASTsとミトコンドリアに存在するASTmがある（d）．
- 血清中のアイソザイムのパターンは病気の診断や治療に大いに役立つ．例えば，血清に4型と5型のLDHが増加したときには肝疾患が，1型と2型が増加したときには心筋の疾患が疑われる（c）．一方，同じ肝炎でもASTsのみが現われる場合は細胞膜の障害を示し，ASTmも出現するときには障害がミトコンドリアにまで及んでいることを示す（d）．

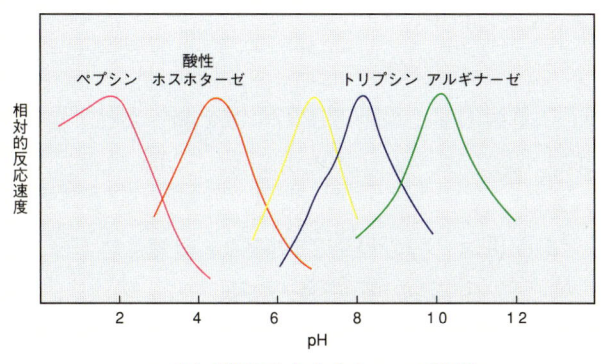

(a) 酵素反応速度とpHの関係

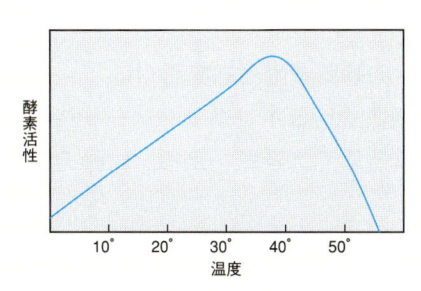

(b) 酵素活性と温度の関係

アイソザイム型	5	4	3	2	1
サブユニット構成	M_4	M_3H	M_2H_2	MH_3	H_4
肝ホモジェネート	●	●	●		
心筋ホモジェネート			●	●	●
血清（急性肝炎）	●	●	●		
血清（心筋梗塞）	●	●	●	●	●

電気流動像　　→陽極

LDHはHとMの2種類のサブユニットからなる四量体でその組み合わせによって5種類の臓器特異的アイソザイムがある．

(c) 乳酸デヒドロゲナーゼ（LDH）のアイソザイム

電気流動像　　→陽極

肝ホモジェネート	●	●
血清（急性肝炎）		●
血清（劇症肝炎）	●	●
アイソザイム型	ASTm	ASTs

ASTには細胞溶質に存在するASTsとミトコンドリアに存在するASTmの2種類の細胞内局在特異的アイソザイムがある．

(d) アスパラギン酸アミノトランスフェラーゼ（AST）のアイソザイム

B 基質濃度と酵素反応速度の関係

- 基質濃度が同じなら，反応速度は酵素濃度に比例する（a）．
- 酵素の濃度を一定にして，基質濃度と反応速度の関係を調べると，基質濃度が低いときには基質濃度に比例して反応速度も増加するが，基質濃度が著しく高いときには基質濃度に関係なく反応速度はほぼ一定である（b）．
- この基質濃度と反応速度の関係は，酵素反応では酵素基質複合体が形成されることを前程にして導かれたミカエリス・メンテンの式（c）で説明される．
- Vmax（最大速度）は，基質濃度がきわめて高く，酵素のほとんどすべてが基質と結合している状態のときの反応速度で，その酵素の触媒能を知る目安となる．
- Km（ミカエリス定数）は，その酵素反応での酵素と基質の結合親和性を知る目安となる値で，Kmが小さいほど酵素と基質が結合しやすく，大きいほど結合しにくいことを示す．KmはVmaxの半分の速度を与えるときの基質濃度でもある（b）．
- ミカエリス・メンテンの式の両逆数式をラインウィーバー・バークの式（d）といい，これに基づいてプロットすると，多くの酵素反応では直線を示し，縦軸の切片からVmaxが，横軸の切片からKmが求められる（e）．

C 酵素反応の阻害

- 酵素に可逆的に結合し，反応を可逆的に阻害する物質を阻害剤という．なお，不可逆的に結合し活性を失わせるものは失活剤といい，阻害剤とはいわない．
- 阻害剤による阻害は，その阻害形式によって競合（競争，拮抗）阻害と，非競合（非競争，非拮抗）阻害に大別される．

■競合阻害

- 阻害剤が酵素の活性中心に結合し，反応を阻害する形式を競合阻害という．
- 構造の一部が基質に類似し，基質と競争して活性中心に結合できるが，触媒機構には適さない物質が競合阻害剤となる．
- 競合阻害の例として，オキサロ酢酸によるコハク酸デヒドロゲナーゼの阻害，コハク酸によるアスパラギン酸アミノトランスフェラーゼの阻害などがある（f）．
- 競合阻害剤が存在すると，Vmaxは変わらないが，Kmは大きくなる（g）．

■非競合阻害

- 阻害剤が活性中心以外の部位に結合し，酵素の立体構造の変化をもたらし，反応を阻害する形式を非競合阻害という．
- この形式で阻害する例に，酵素タンパク質中のスルフィドル基に可逆的に競合するAg^+，Hg^+などの重金属イオンや，活性に必要なCa^{2+}，Mg^{2+}などと結合するキレート剤（EDTAやEGTA）がある．
- 非競合阻害剤が存在すると，Vmaxは減少するが，Kmは変わらない（h）．

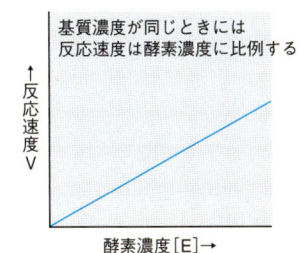

(a) 反応速度と酵素濃度の関係

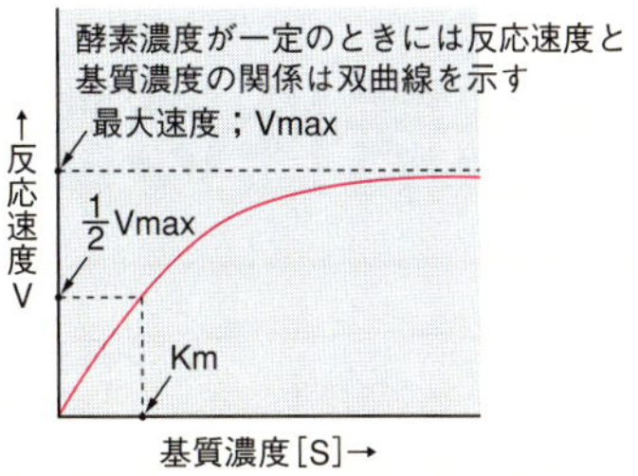

基質濃度が同じときには反応速度は酵素濃度に比例する

(b) 反応速度と基質濃度の関係

酵素濃度が一定のときには反応速度と基質濃度の関係は双曲線を示す
最大速度；Vmax

(c) ミカエリス・メンテンの式

$$V = \frac{V_{max} \cdot [S]}{K_m + [S]}$$

V；反応速度
[S]：基質濃度
Vmax：最大速度
Km：ミカエリス定数

(d) ラインウィーバー・バークの式

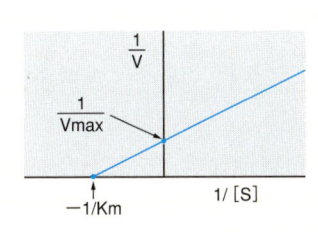

$$\frac{1}{V} = \frac{1}{V_{max}}\left(1 + \frac{K_m}{[S]}\right)$$

(e) ラインウィーバー・バークのプロット

(f) 競合阻害剤の例

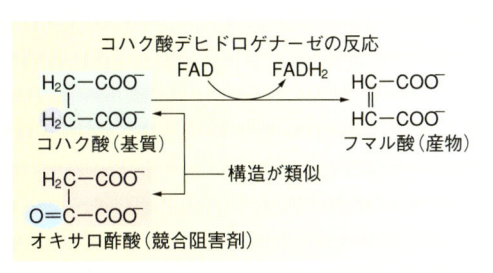

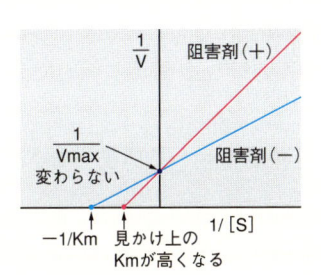

コハク酸デヒドロゲナーゼの反応

H_2C-COO^- FAD   FADH$_2$ $HC-COO^-$
$|$ $||$
H_2C-COO^- $HC-COO^-$
コハク酸（基質）   フマル酸（産物）

H_2C-COO^-
$|$ ← 構造が類似
$O=C-COO^-$
オキサロ酢酸（競合阻害剤）

(g) 競合阻害剤存在下でのラインウィーバー・バークのプロット

$\frac{1}{V_{max}}$ 変わらない
$-1/K_m$ 　見かけ上のKmが高くなる

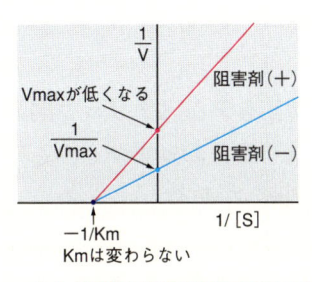

(h) 非競合阻害剤存在下でのラインウィーバー・バークのプロット

Vmaxが低くなる
$-1/K_m$ 　Kmは変わらない

II 酵素活性の調節

細胞はあらゆる代謝の速度を，律速酵素の活性を調節することによって，巧みにコントロールしている．細胞内での酵素活性の調節には，酵素の量を変える量的調節と触媒効率を変える質的調節がある．

■酵素量の調節
- 細胞内の酵素量は酵素タンパク質の合成速度と分解速度に依存している．
- 合成については**遺伝情報発現の調節**の項で解説する（186頁）．
- 分解は**細胞内タンパク質分解システム**で行われ，その調節にはタンパク質の寿命の問題が深くかかわっている（134頁）．
- 多くの酵素の細胞内濃度はほぼ一定に保たれているが，寿命が短く，必要に応じて合成が開始されるものもある（誘導酵素）．

■酵素前駆体の活性化
- 酵素のなかには，活性のない**前駆体（プロ酵素）**として合成され，働くべき場所に輸送され，そこで活性化されるものもある．
- この活性化は，特種なタンパク質分解酵素で，プロ酵素の特定なペプチド結合を**限定分解**して行われることが多い．例えば，小腸で働くキモトリプシンは，膵臓の細胞でプロ酵素として合成されたキモトリプシノーゲンが，小腸内で限定分解され活性化されたものである（a）．

■アロステリック調節
- 酵素のなかには，活性中心以外の特定な部位（アロステリック部位）に，特定な物質（アロステリック効果体）が可逆的に結合すると活性が変わるもの（**アロステリック酵素**）もあり，このような仕組みでの酵素活性の調節を**アロステリック調節**という．
- 効果体には活性を促進する正の効果体（**アロステリック促進剤**）と，抑制する負の効果体（**アロステリック阻害剤，抑制剤**）がある．
- アロステリック酵素の多くは，正と負の効果体をそれぞれ結合する部位をもち，効果体が結合すると立体構造が変化し，活性が変わる（b）．
- 代謝経路の**律速酵素**（82頁）はアロステリック酵素であることが多い（c）．

■リン酸化・脱リン酸による調節
- 酵素タンパク質中の特定なセリンやスレオニンの側鎖が，特異的な**プロテインキナーゼ**でリン酸化され，逆にそれが特異的な**プロテインホスファターゼ**で脱リン酸化されて，活性が変わる酵素もある．
- リン酸化されたもの（**リン酸化型**）が活性が強いもの（活性型）もあるし，脱リン酸化されたもの（**脱リン酸化型**）が活性型である酵素もある（d）．

II 酵素活性の調節

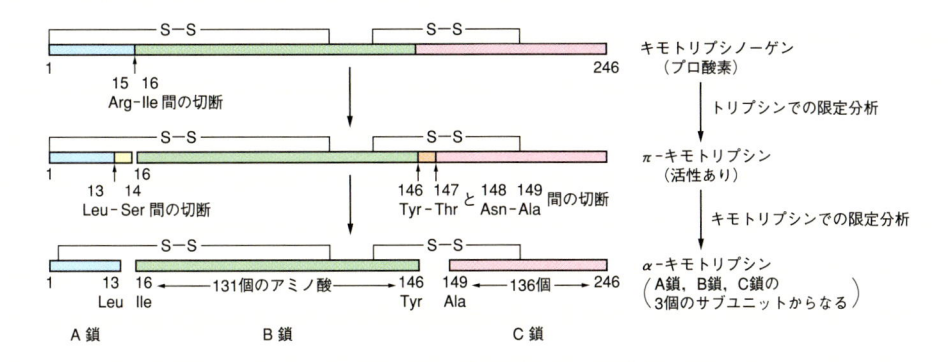

(a) キモトリプシノーゲン（プロ酵素）の活性化

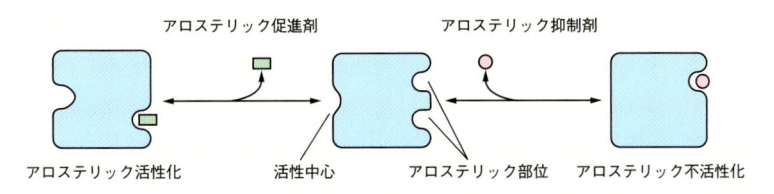

キモトリプシノーゲン（プロ酵素）
↓ トリプシンでの限定分析
π-キモトリプシン（活性あり）
↓ キモトリプシンでの限定分析
α-キモトリプシン（A鎖，B鎖，C鎖の3個のサブユニットからなる）

- Arg-Ile 間の切断（15, 16）
- Leu-Ser 間の切断（13, 14 / 16）
- Tyr-Thr と Asn-Ala 間の切断（146, 147 と 148, 149）
- A鎖（1-13 Leu）, B鎖（16 Ile - 131個のアミノ酸 - 146 Tyr）, C鎖（149 Ala - 136個 - 246）

(b) アロステリック酵素のアロステリック調節

アロステリック促進剤／アロステリック抑制剤
アロステリック活性化 ← 活性中心・アロステリック部位 → アロステリック不活性化

(c) アロステリック酵素の例

酵素（記載頁）	促進剤	抑制剤
ホスホフルクトキナーゼ (104)	AMP, ADP	ATP, クエン酸
ピルビン酸デヒドロゲナーゼ (104)	CoA, NAD$^+$	アセチルCoA, NADH
ピルビン酸カルボキシラーゼ (112)	アセチルCoA, ATP	CoA, NAD$^+$
アセチルCoAカルボキシラーゼ (126)	クエン酸	アシルCoA
HMG-CoAレダクターゼ (130)		コレステロール

(d) リン酸化・脱リン酸化で活性が調節される酵素の例

酵素（記載頁）	リン酸化型	脱リン酸化型
グリコーゲンシンターゼ (110)	⬇	⬆
グリコーゲンホスホリラーゼ (110)	⬆	⬇
ピルビン酸デヒドロゲナーゼ (104)	⬇	⬆
アセチルCoAカルボキシラーゼ (126)	⬇	⬆
ホルモン感受性リパーゼ (120)	⬆	⬇
HMG-CoAレダクターゼ (130)	⬇	⬆

⬆：活性型　⬇：不活性型

III 酵素の名称と分類

　酵素の命名について国際生化学連合は，一般に使う推奨名と，分類を含めた体系名および酵素番号を提示している．

■**酵素の名称**

- 通常使う推奨名は，何を基質としどんな反応を触媒するかがわかりやすいように，最初に基質名，次に反応様式，最後に酵素であることを示す接尾語アーゼを付ける．例えば，アラニンを基質とし，アミノ基転移反応を行う酵素はアラニンアミノトランスフェラーゼとよぶ．
- 反応様式を省いて，基質名にアーゼの付いた酵素名も多いが，その場合は加水分解を行う酵素である．例えば，アルギナーゼはアルギニンを加水分解する酵素である．
- 酵素のなかにはペプシンやカテプシンなどのように，基質や反応様式とは無関係な慣用名もある．

■**酵素の分類**（a）

反応様式によって次の6群に分類される．

(1) **酸化還元酵素**

　酸化還元反応を行う酵素で，さらにデヒドロゲナーゼ，オキシダーゼ，オキシゲナーゼ，レダクターゼなどに分けられる．

(2) **転移酵素**

　基質の一部の原子団を他の基質に転移する酵素で，ATPのγ位のリン酸を転移する酵素はキナーゼといわれる．

(3) **加水分解酵素**

　加水分解を行う酵素で，グリコシダーゼ，エステラーゼ，プロテアーゼ，ホスホターゼなどがある．

(4) **脱離酵素（リアーゼ）**

　加水分解以外の方法で基質の一部の原子団を切断する酵素で，デカルボキシラーゼ，デアミナーゼ，アルドラーゼなどがある．

(5) **異性化酵素**

　異性化反応を行う酵素で，エピメラーゼ，ムターゼなどがある．

(6) **結合酵素（リガーゼ）**

　2個の基質を結合させる酵素で，カルボキシラーゼやシンターゼなどがある．

> **メモ　複合酵素と多機能酵素（b, c）**
>
> 　酵素はそれぞれが独立して作用するのが一般的であるが，複数種類の酵素が複合体を形成し，連続する反応を効率よく行う**複合酵素（酵素複合体）**もある．その例としてピルビン酸デヒドロゲナーゼ複合体（104頁）がある．酵素タンパク質中の1本のポリペプチドには1個の活性中心があり，1つの反応を行うのが一般的であるが，1本のポリペプチドに異なる反応を行う複数の活性中心をもち，一連の反応を効率よく行う酵素もある．そのような酵素を**多機能酵素**といい，代表的なものに脂肪酸合成酵素（126頁）がある．

(a) 酵素の分類と名称

分類	反応様式	酵素の例
1. 酸化還元酵素（オキシドレダクターゼ）		
デヒドロゲナーゼ	NAD^+などを電子受容体とする酸化還元	乳酸デヒドロゲナーゼ
オキシダーゼ	O_2を電子受容体とする酸化	キサンチンオキシダーゼ
ペルオキシダーゼ	H_2O_2を電子受容体とする酸化還元	カタラーゼ
オキシゲナーゼ	O_2の酸素原子を基質に組み込む酸化	フェニルアラニンヒドロキシラーゼ
レダクターゼ	不可逆的な還元	HMG-CoAレダクターゼ
2. 転移酵素（トランスフェラーゼ）		
アミノトランスフェラーゼ	アミノ基の転移	アラニンアミノトランスフェラーゼ
アシルトランスフェラーゼ	アシル基の転移	カルニチンアシルトランスフェラーゼ
キナーゼ	ATPのγ-リン酸基の転移	ヘキソキナーゼ
ホスホリラーゼ	加リン酸分解	グリコーゲンホスホリラーゼ
3. 加水分解酵素（ヒドロラーゼ）		
エステラーゼ	脂肪酸エステル結合の加水分解	膵リパーゼ
グリコシダーゼ	グリコシド結合の加水分解	α-アミラーゼ
プロテアーゼ	ペプチド結合の加水分解	トリプシン，カテプシン
ホスファターゼ	リン酸エステル結合の加水分解	グルコース6-ホスファターゼ
4. 脱離酵素（リアーゼ）		
デカルボキシラーゼ	カルボキシル基を切断しCO_2を生成	グルタミン酸デカルボキシラーゼ
デアミナーゼ	アミノ基を切断しアンモニアを生成	アスパラギン酸アンモニアリアーゼ
デヒドラターゼ	脱水・加水	アコニターゼ，フマラーゼ
アルドラーゼ	アルドールの切断・結合	アルドラーゼ
5. 異性化酵素（イソメラーゼ）		
ラセマーゼ	L型，D型の変換	アラニンラセマーゼ
エピメラーゼ	エピマー化	UDP-ガラクトース4-エピメラーゼ
ムターゼ	原子団（基）の分子内転移	ホスホグルコムターゼ
6. 結合酵素（リガーゼ）		
カルボキシラーゼ	CO_2を結合（炭酸固定）	ピルビン酸カルボキシラーゼ
シンターゼ（合成酵素）	2つの分子を結合，ATPなどの加水分解と共役して結合を行うものを特にシンテターゼということもある	グリコーゲンシンターゼ グルタミンシンテターゼ

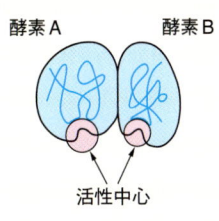

(b) 複合酵素

(c) 多機能酵素

栄養士に必要な豆知識

"臨床酵素"

病気の診断や病態の把握を目的として，日常的に検査室で活性が測定される血清中の酵素を**"臨床酵素"**とよぶ．

"臨床酵素"の多くは，血液を本来の働きの場所としているのではなく，細胞の損傷，膜透過性の亢進，分泌管の閉塞などによって，細胞や分泌管から血液中に逸脱したものである．したがって，**"逸脱酵素"**の血清中での活性増加はその酵素を多く含む臓器（細胞）や分泌管の障害を反映している．

臓器特異的アイソザイムの検査は上記の観点から重要であり，細胞内局在特異的アイソザイムの検査は細胞の障害の程度を知るのに重要である（56頁参照）．

一方，"臨床酵素"のなかには血液を本来の働きの場所としているものもある．その場合，産生臓器の病変に伴って合成能が低下し，血清中の活性が低下することが多い．例えば，レシチン・コレステロールアシルトランスフェラーゼ（131頁）は肝臓の疾患で低下する．

代表的な"臨床酵素"

臨床酵素名（略記号）	血清中で増減する疾患・病態（アイソザイム型）
アミラーゼ（AML）	急性・慢性膵炎（P型），流行性耳下腺炎（S型）で増加
乳酸デヒドロゲナーゼ（LDH）	心筋梗塞（1型，2型），急性肝炎（4型，5型） 筋ジストロフィー（5型）で増加
酸性ホスホターゼ（ACP）	骨転移性前立腺癌で増加
アルカリ性ホスホターゼ（ALP）	閉塞性黄疸（ALP_1型），肝炎，肝硬変（ALP_2型） 骨軟化症（ALP_3型）で増加
アスパラギン酸アミノトランスフェラーゼ（AST，GOT）	急性・慢性肝炎，肝硬変，心筋梗塞で増加
アラニンアミノトランスフェラーゼ（ALT，GPT）	急性・慢性肝炎，肝硬変で増加
γ-グルタミルトランスペプチダーゼ（γGTP）	アルコール性肝障害，閉塞性黄疸で増加
クレアチンキナーゼ（CK）	心筋梗塞（MB型），筋ジストロフィー（MM型，MB型）で増加
コリンエステラーゼ（ChE）	神経系の障害，ネフローゼ症候群で増加 劇症肝炎，肝硬変，有機リン中毒で減少

5 情報伝達とホルモン

　ヒトが生きていくためには，それぞれの細胞がいろいろな情報を交換し，調和のとれた活動をしなければならない．その情報伝達システムには神経系，内分泌系，傍分泌系があり，ホルモンは内分泌系での情報伝達物質である．

I 情報伝達システムの種類

それぞれ役割が違う臓器からなるヒトは，それらを構成している細胞間で情報を交換し，情報に適切に応答するシステムを備えている．

■情報伝達システムの概要
- 情報は種々の化学物質で伝達される．その物質を**細胞間情報伝達物質**と総称する．
- 伝達物質は情報を発信する細胞（**産生細胞**という）で合成・放出され，受信する細胞（**標的細胞**という）の**受容体**で受け取られる．
- 伝達物質がどのような様式で伝播されるかによって，情報伝達システムは**神経系**（a），**内分泌系**（b），**傍分泌系**（c）に大別される．
- **受容体**はタンパク質でできており，酵素と基質の結合のように，伝達物質と特異的に結合する．
- 受容体に伝達物質が結合すると，細胞内のイオン濃度が変化したり，種々のタンパク質の活性が量的あるいは質的に変化したりして，標的細胞が情報に応答する．

■神経系の情報伝達システム
- 情報はまず神経細胞（ニューロン）間で伝えられ，最後に神経が支配する標的細胞に伝えられる．
- 神経細胞間では，前シナプスの小胞に貯えられた神経伝達物質がシナプス間隙に放出され，隣接する神経細胞の後シナプス膜の受容体に結合して，情報が伝えられる．
- 後シナプス膜の受容体は**イオンチャネル型受容体**（d）で，伝達物質が結合するとチャネルの開閉が起こり，膜内外の電位差が変化し**活動電位**を誘発する．活動電位が軸索を経て前シナプスに達すると伝達物質が放出され，次の神経細胞あるいは標的細胞に情報が伝えられる．
- **神経伝達物質**は多数あり，それらはアセチルコリン，ヌクレオチド，アミノ酸，アミン，ペプチドなどに分類される（e）．
- 神経系での情報伝達の速度はきわめて速いが，持続時間は短い．

■傍分泌系と内分泌系の情報伝達
- 産生細胞から放出された伝達物質が，細胞間隙を拡散して，近傍の細胞の受容体に結合して情報を伝えるシステムを傍分泌系という．
- 傍分泌系の伝達物質は，タンパク質である**サイトカイン**と低分子化合物である**オータコイド**に分類される（e）．
- 産生細胞から放出された伝達物質が血液で運ばれ，標的細胞に情報を伝えるシステムを内分泌系という．
- 内分泌系の伝達物質をホルモンと総称する．
- 傍分泌系と内分泌系での標的細胞の受容体や情報の処理・応答の仕方はほぼ同じ仕組みで行われる．これについてはホルモンの作用機序の項に記す．

I 情報伝達システムの種類

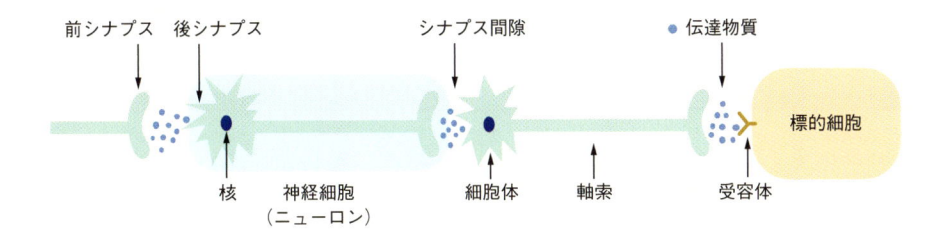

(a) 神経系での情報伝達

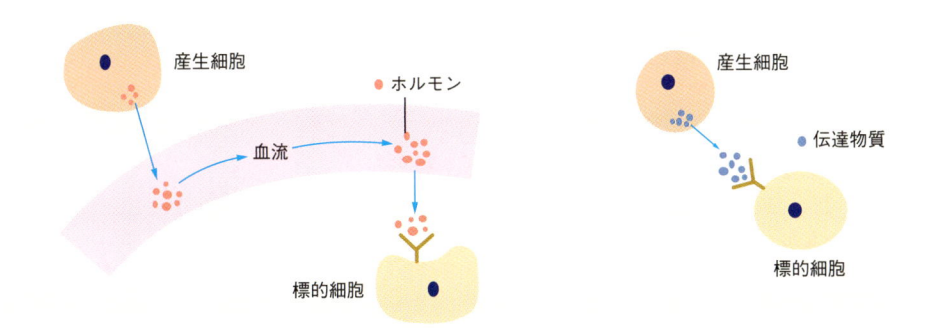

(b) 内分泌系での情報伝達

(c) 傍分泌系での情報伝達

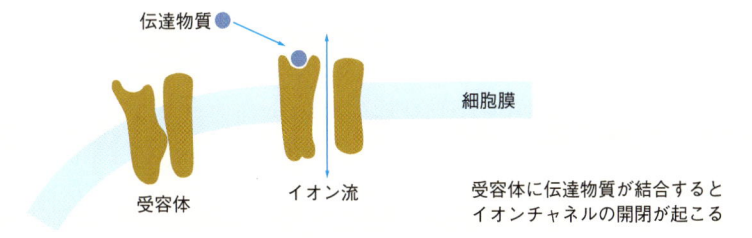

(d) イオンチャネル型受容体

受容体に伝達物質が結合するとイオンチャネルの開閉が起こる

(e) 神経伝達物質

分類	代表的な伝達物質
コリン誘導体	アセチルコリン
アミノ酸	γ-アミノ酪酸，グルタミン酸
アミン	カテコールアミン，ドーパミン，ヒスタミン，セロトニン
ペプチド	サブスタンスP，エンケファリン，ニューロテンシン

(f) 傍分泌系の伝達物質

分類	代表的な伝達物質
オータコイド	ヒスタミン，セロトニンなどのアミン，プロスタグランジンなどのエイコサノイド，アンギオテンシン，ブラジキニンなどのペプチド
サイトカイン	インターフェロン，インターロイキシ，細胞増殖因子，腫瘍壊死因子，コロニー刺激因子，造血因子

II ホルモンの作用機序

ホルモンは内分泌系での細胞間情報伝達物質（一次情報伝達物質ともいう）である．ここでは，ホルモンがどのような仕組みで作用を発揮するかについて概説する．

A 細胞内受容体を介する作用機序（a）

- ステロイドホルモンや甲状腺ホルモンは標的細胞の膜を通過し，細胞質あるいは核内にある受容体に結合し，作用を発揮する．
- ホルモンが受容体に結合すると，その複合体が遺伝子DNAの特定な領域に結合し，転写促進因子（186頁）として働く．その結果，mRNAの生成が促進され，特定なタンパク質が合成される．そのタンパク質の働きでホルモンの作用が発揮される．

B 細胞膜受容体を介する作用機序

- 構造がペプチドないしタンパク質やアミンであるホルモンは，細胞膜にあるG-タンパク質共役型あるいは酵素内在型の受容体に結合する．

■G-タンパク質共役型受容体を介する機序

- この機序には，ホルモンが受容体に結合すると**GTP-結合タンパク質**を介して**アデニル酸シクラーゼ**が活性化される系と，**ホスホリパーゼC**が活性化される系がある．
- アデニル酸シクラーゼは，二次情報伝達物質（**セカンドメッセンジャー**）として，ATPからcAMPを生成する．**cAMP**は**cAMP依存性プロテインキナーゼ（A-キナーゼ）**を活性化し，活性化されたA-キナーゼによって種々の酵素がリン酸化され，活性が変わり（60頁），ホルモンの作用が発揮される（b）．
- GTP-結合タンパク質を介して活性化されたホスホリパーゼCは，ホスファチジルイノシトール1,4,5-トリスリン酸からイノシトール1,4,5-トリスリン酸（IP$_3$）とジアシルグリセロール（DG）を生成する．IP$_3$は小胞体からのCa^{2+}の放出を促し，放出されたCa^{2+}によって**プロテインキナーゼC**（C-キナーゼ）や**カルモジュリン依存性プロテインキナーゼ**が活性化される．また，DGもCa^{2+}とは別の仕組みでC-キナーゼを活性化する．これらのキナーゼの働きで，ホルモンの作用が発揮される（c）．

■酵素内在型受容体を介する機序

- 受容体自身がチロシンキナーゼやグアニル酸シクラーゼなどの酵素活性をもち，ホルモンが結合するとそれらが活性化される仕組みもある．
- **チロシンキナーゼ**はタンパク質中のチロシン側鎖をリン酸化し，タンパク質の活性を変える働きをもつ．
- グアニル酸シクラーゼは，二次情報伝達物質として**cGMP**を生成し，cGMP-依存性プロテインキナーゼを活性化する．

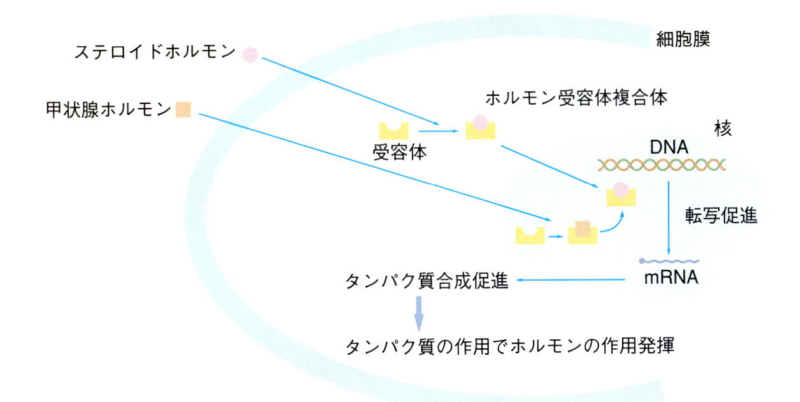

(a) 細胞内受容体を介するホルモンの作用機序

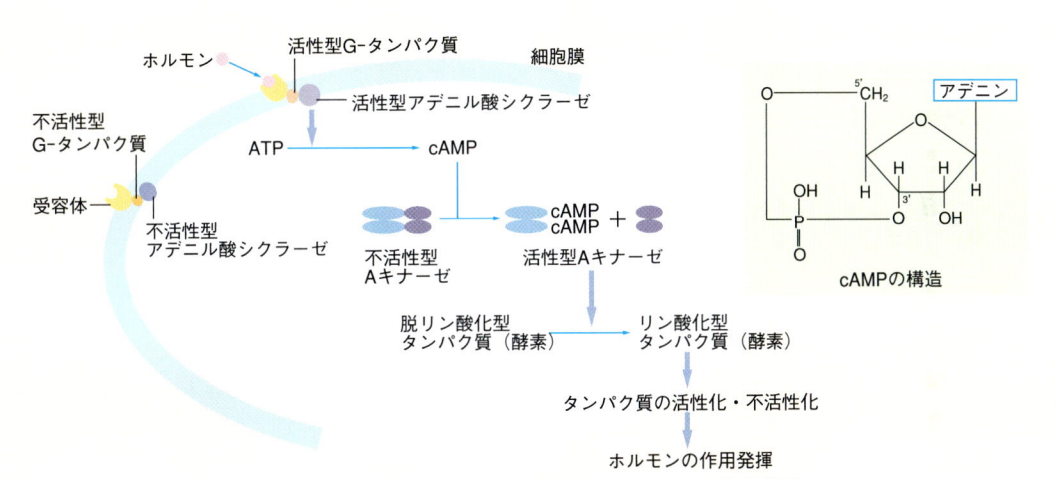

(b) アデニル酸シクラーゼ系でのホルモンの作用機序

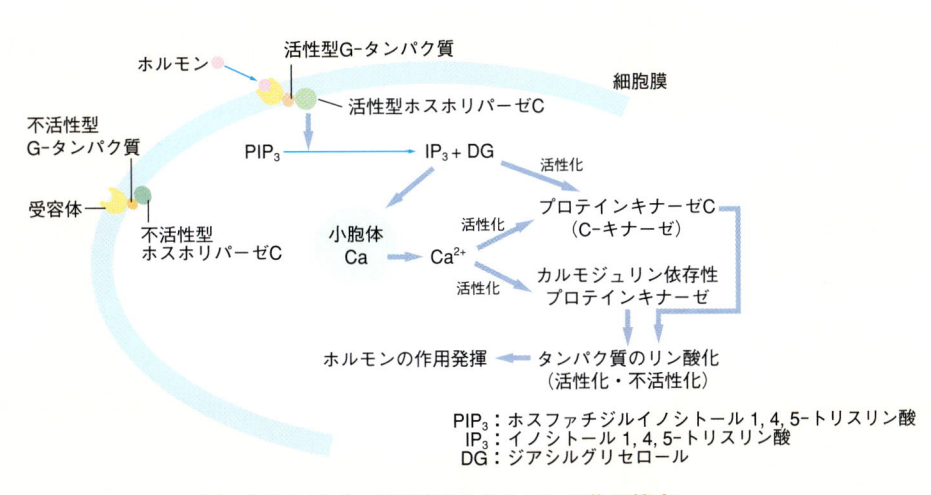

(c) ホスホリパーゼC系でのホルモンの作用機序

PIP$_3$：ホスファチジルイノシトール1, 4, 5-トリスリン酸
IP$_3$：イノシトール1, 4, 5-トリスリン酸
DG：ジアシルグリセロール

III 各種ホルモンの作用

A 視床下部ホルモンと下垂体ホルモン（a）

- 視床下部からは数種のペプチドホルモンが分泌される．それらは大脳からの情報に従って，下垂体門脈とよばれる血管に放出され，下垂体前葉ホルモンの合成・分泌の調節を行う（a）．
- 下垂体前葉ホルモンは甲状腺，副腎皮質，性腺などの末梢内分泌器官を標的とし，そこでのホルモン分泌を促進する（a）．
- 下垂体前葉ホルモンの1つである成長ホルモンは，骨端軟骨の増殖などの多彩な成長促進作用をもつが，その大半は成長ホルモンによって合成が促進されるソマトメジンの作用である．
- 下垂体後葉からはバソプレッシン（抗利尿ホルモンともいう）とオキシトシンの2種類のペプチドホルモンが分泌される．
- バソプレッシンは腎遠位尿細管での水の再吸収を促進するほか，血管平滑筋の収縮を促し血圧を上昇させる作用をもつ．
- オキシトシンは子宮平滑筋の収縮を促進する作用をもつ．

B 甲状腺ホルモン（b，c）

- 甲状腺からはチロキシン（T_4），トリヨードチロニン（T_3），カルシトニンの3種が分泌されるが，甲状腺ホルモンといえば前2者のことである．
- T_3もT_4もヨウ素を含むアミノ酸であり（b），チログロブリンとよばれるタンパク質中のチロシン側鎖がヨウ素化され，側鎖間の縮合とペプチド結合の切断反応を経て生成される．その生成と分泌は甲状腺刺激ホルモンによって促進される．
- 甲状腺ホルモンの生理作用として成長・成熟の促進と基礎代謝の維持作用がある．T_3とT_4は同じ作用を呈するが，標的細胞内では活性の強いT_3が働くと考えられている．

C 副甲状腺ホルモン（c）

- 副甲状腺ホルモンはカルシウム代謝の調節にかかわっており，その合成と分泌は血漿中のカルシウム濃度が低下すると促進される．
- 副甲状腺ホルモンは骨吸収を促進し，血漿カルシウム濃度を高める．また，ビタミンDの活性化を促進し，その作用を発揮させる（42頁）．

D 副腎髄質ホルモン（d）

- 副腎髄質からはアドレナリンとノルアドレナリンが分泌される．両者ともチロシンから生成されるカテコールアミンである（d）．
- 安静時にもごく微量分泌されるが，交感神経の刺激によって爆発的に分泌される．
- アドレナリンとノルアドレナリンは交感神経系の興奮時と類似した作用をもつが，前者は心機能促進作用と血糖上昇作用が強く，後者は血管収縮による血圧上昇作用が強い．

(a) 視床下部ホルモンと下垂体前葉ホルモン

視床下部ホルモン	下垂体前葉ホルモン	
	ホルモン名（略語）	主な作用
副腎皮質刺激ホルモン放出ホルモン ACTHの合成・分泌を促進	副腎皮質刺激ホルモン（ACTH）	副腎皮質ホルモンのうち，グルココルチコイドの合成・分泌を促進
甲状腺刺激ホルモン放出ホルモン TSHの合成・分泌を促進	甲状腺刺激ホルモン（TSH）	甲状腺ホルモンの合成・分泌を促進
黄体形成ホルモン放出ホルモン LHおよびFSH（ゴナドトロピン）の合成・分泌を促進	黄体形成ホルモン（LH）	卵巣での排卵，黄体形成を促進 精巣でのアンドロゲンの合成・分泌を促進
	卵胞刺激ホルモン（FSH）	卵巣での卵胞の発育とエストロゲンの分泌を促進 精巣での精子形成を促進
成長ホルモン放出ホルモン GHの合成・分泌を促進	成長ホルモン（GH）	全身の成長を促進 ソマトメジン（インスリン様成長因子）の合成を促進
ソマトスタチン GHの合成・分泌を抑制		
プロラクチン放出阻害ホルモン PRLの合成・分泌を抑制	プロラクチン（PRL）	乳汁の分泌を促進

(b) 甲状腺ホルモン（T_3とT_4）の構造

トリヨードチロニン（T_3）　　　　チロキシン（T_4）

(c) カルシトニンと副甲状腺ホルモンの作用

	分泌細胞	主な作用
カルシトニン	甲状腺 傍濾胞細胞	骨吸収*を抑制し血漿Ca濃度を低下させる
副甲状腺ホルモン	副甲状腺 主細胞	骨吸収を促進し，また活性ビタミンDの産生を促進**して血漿Ca濃度を上昇させる

*骨の骨塩（主にリン酸カルシウム）が放出されることを骨吸収という．
**活性ビタミンDの作用でCaの腸管からの吸収が促進され，腎からの排泄が抑制される．

アドレナリン　　　　ノルアドレナリン

(d) アドレナリンとノルアドレナリンの構造

E 副腎皮質ホルモン

- 副腎皮質ホルモンは電解質代謝に影響を与える**ミネラルコルチコイド**と，糖質代謝に影響を与える**グルココルチコイド**に大別される．
- これらはすべて，コレステロールからプレグネノロンを経て生成される炭素数21個のステロイドである(a)．

■ミネラルコルチコイド

- **アルドステロン**に代表されるミネラルコルチコイドは，副腎皮質の球状層で生成・分泌され，それはアンギオテンシンⅡによって調節されている．
- ミネラルコルチコイドは腎遠位尿細管でのNa^+の再吸収を促進し，K^+とH^+の分泌を増加させる作用をもつ．

■グルココルチコイド

- グルココルチコイドの生成と分泌は束状層で行われ，それは副腎皮質刺激ホルモンによって促進される．
- **コルチゾール**や**コルチコステロン**は代表的なグルココルチコイドである．
- グルココルチコイドは，肝臓でのアミノ酸からの糖新生を促進し，筋肉や脂肪組織でのグルコースの取り込みを抑制して，血糖を上昇させる働きがある．また，筋肉などでのタンパク質分解と血中へのアミノ酸放出を促進する作用がある．

F 性ホルモン

- 黄体形成ホルモンや卵胞刺激ホルモンなどの性腺刺激ホルモン（ゴナドトロピン）によって，精巣，卵巣や胎盤から分泌されるステロイドホルモンを性ホルモンと総称する．

■男性ホルモン

- 精巣から分泌される**男性ホルモン（アンドロゲン）**は，**テストステロン**や**アンドロステロン**などの炭素数19個のステロイドである(a)．
- 男性ホルモンは黄体形成ホルモンにより分泌が促進され，胎生期での性分化，生後の精巣形成や二次性徴の発現を促進する．また，筋肉などでのタンパク質合成促進作用をもつ．

■女性ホルモン

- 女性ホルモンには卵胞刺激ホルモンによって分泌が促される**エストロゲン**（卵胞ホルモン）と，黄体形成ホルモンで分泌が促される**プロゲスチン（黄体ホルモン）**がある．
- エストロゲンは炭素数18個のステロイドで，**エストラジオール**，**エストロン**，**エストリオール**の3種があるが，生理作用が最も強いのはエストラジオールである．
- エストロゲンは性周期の調節，二次性徴の発現促進などの作用をもつ．
- **プロゲステロン**は黄体ホルモンの代表的なもので，子宮内膜を肥厚し受精卵の着床を容易にするほか，卵胞の成熟と排卵を抑制する作用がある．

(a) ステロイドホルモンの生成

G 膵臓ホルモン

- 膵臓のランゲルハンス島のＡ細胞（α細胞）からグルカゴンが，Ｂ細胞（β細胞）からインスリンが分泌される．

■グルカゴン

- **グルカゴン**は29個のアミノ酸からなるペプチドである．
- グルカゴンの分泌は血糖によって調節されている．すなわち，低血糖では分泌が促進され，高血糖では抑制される．
- グルカゴンはG-タンパク質を介するアデニル酸シクラーゼ系（68頁）によって，肝グリコーゲンの分解を促進し合成を抑制して血糖を上昇させる．また，脂肪組織での貯蔵脂肪の分解を促進し，血中脂肪酸濃度を上昇させる（ａ）．

■インスリン

- **インスリン**はＡ鎖とＢ鎖の2本のペプチドからなるタンパク質である（185頁）．
- インスリンの分泌は，血糖，血中脂肪酸濃度，神経系，内分泌系によって調節されている（ｂ）．
- インスリンには血糖低下作用があるが，これは肝臓でのグリコーゲン分解と糖新生を抑制し，筋肉や脂肪組織でのグルコースの取り込みを促進する結果である．その他，脂質やタンパク質の代謝にも多彩な影響を及ぼす（ａ）．

H 脂肪組織から分泌されるホルモン

- 脂肪組織から分泌されるホルモンとしてレプチンとアディポネクチンが知られており，いずれもタンパク質である．
- **レプチン**の分泌量は脂肪組織量（脂肪細胞の大きさと数）の増加によって増えると考えられている．
- レプチンは視床下部に作用し，摂食量の抑制と体内エネルギー消費量を増大させる（ｃ）．
- **アディポネクチン**は種々の細胞でインスリンの働き（インスリン感受性）を高め，メタボリック症候群の発生を防止するらしい．

I 消化管ホルモン

- ガストリン，セクレチン，コレシストキニンが代表的な消化管ホルモンで，3者ともペプチドである．
- **ガストリン**は胃幽門部のＧ細胞から，タンパク質の摂取や自律神経の刺激によって分泌される．
- ガストリンは胃体部の壁細胞からの塩酸の分泌と胃の運動を促進する作用をもつ．
- **セクレチン**と**コレシストキニン**は十二指腸や小腸上部の粘膜細胞から，酸性の胃消化物の刺激で分泌される．
- セクレチンは膵臓からの重炭酸塩の膵液への分泌を促進し，胃からの酸性消化物を中和する働きをもち，コレシストキニンは膵液への種々の消化酵素の分泌を促進し，胆嚢の収縮を強め胆汁の放出を促す．

(a) グルカゴンとインスリンの代謝に及ぼす影響

	グルカゴン		インスリン		
	肝臓	脂肪組織	肝臓	骨格筋	脂肪組織
グルコースの取り込み			↑*	↑	↑
グリコーゲンの合成	↓		↑	↑	
グリコーゲンの分解	↑		↓	↓	
解糖経路	↓	↓	↑	↑	↑
糖新生	↑		↓		
貯蔵脂肪の合成					↑
貯蔵脂肪の分解		↑			↓
脂肪酸の合成	↓	↓	↑		↑
アミノ酸の取り込み			↑	↑	
タンパク質の合成			↑	↑	
タンパク質の分解			↓	↓	
血糖	上昇		低下		
血中脂肪酸濃度	上昇		低下		

↑：促進　↓：抑制
*グルコースの利用促進により結果的に↑

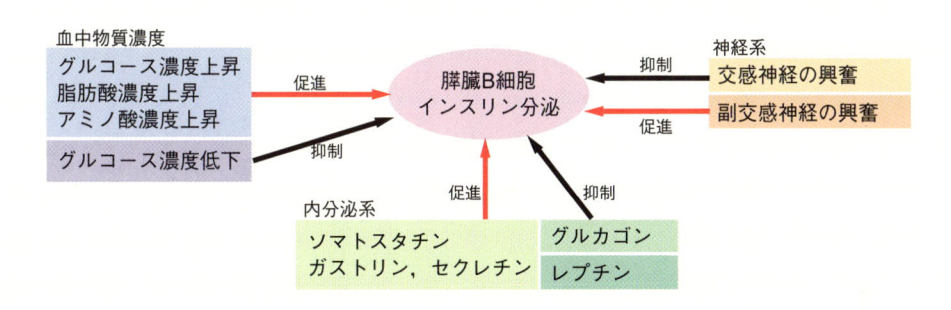

(b) インスリン分泌の調節

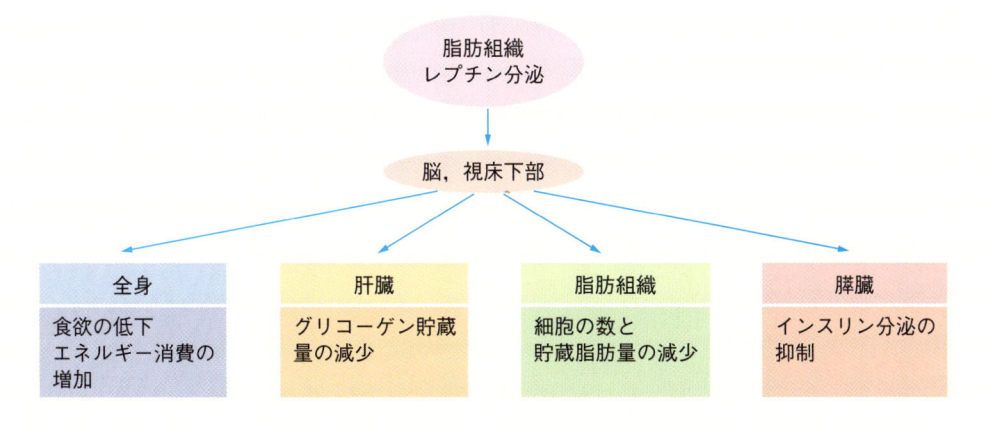

- 血中物質濃度
  - グルコース濃度上昇、脂肪酸濃度上昇、アミノ酸濃度上昇 → 促進 → 膵臓B細胞インスリン分泌
  - グルコース濃度低下 → 抑制
- 神経系
  - 交感神経の興奮 → 抑制
  - 副交感神経の興奮 → 促進
- 内分泌系
  - ソマトスタチン、ガストリン、セクレチン → 促進
  - グルカゴン、レプチン → 抑制

(c) レプチンの作用

脂肪組織 レプチン分泌 → 脳, 視床下部 →

- 全身：食欲の低下、エネルギー消費の増加
- 肝臓：グリコーゲン貯蔵量の減少
- 脂肪組織：細胞の数と貯蔵脂肪量の減少
- 膵臓：インスリン分泌の抑制

栄養士に必要な豆知識

甲状腺機能亢進症と機能低下症

甲状腺機能亢進症

血液中の甲状腺ホルモンが増加した状態を甲状腺機能亢進症といい，**バセドウ病**がその代表的疾患である．

バセドウ病は甲状腺刺激ホルモン受容体を自己抗原とする抗体タンパク質が，甲状腺を刺激して甲状腺ホルモンの産生を促して発症する自己免疫疾患（238頁参照）と考えられている．女性に多く，遺伝的素因との関連も認められている．

バセドウ病では甲状腺ホルモンの過剰作用によって，基礎代謝が亢進し心拍数が増加する．食事の量は多めにもかかわらず体重減少がみられ，眼球突出や甲状腺肥大を伴うことが多いのが特徴である．

代謝的には糖新生，肝グリコーゲン分解，グルコース吸収などが促進され高血糖を呈する．また，コレステロール代謝やタンパク質の異化作用も亢進する．さらに，副腎髄質からのカテコールアミンの分泌が増加することが多い．

甲状腺機能亢進症には，バセドウ病のほかに甲状腺ホルモン産生結節性甲状腺腫（プランマー病）もある．

甲状腺機能低下症

血液中の甲状腺ホルモンが低下しているか，標的細胞の甲状腺ホルモン受容体の異常で起こるが，後者はまれである．出生時から起こる甲状腺機能低下を**クレチン病**といい，知能障害や発育障害がみられるが，これもまれである．

甲状腺機能低下症で多いのは慢性甲状腺炎（**橋本病**）である．これはサイログロブリンを自己抗原とする自己免疫疾患である．

甲状腺ホルモンの作用不足に基づく代謝低下によって，易疲労感，精神活動の低下（無気力，眠がり，言語緩徐，記憶力低下など），徐脈，食欲低下などの症状を呈する．また，粘液水腫がみられるものも特徴である．

粘液水腫は，皮膚にグリコサミノグリカン（ムコ多糖）が蓄積されるために起こる圧痕を残さない浮腫である．四肢だけでなく顔面などにも起こり，眉毛や腋毛なども少なくなる．

6 代謝を学ぶにあたって

　生体内で起こる物質の合成と分解の過程を代謝という．生体内には数多くの代謝系（経路）があり，それらは互いに密接に関連し，目的にそって調節されている．ここでは，個々の物質代謝について記す前に，まず，代謝の全体像，細胞の構造と機能など代謝を学ぶ上で重要な事柄を記す．

I 代謝の全体像

　ヒトは食物として種々の物質を摂取し，それを利用して生命活動に必要なエネルギー（ATP）を産生するとともに，生命に不可欠な物質を合成している．また，不要な物質を比較的無害な物質に変え体外に排泄する．これら一連の化学反応を代謝という．

A 三大栄養素の消化・吸収

- 生命維持のため食物として摂取しなければならない栄養素のうち，糖質，脂質，タンパク質を三大栄養素とよぶ．
- 食物中の三大栄養素の多くは高分子化合物であり，消化管でそれぞれに特異的な消化酵素によって低分子の構成成分に分解され，小腸粘膜上皮細胞で吸収される．

■糖質の消化・吸収（a）

- 日常摂取する食物中の糖質のほとんどはデンプンで，そのほか少量のスクロースやラクトースなどが含まれる．
- デンプンは，小腸管腔内で膵臓由来の**α-アミラーゼ**によって限界デキストリン，マルトースなどのオリゴグルカンに分解される．これらは粘膜細胞の刷子縁膜上で**グルコアミラーゼ**や**マルターゼ**によってグルコースとなり，吸収される．
- スクロースとラクトースは刷子縁膜上で粘膜上皮細胞由来の**スクラーゼ**と**ラクターゼ**によって，それぞれ糖成単糖に分解される．
- グルコースとガラクトースはNa^+, K^+-ATPアーゼと共役した能動輸送で，フルクトースは**促進拡散輸送**で吸収される（84頁）．
- 吸収された単糖は門脈を経て肝臓に運ばれ（**門脈経由の吸収**），グルコース以外の単糖はすべてグルコースの代謝経路に流れ込んで利用される（106頁）．

■脂質の消化・吸収（b）

- 食物中の脂質の大部分はトリアシルグリセロールで，そのほかコレステロールやリン脂質などが含まれる．これらの消化・吸収には**胆汁酸による乳化とミセル形成**が不可欠である．
- トリアシルグリセロールは**膵リパーゼ**によってモノアシルグリセロールと脂肪酸に分解され吸収される．これらは粘膜上皮細胞内で再びトリアシルグリセロールに合成される（128頁）．
- 食物中のコレステロールにはエステル型のものもあり，これは膵由来の**コレステロールエステラーゼ**によって遊離型となり吸収される．
- 食物中のリン脂質のほとんどはグリセロリン脂質で，これは膵由来の**ホスホリパーゼ**によって脂肪酸とリゾ化合物に分解され，吸収され，粘膜細胞内でリン脂質に再合成される．
- 粘膜細胞で再合成されたこれらの脂質は**キロミクロン**の成分として，リンパ管を経て血液中を運ばれる（**リンパ管経由の吸収**）．

(a) 主な糖質消化酵素

酵素	特徴
α-アミラーゼ	グルカンのα1-4結合を任意に分解するが二糖には作用しない．唾液にも存在するが実際に働くのは膵由来のもので，デンプンはこれによってデキストリンやオリゴグルカンに分解される．
グルコアミラーゼ	オリゴグルカンに作用し，α1-4結合ばかりでなくα1-6結合も分解する．刷子縁膜上と粘膜細胞内に存在する．
マルターゼ	マルトースをグルコースに分解する．刷子縁膜上に存在する．
ラクターゼ	ラクトースをガラクトースとグルコースに分解する．刷子縁膜上に存在する．
スクラーゼ	スクロースをフルクトースとグルコースに分解する．刷子縁膜上に存在する．

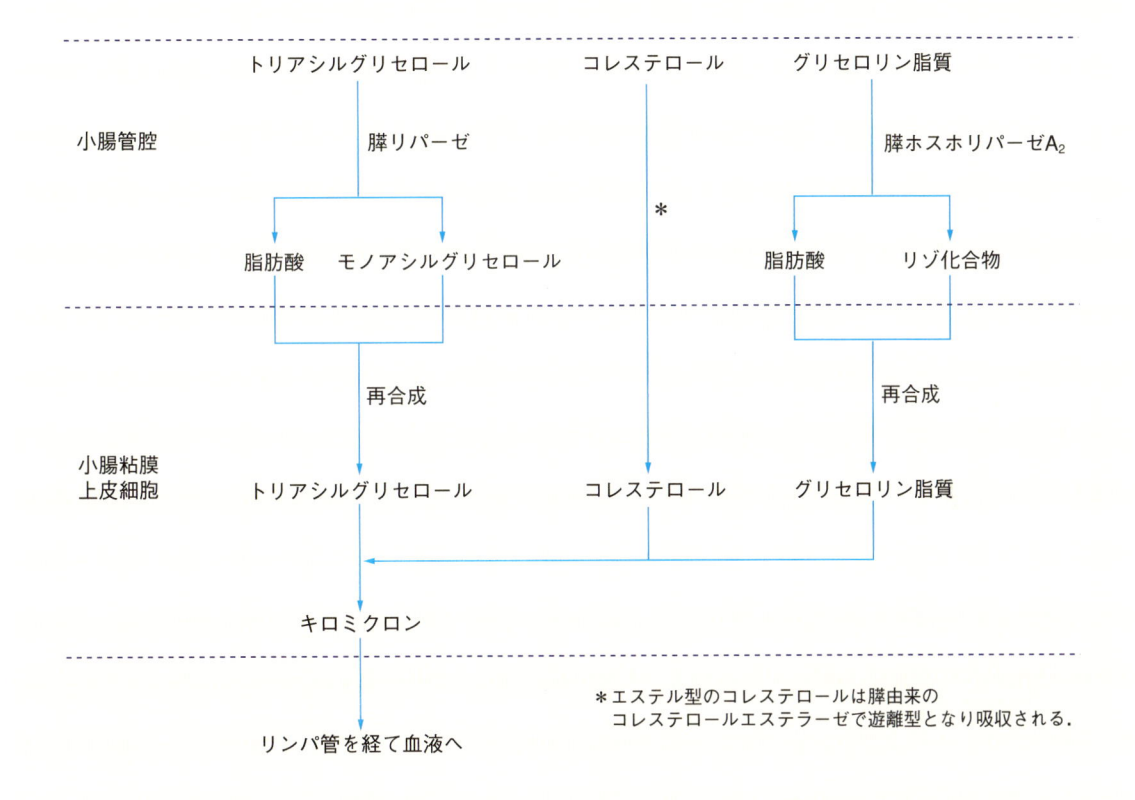

小腸管腔

トリアシルグリセロール　　コレステロール　　グリセロリン脂質

膵リパーゼ　　　　　　　　　　　　　　　膵ホスホリパーゼA_2

＊

脂肪酸　モノアシルグリセロール　　　　脂肪酸　リゾ化合物

再合成　　　　　　　　　　　　　　　　再合成

小腸粘膜上皮細胞

トリアシルグリセロール　　コレステロール　　グリセロリン脂質

キロミクロン

＊エステル型のコレステロールは膵由来の
　コレステロールエステラーゼで遊離型となり吸収される．

リンパ管を経て血液へ

(b) 脂質の消化吸収

■タンパク質の消化・吸収（a）
- タンパク質は胃で**ペプシン**，小腸管腔で**トリプシン**，**キモトリプシン**，**エラスターゼ**，**カルボキシペプチダーゼAとB**，刷子縁膜上で**アミノペプチダーゼ**によって分解され，アミノ酸，ジ（トリ）ペプチドになりそれぞれの輸送系で吸収される．
- 粘膜細胞内でジ（トリ）ペプチドはオリゴペプチダーゼによってアミノ酸となる．アミノ酸は門脈経由で運ばれアミノ酸プール（134頁）に入り利用される．

B 代謝のあらまし（b）

- 生体内での物質の合成と分解は，それぞれ，一連の酵素反応からなる代謝経路で行われる．
- 生体が物質を分解することを**異化**（異化作用），合成することを**同化**（同化作用）という．異化と同化は別々の経路でなされ，両者が同時に進行しないように制御されている．

■異化の過程
- 異化は高分子化合物が構成成分に分解されることで始まる．すなわち，グリコーゲンはグルコースに，トリアシルグリセロールは脂肪酸とグリセリンに，タンパク質はアミノ酸になる（異化の第Ⅰ段階）．
- 次いで，グルコースは解糖系で，脂肪酸はβ酸化系で，アミノ酸はアミノ基の離脱と炭素骨格の代謝系で，**アセチルCoA**あるいはクエン酸回路の中間物質になる（第Ⅱ段階）．
- 異化の最終段階は，アセチルCoAやクエン酸回路の中間物質がクエン酸回路と電子伝達系でCO_2とH_2Oに分解される過程である（第Ⅲ段階）．
- 異化の過程は全体的にみると酸化的で，エネルギー産生的である．特に，最終段階の電子伝達系と共役して，生命活動に必要なATPが産生される（96頁）．

■同化の過程
- 同化の過程は，異化とは対照的に，還元的でエネルギー要求的である．
- 同化の最終段階は高分子化合物の合成で，これは分解と全く異なる代謝系で行われ，ATPなどの高エネルギー化合物を必要とする．
- グルコース，脂肪酸，アミノ酸（必須アミノ酸を除く）はピルビン酸，アセチルCoA，クエン酸回路の中間物質などを出発物質として合成されるが，その合成経路も異化の第Ⅱ段階の単なる逆行ではない．

■代謝の相互関係
- 糖質，脂質，タンパク質の異化は第Ⅱ段階までは別々の代謝経路で行われるが，第Ⅲ段階は共通のクエン酸回路と電子伝達系で行われる．
- グルコースやアラニンから生ずるピルビン酸はグルコース，脂肪酸，アミノ酸合成の出発物質になるが，アセチルCoAは脂肪酸合成の出発物質にはなるがグルコースやアミノ酸合成のそれにはなり得ない．

> **メモ　エキソペプチダーゼとエンドペプチダーゼ**
> ペプチド鎖のN末端あるいはC末端のペプチド結合を加水分解し，逐次的にアミノ酸を遊離するプロテアーゼを**エキソペプチダーゼ**といい，内部のペプチド結合を分解し，ペプチド断片にするプロテアーゼを**エンドペプチダーゼ**という．

(a) 管腔内で働く主なタンパク質消化酵素

酵素	プロ酵素（由来）	作用の特徴
ペプシン	ペプシノーゲン（胃主細胞）	Phe，Tyr，Leuなどの両側のペプチド結合に作用．エンドペプチダーゼ．
トリプシン	トリプシノーゲン（膵外分泌腺）	LysおよびArgのカルボキシル基側のペプチド結合に作用．エンドペプチダーゼ．
キモトリプシン	キモトリプシノーゲン（膵外分泌腺）	Trp，Phe，Tyr，Leuなどのカルボキシル基側のペプチド結合に作用．エンドペプチダーゼ．
エラスターゼ	プロエラスターゼ（膵外分泌腺）	Val，Ala，Serなどのカルボキシル基側のペプチド結合に作用．線維状タンパク質によく作用．エンドペプチダーゼ．
カルボキシペプチダーゼA	プロカルボキシペプチダーゼA（膵外分泌腺）	Lyr，Arg，Proを除くC末端アミノ酸を順次遊離する．エキソペプチダーゼ．
カルボキシペプチダーゼB	プロカルボキシペプチダーゼB（膵外分泌腺）	LysおよびArgがC末端に存在するとき，それらを遊離する．エキソペプチダーゼ．

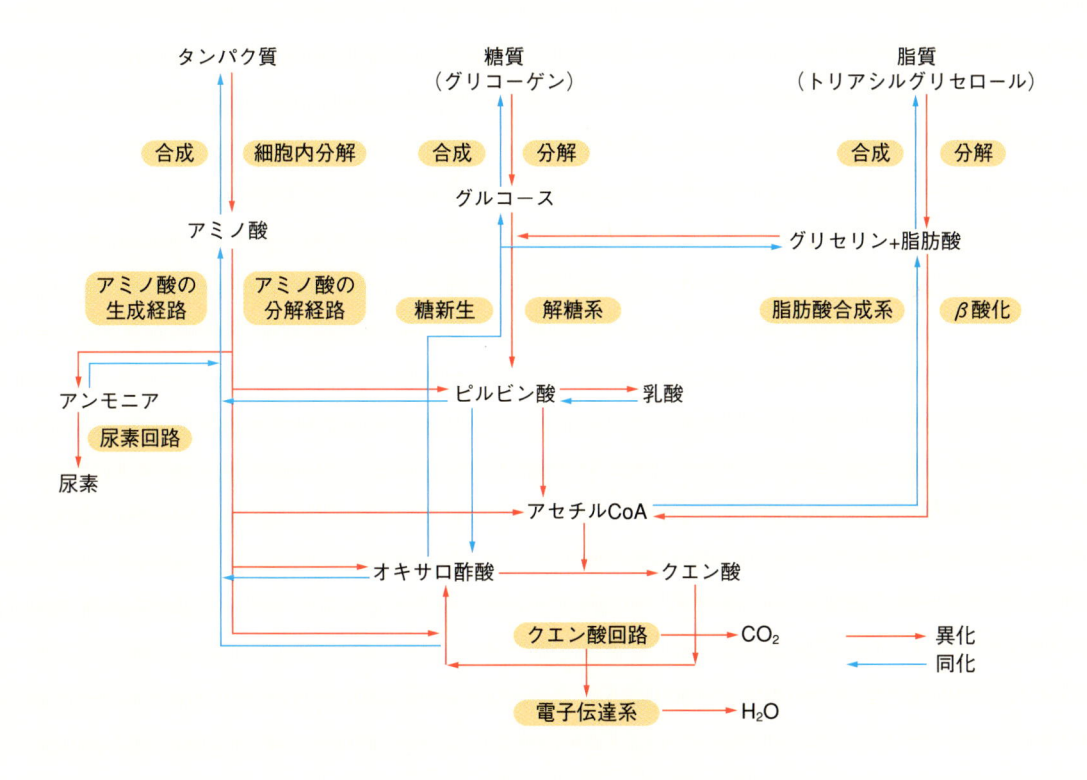

(b) 糖質，脂質，タンパク質の異化と同化

C 代謝の臓器特異性と細胞内局在性

- すべての代謝経路がすべての臓器（細胞）に備わっているわけではない．例えば糖新生や尿素の生成は主に肝臓で行われ，他の臓器では行われない（a）．このような違いは，細胞膜の物質輸送に関与するタンパク質や，経路の酵素の産生が細胞によって違うことに基因する（遺伝情報発現の調節，186頁）．
- 代謝経路には細胞内局在性があり，例えば，解糖経路や脂肪酸合成経路は細胞質ゾルで，β酸化やクエン酸回路はミトコンドリアのマトリックスで行われる（86頁）．

D 代謝の調節

- それぞれの代謝経路の速度は細胞内外の変化に応じて合目的的に調節されている．例えば解糖経路，クエン酸回路，電子伝達系の速度は，細胞内のATPが減少すると速くなり，増加すると遅くなる．
- 経路の速度調節は一連の反応のなかで限られた反応で行われ，その反応を律速反応といい，その反応を触媒する酵素を律速酵素とか鍵酵素という．
- 代謝の速度は，出発物質の供給速度と律速酵素の量的あるいは質的な活性調節（60頁）によって制御されている．

■フィードバック阻害

- 代謝経路の最終産物が経路の初期の反応を阻害し，その経路にブレーキをかける代謝調節をフィードバック阻害という（b）．
- フィードバック阻害は多くの合成経路でみられ，最終産物の過剰な生成を防ぐとともに，初期の反応を阻害することで出発物質の無駄な消費を避け，中間物質の蓄積を防ぐのに寄与する．
- フィードバック阻害にかかわっている律速酵素の多くはアロステリック酵素（60頁）であり，最終産物がアロステリック阻害剤として作用する．例えば，コレステロール合成経路の最初の律速酵素であるHMG-CoAレダクターゼは，コレステロールをアロステリック阻害剤としている（130頁）．
- 分解経路のなかには経路の出発物質や上流の中間物質が下流の律速酵素の活性を促進する場合がある．このような調節をフィードフォアード促進という．

■可逆的反応と不可逆的反応

- 細胞内での酵素反応といえども平衡移動の法則（6頁）に従うので，細胞内の基質と産物が平衡状態に近い場合（近平衡反応）は可逆的であるが，平衡状態からかけ離れている場合（非平衡反応）は事実上一方にしか反応は進まないので不可逆的である．
- 可逆的であるか不可逆的であるかは，通常，その反応の自由エネルギー変化（90頁）から判断される（c）．
- 律速反応のほとんどは不可逆的で，反応速度の遅い反応である．

(a) 代謝の臓器による違い

代謝系	行われる臓器
解糖系，クエン酸回路，電子伝達系	すべての臓器で行われるが，その速度は異なる．
グルコースの生成（糖新生系）	肝臓と腎臓のみで行われ，他の臓器では行われない．
脂肪酸の分解（β酸化）	肝臓，骨格筋，心筋などで主に行われる．
脂肪酸の生成（合成系）	肝臓，脂肪組織，脳で主に行われる．
アミノ酸の分解と生成	種々の臓器で行われるが，その内容には違いがある．
尿素の生成（尿素回路）	肝臓と腎臓のみで行われ，他の臓器では行われない．

代謝では，肝臓を中枢組織，他を末梢組織という．

出発物質Sで酵素Ee（あるいはEd）の反応を促進する

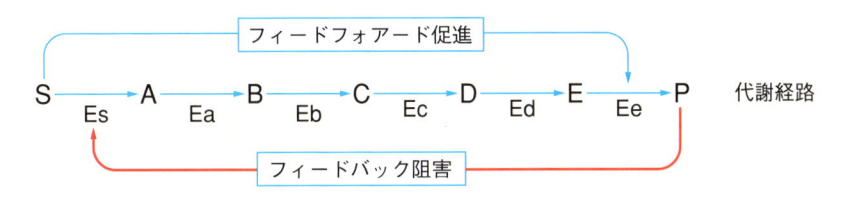

S →Es→ A →Ea→ B →Eb→ C →Ec→ D →Ed→ E →Ee→ P　代謝経路

フィードフォアード促進
フィードバック阻害

最終産物Pで酵素Es（あるいはEa）の反応を阻害する

(b) フィードバック阻害とフィードフォアード促進

(c) 解糖経路の可逆的反応と不可逆的反応

反応（①～⑪は103頁の反応番号）		ΔG (kJ/mol)	可逆・不可逆
①	Glc + ATP → Glc 6-P + ADP	−41.8	不可逆的反応
②	Glc 6-P → Fur 6-P	−0.4	可逆的反応
③	Fur 6-P + ATP → Fur 1, 6-bisP + ADP	−26.0	不可逆的反応
④+⑤	Fur 1, 6-bisP → 2GAL 3-P	−0.8	可逆的反応
⑥+⑦	GAL 3-P + ADP + Pi + NAD$^+$ → 3-PGA + ATP + NADH + H$^+$	−1.0	可逆的反応
⑧	3-PGA → 2-PGA	−0.6	可逆的反応
⑨	2-PGA → PEP + H$_2$O	−1.3	可逆的反応
⑩	PEP + ADP → PVA + ATP	−15.5	不可逆的反応
⑪	PVA + NADH + H$^+$ → LCA + NAD$^+$	〜0.0	可逆的反応

Glc：グルコース，Fur：フルクトース，GAL：グリセルアルデヒド，PGA：グリセリン酸，PEP：ホスホエノールピルビン酸，PVA：ピルビン酸，LCA：乳酸，P：リン酸

II 細胞の構造と機能

細胞は細胞膜で外部と仕切られ，なんらかの仕組みでそこを通過する物質もあるし，通過できないものもある．細胞内には核やミトコンドリアなどの細胞内小器官と，それをとりまく細胞質ゾルがあり，種々の代謝はこれらのいずれかに局在している．

A 細胞膜の構造と膜輸送

■生体膜

- 細胞膜（形質膜）と細胞内小器官の膜を合わせて**生体膜**という．
- 生体膜は**リン脂質二重層**に，膜タンパク質が混在した基本的構造をもつ．すなわち，膜の外側と内側の表面はリン脂質の親水性部分で覆われ，内部は疎水性部分で満たされ，これにタンパク質が付着あるいは埋め込まれている．また，膜の内部にはコレステロールが散在し，膜の流動性を保っている（a）．
- 膜タンパク質は主に物質の膜通過（**膜輸送**）や細胞間情報伝達（66頁）にかかわっている．

■膜輸送

- 細胞および小器官は必要な物質を内部へ，放出すべきものを外部へ，生体膜を介して積極的に輸送している．それには以下の方式がある．
- **単純拡散輸送**：特殊なタンパク質を必要とせず，濃度の高い方から低い方に輸送される方式で，脂溶性ビタミンなど低分子の非極性物質はこの方式で輸送される．
- **促進拡散輸送**：濃度差に従った輸送であるが，特異的な**輸送媒介タンパク質**を必要とする．媒介タンパク質は**イオンチャネル**と**トランスポーター（輸送担体）**に大別される．前者はイオンを通す穴でその開閉は膜電位の変化あるいは情報伝達物質で行われる（66頁）．後者は物質が結合すると立体構造を変えて，物質を輸送するもので（b），グルコーストランスポーターなど多くが知られている．
- **能動輸送**：濃度差に逆らって輸送される方式で，媒介タンパク質のほかにエネルギー（ATP）を必要とする．例として，小腸粘膜上皮細胞でのNa^+，K^+-**ATPアーゼ**と共役したグルコースの吸収（c）や，各種のイオンポンプがある．
- **膜サイトーシス**：物質を膜に包み込んで外部から細胞内に取り込む**エンドサイトーシス**と，細胞外に放出する**エキソサイトーシス**がある（d）．リポタンパク質などのような大きな粒子はこの方式で輸送される．

■細胞膜の受容体

- 細胞膜には細胞間情報伝達物質（66頁）を受け取る受容体，その情報を変換し細胞内に伝えるタンパク質が存在する．また，LDL受容体（120頁）のように，特定な物質をエンドサイトーシスで細胞内に取り込むためのタンパク質も存在する．

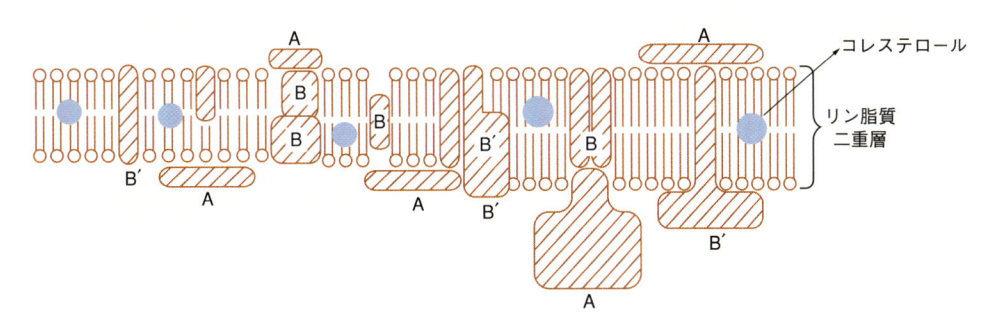

A：表在性タンパク質　B：内在性タンパク質　B′：貫通タンパク質

(a) 生体膜の模式図

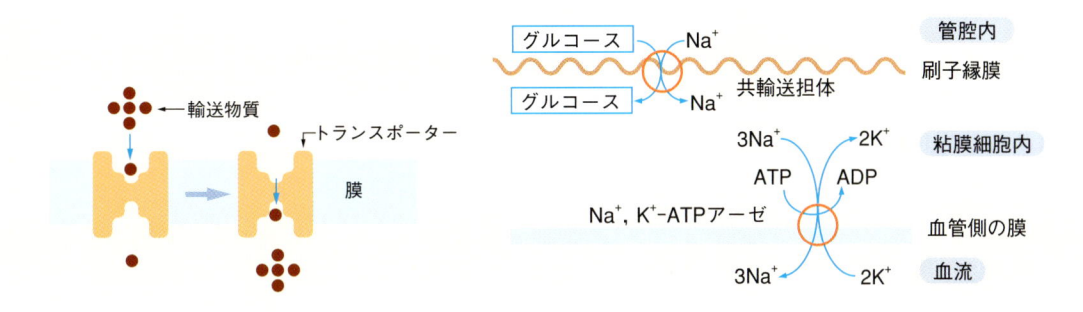

(b) トランスポーター（輸送担体）での膜輸送

(c) 小膜粘膜細胞でのグルコースの能動輸送

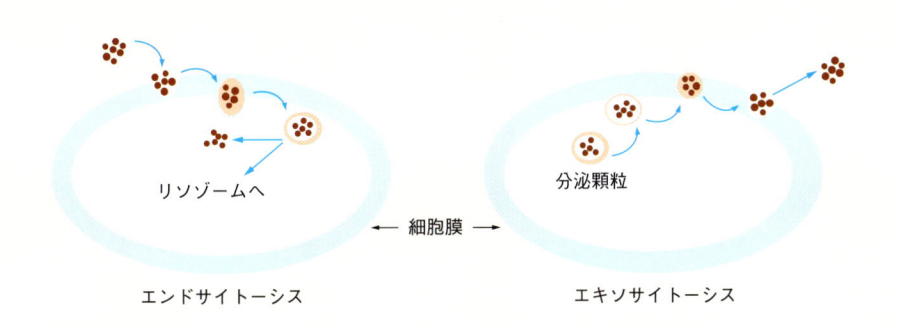

(d) エンドサイトーシスとエキソサイトーシス

B 細胞内小器官と代謝の局在（a，b）

- 細胞内には膜で囲まれた**細胞内小器官**とそれをとりまく**細胞質ゾル**がある．

■核
- 核は遺伝情報の保管庫ともいわれ，DNA合成やRNAの合成はここで行われる．
- 核は内膜と外膜の2層の膜（**核膜**）で囲われているが，両膜の融合部位は**核膜孔**とよばれる孔があいている．ここを，核内で生成されたmRNAやtRNAは細胞質へ，核外で生成されたタンパク質などは核内へ移行する．
- **核小体**ではrRNAが合成され，細胞質で合成されたタンパク質と結合してリボソームが組み立てられる．

■ミトコンドリア
- **ミトコンドリア**はエネルギー生産工場ともいわれ，細胞が必要とするATPのほとんどがここで産生される．
- ミトコンドリアは**外膜**，**内膜**，**膜間腔**，**マトリックス**に区分される．
- 内膜には**クリステ**と呼ばれる多数のひだがあり，電子伝達系の酵素（複合体）とATP合成酵素が含まれ，酸化的リン酸化によってATPが産生される．
- マトリックスではクエン酸回路や脂肪酸のβ酸化などが行われる．

■小胞体
- **小胞体**には膜の表面にリボソームが付着した**粗面小胞体**と，付着してない**滑面小胞体**がある．
- 粗面小胞体では結合リボソームで合成されたポリペプチドが加工され，ゴルジ装置に送られる．
- 滑面小胞体にはミトコンドリアのものとは異なる電子伝達系があり，不飽和脂肪酸の合成やステロイドホルモンの合成などが行われる．また，筋細胞ではCa^{2+}の貯蔵庫にもなっている．

■ゴルジ装置（ゴルジ体）
- **ゴルジ装置**は数層に重なった袋状の**ゴルジ体**とその周辺の小胞からなる．ここでは粗面小胞体から送られたタンパク質がさらに加工され，濃縮されて，それをどこに送るか選別輸送がなされる．

■リソゾーム
- **リソゾーム**にはタンパク質，各種脂質，多糖，核酸などの加水分解酵素が含まれ，不要となったものや，エンドサイトーシスで取り込まれた物質を分解する．
- リソゾーム内は酸性に保たれており，リソゾーム酵素の最適pHは5〜5.5にある．

■ペルオキシゾーム
- **ペルオキシゾーム**にはキサンチンオキシダーゼなどのH_2O_2を発生する酵素や**カタラーゼ**が含まれており，過酸化物の生産と利用の両方が行われる．

■細胞質ゾル
- 細胞内小器官やリボソームなどの顆粒を除いた可溶性部分を**細胞質ゾル**とか**細胞溶質**という．
- 細胞質ゾルには解糖経路，ペントースリン酸回路，脂肪酸合成系などの酵素が含まれており，これらの代謝系はここで行われる．

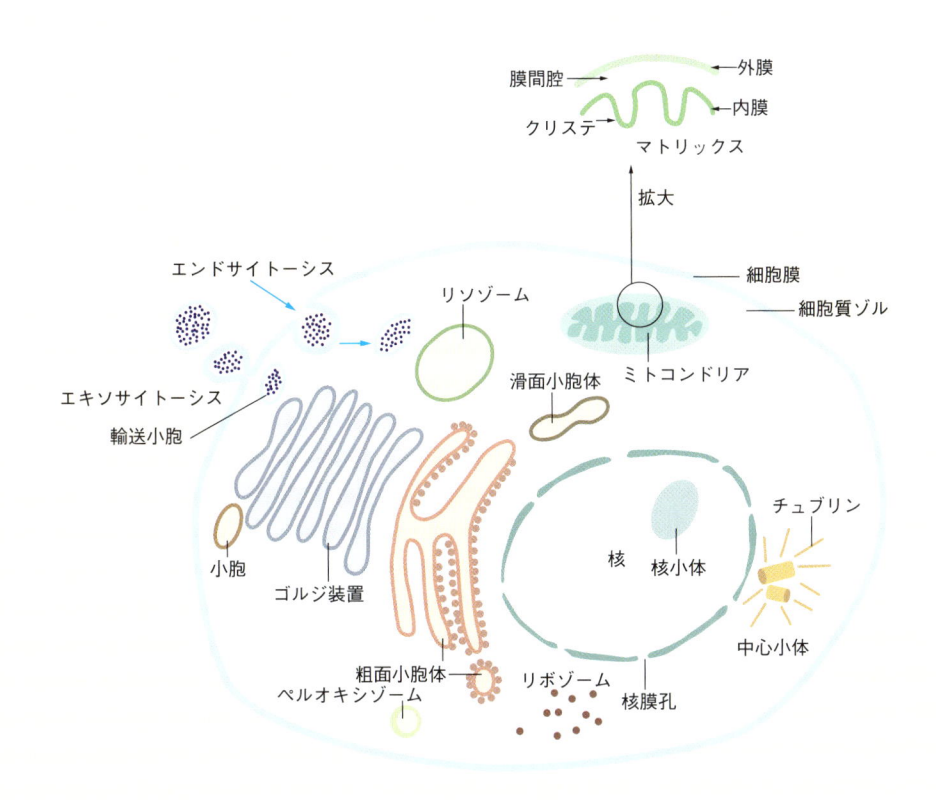

(a) 細胞の模式図

(b) 細胞内小器官とそこで行われる主な代謝系

小器官	主な代謝系
核	DNA合成，RNA合成と加工，rRNAの合成とリボゾームの組み立て（核小体）
ミトコンドリア	クエン酸回路やβ酸化（マトリックス），電子伝達系と酸化的リン酸化（内膜）
粗面小胞体	分泌タンパク質や膜タンパク質の合成と加工
滑面小胞体	各種脂質の合成，ステロイドホルモンの合成
ゴルジ装置	タンパク質の糖鎖の形成などの加工，濃縮，選別輸送
リソゾーム	多糖，各種脂質，タンパク質，核酸などの分解
ペルオキシゾーム	過酸化物の生成と利用，カタラーゼを多く含む
細胞質ゾル	解糖系，飽和脂肪酸の合成，ペントースリン酸回路

糖新生や尿素回路は細胞質ゾルとミトコンドリアにまたがって行われる．コレステロールの合成経路は細胞質ゾルと小胞体にまたがっている．

7 エネルギー代謝

ヒトはエネルギーを必要とするあらゆる事柄にATPがもつ自由エネルギーを利用する．そのため，個々の細胞は独自にエネルギー代謝基質を分解し，その間に発生するエネルギーを利用してATPを産生する．

I 生体エネルギー

　化合物に含まれる内部エネルギー（結合エネルギー）のうち，仕事に利用できるものを**自由エネルギー**（ギブズの自由エネルギー）という．代謝で重要なのは，個々の化合物がもつ自由エネルギー量ではなく，化学反応に伴って起こる自由エネルギー変化量である．

A 自由エネルギー変化

- 化学反応に際しての**自由エネルギー変化（ΔG）**は，反応物と生成物の濃度や温度に依存している．反応物と生成物の濃度がすべて1 mol/lのとき（標準状態）のΔGをその化学反応の**標準自由エネルギー変化**といい，それはΔG$^{0'}$で示される（^{0}は標準状態であることを，´ は一定温度であることを表す）．
- ΔG$^{0'}$は反応の平衡定数から比較的容易に知ることができるが，大切なのは生体内条件下でのΔGである．ΔG´ はΔG$^{0'}$（あるいは平衡定数）と**質量作用比**から求められる（a）．
- ΔGを知ることによって，生体内で起こる反応の方向性や起こりやすさを知ることができる．すなわち，ΔGがゼロ付近の反応は**近平衡反応**で可逆的であり，－ΔGが大きい反応は**非平衡反応**で逆反応は起こらないことを示す（83頁）．

B 発エルゴン反応と吸エルゴン反応

- エネルギーを放出する反応，すなわち，ΔG＜0である反応を**発エルゴン反応**といい，逆にエネルギーを吸収する反応（ΔG＞0）を**吸エルゴン反応**という．
- 発エルゴン反応は自然に進行するが，吸エルゴン反応は外部からエネルギーを供給しないと起こらない．
- 生体内では，吸エルゴン的であるにもかかわらず進行する反応も多い．それは吸エルゴン反応が発エルゴン反応と共役しているからである．例えば，グルコースがグルコース6-リン酸になる反応は吸エルゴン的であるが，発エルゴン的なATPの加水分解反応と共役して起こる（b）．

C 高エネルギー化合物

- 解裂するときの－ΔGが大きい値を示す化学結合を**高エネルギー結合**といい，それをもつものを高エネルギー化合物という．
- 代謝で頻々みられる種々のリン酸エステルが加水分解されるときのΔG$^{0'}$を（c）に示す．
- －ΔG$^{0'}$がATPのそれより大きい高エネルギーリン酸化合物は，リン酸をADPに転移してATPを産生できるが，低エネルギーリン酸化合物からはATPは産生されない．

> **メモ　エネルギーの単位**
> 　エネルギーの単位には古くから用いられてきたカロリー（cal）と国際単位系のジュール（J）がある．最近，どの分野でも後者の使用が推奨されている．calとJの関係は1 cal＝4.184 Jである．

$\Delta G^{0'} = -2.30RT \log K'$
  25°の場合 $\Delta G^{0'} = -5.71 \log K'$ (kJ/mol)
  37°の場合 $\Delta G^{0'} = -5.94 \log K'$ (kJ/mol)

$\Delta G' = \Delta G^{0'} + 2.30RT \log \Gamma$
  25°の場合 $\Delta G' = -5.71 \log (\Gamma/K')$ (kJ/mol)
  37°の場合 $\Delta G' = -5.94 \log (\Gamma/K')$ (kJ/mol)

R：気体定数
T：絶対温度
K′：化学平衡定数
Γ（タウと読む）：質量作用比

(a) 標準自由エネルギー変化（$\Delta G^{0'}$）と自由エネルギー変化（$\Delta G'$）

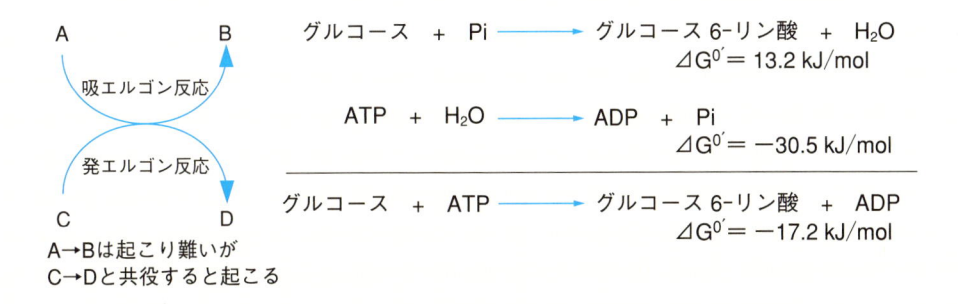

A→B 吸エルゴン反応
C→D 発エルゴン反応
A→Bは起こり難いが
C→Dと共役すると起こる

グルコース ＋ Pi ⟶ グルコース 6-リン酸 ＋ H_2O
  $\Delta G^{0'} = 13.2$ kJ/mol

ATP ＋ H_2O ⟶ ADP ＋ Pi
  $\Delta G^{0'} = -30.5$ kJ/mol

グルコース ＋ ATP ⟶ グルコース 6-リン酸 ＋ ADP
  $\Delta G^{0'} = -17.2$ kJ/mol

(b) 吸エルゴン反応と発エルゴン反応の共役

(c) 種々のリン酸化合物の加水分解の標準自由エネルギー変化（$\Delta G^{0'}$）

高エネルギー化合物	$\Delta G^{0'}$ (kJ/mol)	低エネルギー化合物	$\Delta G^{0'}$ (kJ/mol)
ホスホエノールピルビン酸	−61.9	グルコース 1-リン酸	−20.9
1,3-ビスホスホグリセリン酸	−49.3	フルクトース 6-リン酸	−15.9
クレアチンリン酸	−43.1	AMP	−14.2
ATP→ADP	−30.5	グルコース 6-リン酸	−13.8
ADP→AMP	−27.6	グリセロール 3-リン酸	−9.2
ピロリン酸（PPi）	−27.6		

⇨メモ 質量作用比

　　$aA + bB + \cdots \rightleftarrows pP + qQ + \cdots$の反応で，A, B, P, Q, …が(A), (B), (P), (Q), …の濃度からスタートするとき，$(P)^p \cdot (Q)^q \cdots / (A)^a \cdot (B)^b \cdots$の値を**質量作用比**（Γ）という．質量作用比と化学平衡定数（K′）の差，すなわち平衡状態からの偏りの大きさは，反応の起こりやすさを示し，Γ/K′の値が1より大きいか小さいかで$\Delta G'$の正負の符号が決まり（a），反応の方向が決まる．

II ATPの産生と利用

ATPは**エネルギー通貨**ともいわれ，エネルギーを必要とするあらゆる事柄にATPがもつ自由エネルギーが利用される．そのため，ヒトは糖質，脂質，タンパク質などを摂取し，それらを酸化分解してその間に発生するエネルギーを利用してATPを産生する．

A ATPの産生

■エネルギー代謝のあらまし（a）

- ATPなどのリン酸エステル化合物は細胞膜を通過できないので，個々の細胞は独自にATPを産生し，消費する．
- 細胞がATP産生のため分解する物質を**エネルギー代謝基質**といい，それにはグルコース，脂肪酸，ケトン体，アミノ酸などがある．
- どのエネルギー代謝基質を使うかは細胞（臓器）の種類や活動状況によって異なる．例えば，生理的状態では脳細胞はグルコースのみを，肝細胞は主にアミノ酸を使う．骨格筋は激しい運動に際してはグルコース（グリコーゲン）を使うが，比較的軽い運動時や安静時には脂肪酸を使う．
- エネルギー代謝基質は貯蔵物質として貯蔵担当細胞に貯蔵され，必要に応じてエネルギー代謝基質となって血液中に動員される．細胞内に取り込まれたエネルギー代謝基質は，それぞれの分解経路を経て，クエン酸回路と電子伝達系でCO_2とH_2Oになり，この間にATPの産生がなされる．

■ATPの産生様式（b）

- ADPにリン酸が結合してATPが生成される様式には，基質レベルでのリン酸化と酸化的リン酸化がある．
- **基質レベルでのリン酸化**は高エネルギーリン酸化合物のリン酸がADPに転移してATPが生成される様式で，解糖系やクエン酸回路ではこの様式でATPが産生される．
- **酸化的リン酸化**は電子伝達系と共役して，ATP合成酵素によって，無機リン酸がADPに結合してATPが生成される様式で，細胞内のATPのほとんどはこの様式で産生される．

B ATPの利用

- 吸エルゴン的である物質の合成，能動輸送，細胞運動などにATPがもつ自由エネルギーが直接あるいは間接的に利用される．
- ATPが直接利用される多くの反応ではATPはADPになるが，脂肪酸の活性化（122頁）やアミノ酸の活性化（180頁）などの反応ではATPはAMPとピロリン酸に分解される．
- ATPのほかにGPT，CTP，UTPなどのヌクレオシド三リン酸が利用される系もある（c）．その場合でも，これらはヌクレオシド二リン酸にATPのリン酸が転移して生成されるので，ATPが間接的に利用されることになる．

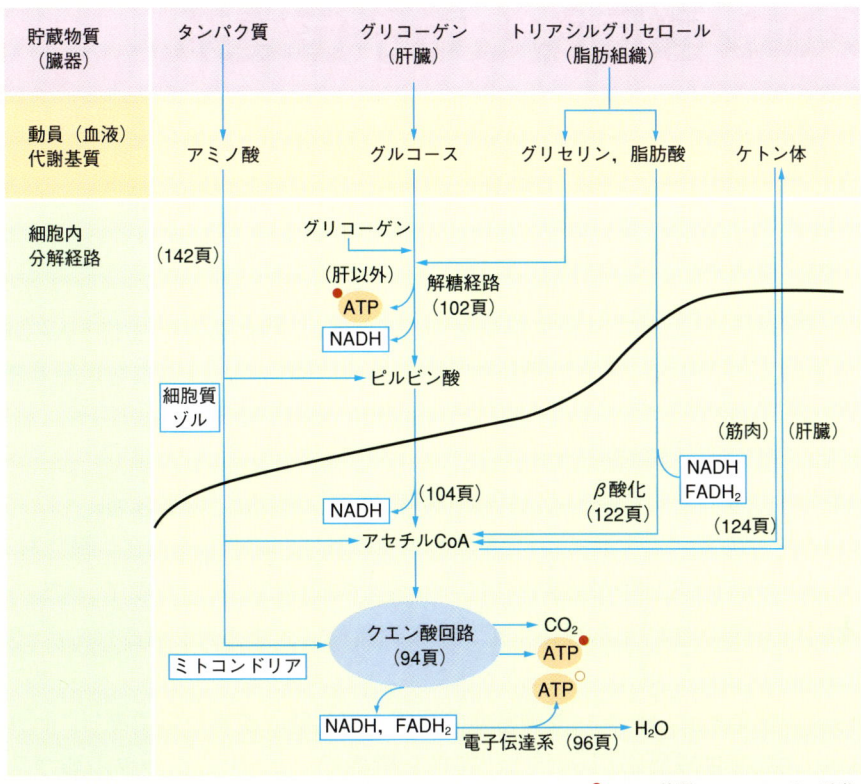

Ⅱ ATPの産生と利用

貯蔵物質（臓器）	タンパク質	グリコーゲン（肝臓）	トリアシルグリセロール（脂肪組織）	
動員（血液）代謝基質	アミノ酸	グルコース	グリセリン、脂肪酸	ケトン体

細胞内分解経路：

- アミノ酸 (142頁)
- グリコーゲン（肝以外）→ ATP、NADH
- 解糖経路（102頁）
- 細胞質ゾル → ピルビン酸 → NADH (104頁)
- β酸化（122頁）
- （筋肉）（肝臓）NADH、FADH$_2$ (124頁)
- アセチルCoA
- ミトコンドリア
- クエン酸回路（94頁）→ CO$_2$、ATP
- NADH、FADH$_2$ → 電子伝達系（96頁）→ ATP、H$_2$O

● ATP：基質レベルでのリン酸化
○ ATP：酸化的リン酸化

(a) エネルギー代謝のあらまし

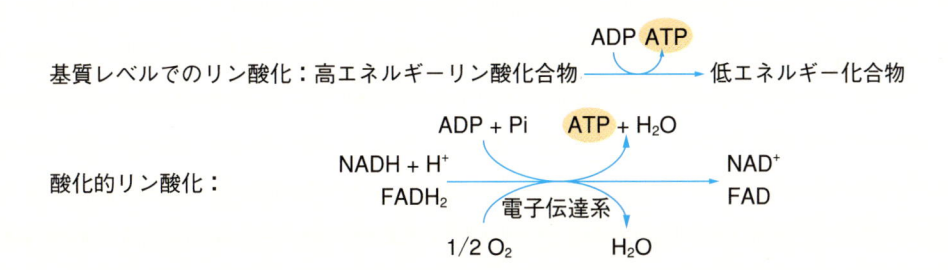

基質レベルでのリン酸化：高エネルギーリン酸化合物 —(ADP→ATP)→ 低エネルギー化合物

酸化的リン酸化：
NADH + H$^+$ / FADH$_2$ —（電子伝達系、ADP + Pi → ATP + H$_2$O、1/2 O$_2$ → H$_2$O）→ NAD$^+$ / FAD

(b) ATP産生の2つの様式

(c) GTP、CTP、UTPが利用される主な反応

GTP	リボゾームでのポリペプチド合成（182頁）、IMPからのAMPの生成（150頁）、糖新生経路のホスホエノールピルビン酸カルボキシラーゼの反応（112頁）
CTP	グリセロリン脂質の合成に必要なCDP-コリン、CDP-エタノールアミン、CDP-ジアシルグリセロールの生成（128頁）
UTP	グリコーゲンや複合多糖の合成、ガラクトースのグルコースへの変換などに必要なUDP-グルコース、UDP-ガラクトース、UDP-N-アセチルグルコサミンの生成（108頁）

III クエン酸回路と電子伝達系

　グルコース，脂肪酸，アミノ酸などから生じたアセチルCoAのアセチル基は，クエン酸回路（**TCAサイクル**ともいう）と電子伝達系（呼吸鎖）でCO_2とH_2Oに分解される．

A クエン酸回路

- **クエン酸回路**はアセチルCoAのアセチル基を分解し，CO_2とするとともに，$NADH+H^+$とFADH₂を産生する回路である．また，種々の物質の合成に際して出発物質を供給する代謝系でもある．

　■クエン酸回路の反応（a）と酵素（b）

- クエン酸回路は**ミトコンドリアのマトリックス**で行われる8個の反応からなる．
  ①**クエン酸シンターゼ**の反応：アセチルCoAがオキサロ酢酸と縮合してクエン酸になる．
  ②**アコニターゼ**の反応：クエン酸がシスアコニット酸を中間体にしてイソクエン酸になる．
  ③**イソクエン酸デヒドロゲナーゼ**の反応：イソクエン酸が脱水素と脱炭酸され，α-ケトグルタル酸になる．
  ④**α-ケトグルタル酸デヒドロゲナーゼ複合体**の反応：酸化的脱炭素反応であり，ピルビン酸からのアセチルCoAの生成反応（104頁）と同様な機構で，α-ケトグルタル酸がスクシニルCoAになる．
  ⑤**スクシニルCoAシンテターゼ**の反応：スクシニルCoAは高エネルギー化合物であり，CoAが離れコハク酸になる際にGTP（ATP）が生成される．
  ⑥**コハク酸デヒドロゲナーゼ**の反応：FAD依存性の脱水素反応で，コハク酸がフマル酸になる．
  ⑦**フマラーゼ**の反応：加水反応で，フマル酸がリンゴ酸になる．
  ⑧**リンゴ酸デヒドロゲナーゼ**の反応：NAD依存性の脱水素反応で，リンゴ酸がオキサロ酢酸になる．

- クエン酸回路が1回転するときの反応（①〜⑧の合計）は（c）のようになる．すなわち，1分子のアセチルCoAがTCAサイクルで分解されると2分子のCO_2（反応③と④）が放出され，3分子の$NADH+H^+$（反応③，④，⑧）と1分子のFADH₂（反応⑥）が生ずる．

- $NADH+H^+$やFADH₂は電子伝達系で元の酸化型に戻す必要があるので，**クエン酸回路は電子伝達系が進行しないと回転しない**．

- クエン酸回路には**1個だけGTP（ATP）が産生される反応**（反応⑤）があり，これはスクシニルCoAの高エネルギーを利用した基質レベルでのリン酸化である．

- クエン酸回路の8つの反応のうち，クエン酸の生成（反応①），イソクエン酸の脱炭酸（反応③），α-ケトグルタル酸の酸化的脱炭酸（反応④），コハク酸の脱水素（反応⑥）の**4つの反応は不可逆的**である．

(a) クエン酸回路

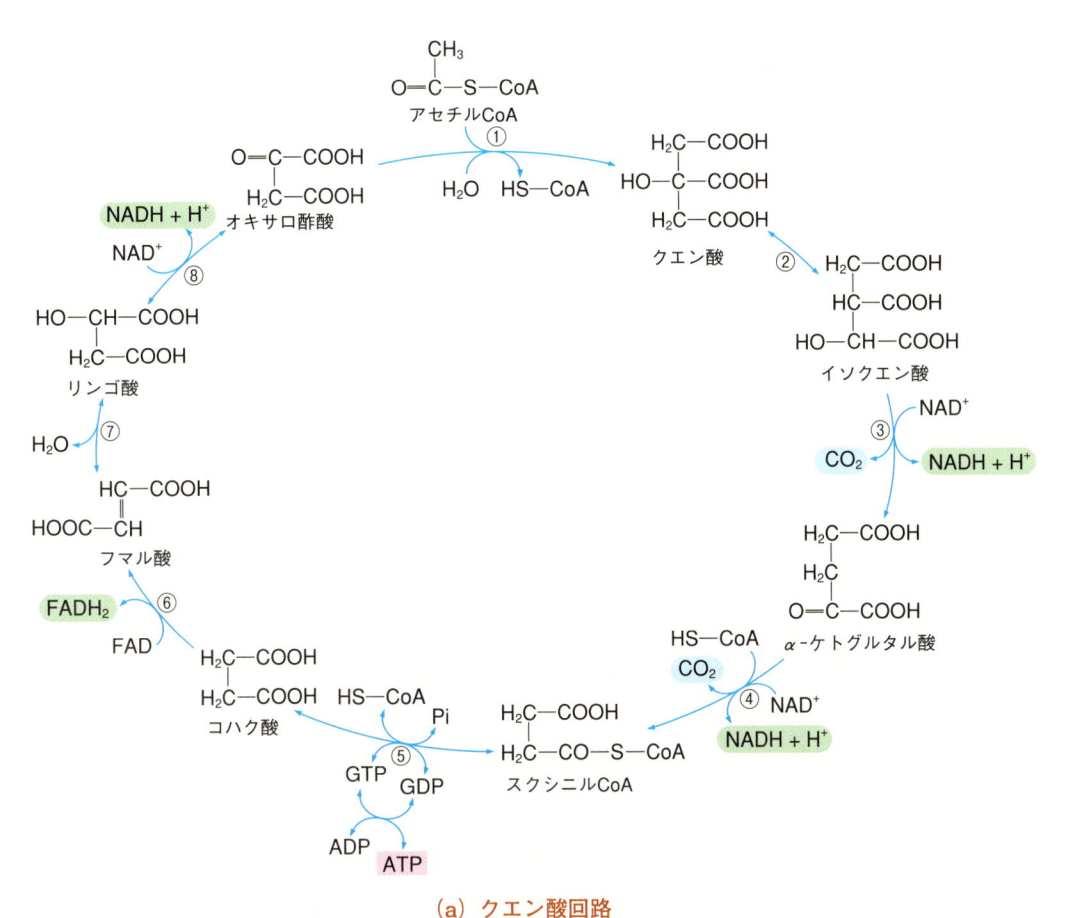

(b) クエン酸回路の酵素

反応番号	酵素名	反応番号	酵素名
①	クエン酸シンターゼ	②	アコニターゼ
③	イソクエン酸デヒドロゲナーゼ	④	α-ケトグルタル酸デヒドロゲナーゼ複合体
⑤	スクシニルCoAシンテターゼ	⑥	コハク酸デヒドロゲナーゼ
⑦	フマラーゼ	⑧	リンゴ酸デヒドロゲナーゼ

$$CH_3\text{-}CO\text{-}S\text{-}CoA + 3NAD^+ + FAD + GDP(ADP) + Pi + 2H_2O$$

$$\longrightarrow 2CO_2 + HS\text{-}CoA + 3(NADH + H^+) + FADH_2 + GTP(ATP)$$

(c) クエン酸回路の反応の合計（見かけ上の反応）

■オキサロ酢酸の補充

- クエン酸回路はアセチルCoAとオキサロ酢酸の縮合に始まりオキサロ酢酸の生成で終わるので，アセチルCoAが供給されれば回路はひき続き回転できる．しかし，回路の中間物質は種々の物質の合成に使われることが多く，オキサロ酢酸は常に減少する傾向にあり，これを補充する必要がある．
- **オキサロ酢酸の補充**は，解糖系で生ずるピルビン酸から，ピルビン酸カルボキシラーゼの反応（112頁）で行われる．

■クエン酸回路の調節

- 回路の最も重要な律速酵素はイソクエン酸デヒドロゲナーゼである．この酵素はADPとNAD$^+$を促進剤，ATPとNADHを抑制剤とするアロステリック酵素である．したがって，クエン酸回路の速度はATP濃度が高いときには抑制され，ATPが減少しADP濃度が高くなると促進される．

B 電子伝達系と酸化的リン酸化

- クエン酸回路などで生じたNADH＋H$^+$とFADH$_2$の水素は**電子伝達系（呼吸鎖）**で最終的にO$_2$に渡されH$_2$Oになる．この間に放出されるエネルギーを利用して酸化的リン酸化が起こる．

■電子伝達系での電子の流れ（a, b）

- 電子伝達系はミトコンドリアの内膜に局在し，**呼吸複合体Ⅰ，Ⅱ，Ⅲ，Ⅳとユビキノン（UQ），シトクロムc（Cytc）**で構成されている．
- まず，NADH＋H$^+$の水素は複合体Ⅰ（NADHデヒドロゲナーゼともいう）によって，FADH$_2$のそれは複合体ⅡによってUQに渡される．
- 水素を受け取ったUQ（UQH$_2$）は複合体Ⅲによって，H$^+$を放出するとともに還元型Cytc（Cytc Fe^{2+}）に電子を渡し，酸化型Cytc（Cytc Fe^{3+}）にする．
- 電子伝達系の最終段階は，UQH$_2$から放出されたH$^+$，Cytc Fe^{3+}，O$_2$でH$_2$Oを生成する反応で，複合体Ⅳによって行われる．
- 電子伝達系での全体（見かけ上）の反応は，NADH＋H$^+$＋1/2O$_2$→NAD$^+$＋H$_2$O，あるいは，FADH$_2$＋1/2O$_2$→FAD＋H$_2$Oである．

■酸化的リン酸化の仕組み（c）

- 複合体Ⅰ，Ⅲ，Ⅳは，反応で放出されるエネルギーを使って，マトリックスから膜間腔へH$^+$をくみ出すポンプの働きをもつ．
- 濃度が高くなった膜間腔のH$^+$はATP合成酵素内を通ってマトリックスに流れ込む．この駆動力によって，ADP＋Pi→ATP＋H$_2$Oの反応が起こる．すなわち，
- 電子伝達に伴って内膜の両側に生ずるH$^+$の濃度勾配を利用して，**ATP合成酵素**によってATPが産生されるのが，酸化的リン酸化である．
- 電子伝達系は酸化的リン酸化と共役するので，ADPの濃度が高い（ATP濃度が低い）ときにしか進行しない．

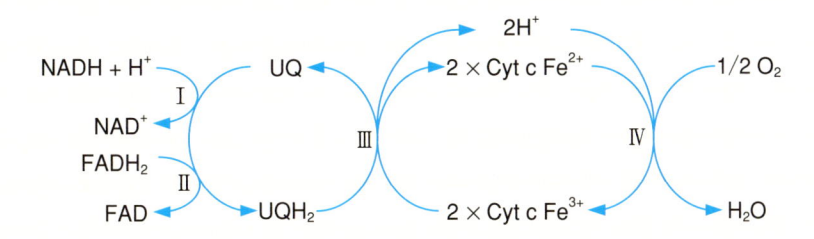

(a) 電子伝達系（呼吸鎖）での電子・水素の流れ

$$NADH + H^+ \xrightarrow{I} NAD^+ \quad FADH_2 \xrightarrow{II} FAD$$

$$UQ \rightleftarrows UQH_2 \xrightarrow{III} 2 \times Cyt\,c\,Fe^{2+} / 2 \times Cyt\,c\,Fe^{3+} \xrightarrow{IV} 1/2\,O_2 \rightarrow H_2O$$

(流れ：NADH+H⁺ → I → UQ；FADH₂ → II → UQH₂；UQH₂ → III（2H⁺放出）→ Cyt c；Cyt c → IV → 1/2 O₂ → H₂O）

(b) 電子伝達系の構成成分

複合体 I	NADH-ユビキノン還元酵素複合体（NADHデヒドロゲナーゼ）．FMNとFe-Sを含む
複合体 II	コハク酸-ユビキノン還元酵素複合体．Fe-Sを含む
複合体 III	ユビキノン-シトクロムc還元酵素複合体．シトクロムbを含む
複合体 IV	シトクロムc酸化酵素複合体．シトクロムa，Cuを含む
ユビキノン	CoQともいう．酸化型（UQ）と還元型（UQH$_2$）がある
シトクロムc	ヘムcをもつヘムタンパク質．酸化型（Cyt c Fe^{3+}）と還元型（Cyt c Fe^{2+}）がある

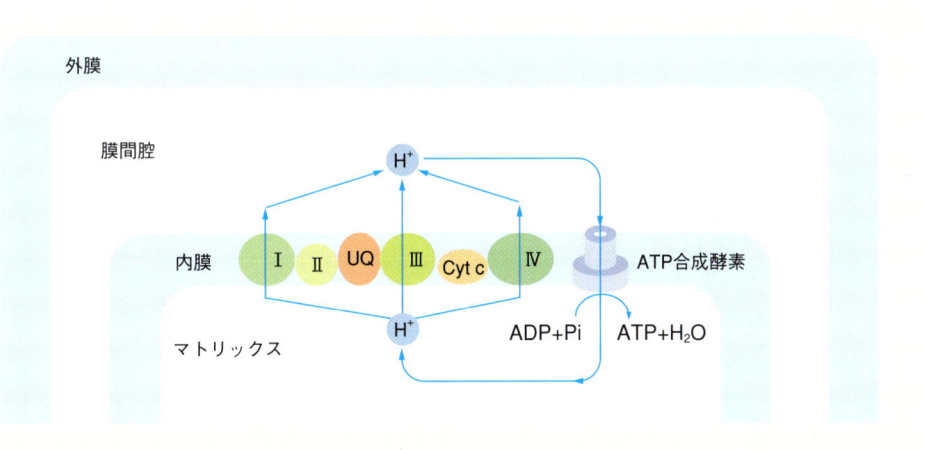

(c) 酸化的リン酸化の仕組み（化学浸透説）

外膜／膜間腔／内膜（I, II, UQ, III, Cyt c, IV, ATP合成酵素）／マトリックス
H⁺がマトリックスから膜間腔へ汲み出され，ATP合成酵素を通じてADP+Pi → ATP+H$_2$O が生成される．

■電子伝達に伴うATPの産生量
- 電子伝達に伴って膜間腔へ輸送されるH^+はNADHを基質とする場合は1モル当り約10モル，$FADH_2$の場合は約6モルである．一方，ATP合成には3モルのH^+のマトリックスへの流入が必要である．したがって，
- NADH1分子からは約3分子の，$FADH_2$からは約2分子のATPが酸化的リン酸化で産生される（a）．
- 例えば，アセチルCoAがクエン酸回路で分解される際には1分子当り，3分子のNADHと1分子の$FADH_2$が生じるので（94頁），これらから11分子のATPが酸化的リン酸化で産生される．また，クエン酸回路では基質レベルでのリン酸化で1分子のATPが産生されるので，1分子のアセチルCoAから12分子のATPが産生されると計算される．

■電子伝達と酸化的リン酸化の脱共役
- ミトコンドリア内膜にH^+チャネルが形成され，H^+の濃度勾配が消失してATP合成は起こらず，電子伝達（酸素消費）のみが起こる現象をミトコンドリア呼吸の脱共役という．その際には放出されるエネルギーは熱になり体温が上昇する．
- 褐色脂肪細胞のミトコンドリア内膜にはサーモゲニンとよばれる脱共役タンパク質があり，寒冷刺激や再摂食によって活性化されH^+チャネルとして働くので体温が上昇する．
- ジニトロフェノールやジニトロクレゾールは脱共役剤として，電子伝達系や酸化的リン酸化の研究に頻々使用される．

c ミトコンドリア膜の物質通過

- ミトコンドリアの内外膜も生体膜であり，輸送系（媒介タンパク質）が備わっている物質のみが通過できる．
- クエン酸回路の中間物質で内外膜を通過できるものはクエン酸，リンゴ酸，α-ケトグルタル酸であり，他のものは，通過できる物質に変換されて輸送される．
- NAD^+もNADHも通過できないので，細胞質ゾルで生じたNADHを電子伝達系に導入するためにはなんらかの輸送系が必要である．それにはグリセロールリン酸シャトルとリンゴ酸-アスパラギン酸シャトルがある．
- グリセロールリン酸シャトル（b）は骨格筋などでみられる輸送系で，解糖経路で生じたNADH＋H^+は$FADH_2$として電子伝達系に導入される．
- リンゴ酸-アスパラギン酸シャトル（c）は主に肝臓でみられる系で，リンゴ酸，アスパラギン酸，グルタミン酸などの輸送にも寄与している．
- マトリックスで産生されたATPはATP-ADP交換輸送で細胞質ゾルに輸送される．その際にATP合成に必要なADPが細胞質ゾルからマトリックスに輸送される．
- アセチルCoAもミトコンドリア膜を通過できない．種々の物質から生成されるアセチルCoAを材料にして，脂肪酸やコレステロールが細胞質ゾルで合成される際にはアセチルCoAは一旦クエン酸となり膜を通過し，細胞質ゾルで再びアセチルCoAとなり利用される（126頁）．

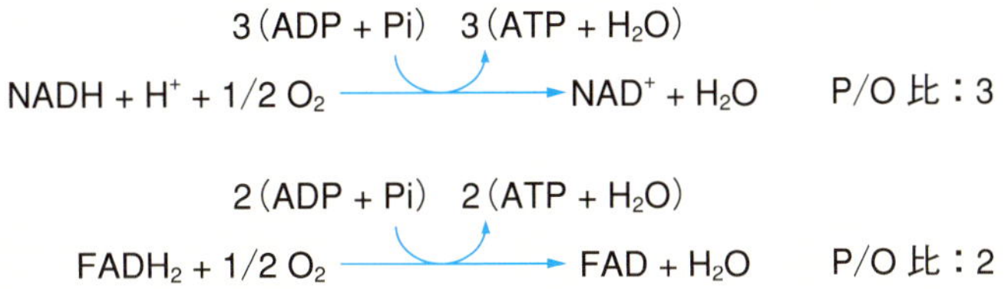

$$\text{NADH} + \text{H}^+ + 1/2\,\text{O}_2 \xrightarrow{3(\text{ADP}+\text{Pi}) \quad 3(\text{ATP}+\text{H}_2\text{O})} \text{NAD}^+ + \text{H}_2\text{O} \qquad \text{P/O 比：3}$$

$$\text{FADH}_2 + 1/2\,\text{O}_2 \xrightarrow{2(\text{ADP}+\text{Pi}) \quad 2(\text{ATP}+\text{H}_2\text{O})} \text{FAD} + \text{H}_2\text{O} \qquad \text{P/O 比：2}$$

(a) 電子伝達に伴うATPの産生量

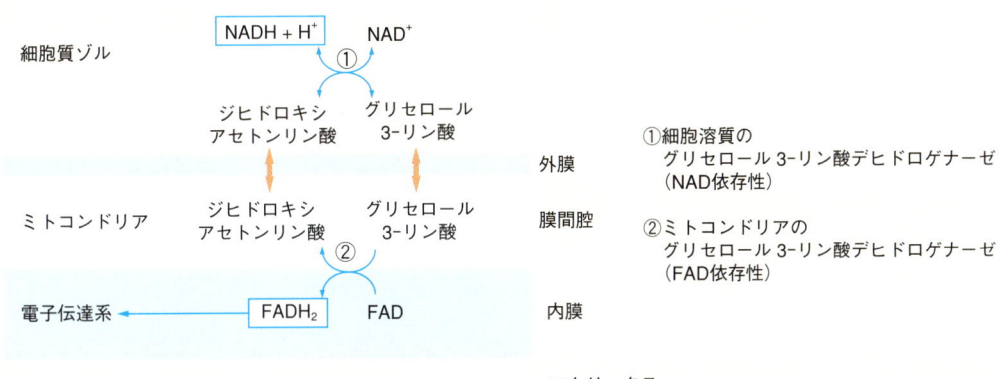

① 細胞溶質のグリセロール 3-リン酸デヒドロゲナーゼ（NAD依存性）
② ミトコンドリアのグリセロール 3-リン酸デヒドロゲナーゼ（FAD依存性）

(b) グリセロールリン酸シャトル

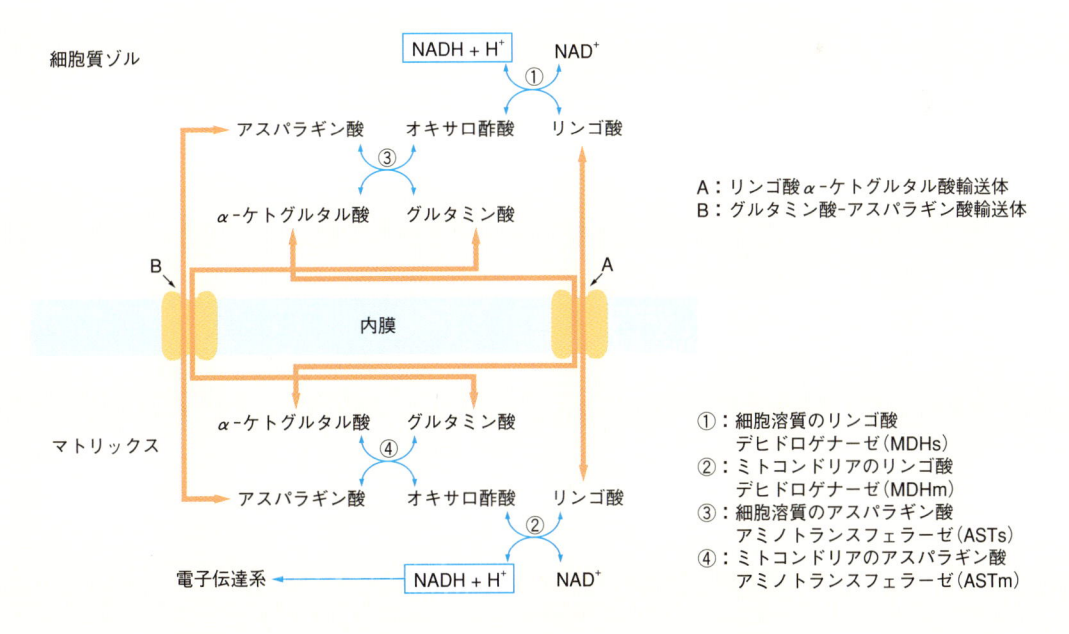

A：リンゴ酸 α-ケトグルタル酸輸送体
B：グルタミン酸-アスパラギン酸輸送体

① 細胞溶質のリンゴ酸デヒドロゲナーゼ（MDHs）
② ミトコンドリアのリンゴ酸デヒドロゲナーゼ（MDHm）
③ 細胞溶質のアスパラギン酸アミノトランスフェラーゼ（ASTs）
④ ミトコンドリアのアスパラギン酸アミノトランスフェラーゼ（ASTm）

(c) リンゴ酸-アスパラギン酸シャトル

栄養士に必要な豆知識

エネルギー消費量の測定法

一定時間内にヒトが消費するエネルギー量は次のような方法で測定あるいは推定される.

直接測定法

外気と熱の交流を遮断した部屋（代謝チャンバー）の中で，身体から発散される熱量を室壁を循環する水に吸収させ，その温度の上昇から発散した熱量を測定する方法である.

代謝チャンバーは食事，軽い運動，睡眠など日常生活ができるほどの大きさであり，24時間以上わたってエネルギー消費量を正確に測定できる．しかし，装置も大がかりで設置費用も高額なため，一般的にはほとんど利用されていない．

間接測定法

一定時間内に消費した酸素の量と，発生した二酸化炭素量および尿中に排泄された窒素量から，体内で燃焼した糖質，脂質，タンパク質の量を計算し，さらにこれらの値から発生した熱量を求める方法である.

実際には，マスクを装着しダグラスバッグに採集した呼気中の酸素と二酸化炭素の濃度をガス分析器で測定するとともに，呼気の容量をガスメーターで計測して，消費酸素量と発生二酸化炭素量を求める．同時に一定時間内の尿を採集し排泄された窒素量を測定する.

この間のエネルギー消費量は以下の要領で求められる.

①尿中の窒素量から燃焼したタンパク質量（窒素量×6.25）を求め，表の値を利用して，それによって発生するエネルギー量，消費した酸素量および発生した二酸化炭素量を求める．

②全消費酸素量と発生二酸化炭素量から，①で求めたそれらを差し引いて，非タンパク質の燃焼にかかわった酸素と二酸化炭素の量を計算し，その呼吸比（**非タンパク質呼吸比**）を求める．

③非タンパク質呼吸比から燃焼した糖質と脂質の割合を計算し，表の値を利用してそれぞれが発生するエネルギー量を求める．

④①で求めたタンパク質と③で求めた糖質および脂質のエネルギーの総和が，この間の消費エネルギーである．

二重標識水法は新しく開発された間接測定法で，摂取する水を^{2}Hと^{18}Oの安定な非放射性同位元素を含むものとし，^{2}Hと^{18}Oの消失速度からエネルギー消費量を求める方法である.

推定法

消費エネルギー量は特別な装置を使用しなくても推定できる．その1つに，運動時の心拍数，運動強度，運動継続時間をもとに算出する方法がある．また，加速度計で身体の動きの加速度を測定し，身体活動量とエネルギー消費量を求める方法もある．

各エネルギー源1gが燃焼したときの発生エネルギー量など

エネルギー源	発生エネルギー（kcal）	O_2消費量（ml）	CO_2発生量（ml）	呼吸比
糖質	4.183	828.8	828.8	1.00
脂質	9.461	2019.2	1427.3	0.707
タンパク質	4.442	966.1	781.7	0.809

☆糖質はグリコーゲン，脂質は動物性脂肪，タンパク質は平均をもとにした値

8 糖質の代謝

　細胞は血液中のグルコース（血糖）を取り込んで，エネルギー代謝基質として利用するほか，複合多糖の合成や脂肪酸，アミノ酸，ヌクレオチドなどの合成に利用する．グルコースはグリコーゲンとして貯蔵されるが，肝グリコーゲンは血糖の供給源となるが，筋などのものは自身が利用する．一方，グルコースは，主に肝臓でアミノ酸や乳酸から生成され，血糖が維持されている．

I グルコースの利用

グルコースはエネルギー代謝基質として利用されるほか，脂肪酸，アミノ酸，ヌクレオチドなどの生体分子の合成材料に利用される．

A グルコースの細胞膜通過

- 小腸粘膜細胞でのグルコースの吸収は，Na^+，K^+-ATPアーゼを利用した能動輸送で行われるが，血液からのグルコースの細胞内への取り込みは，**グルコース輸送担体（GLUT）**による促進拡散輸送で行われる．
- GLUTにはインスリン作用が不可欠な**インスリン依存性**のものと，不要な**インスリン非依存性**のものがある．
- 骨格筋，心筋，脂肪細胞での取り込みはインスリン依存性で，肝臓，脳，腎臓，赤血球などでのそれはインスリン非依存性である．

B 解糖系

- **解糖系**は細胞がATP産生のためグルコースを分解するときの最初の代謝経路であり，また，脂肪酸やアミノ酸の合成に必要な物質を供給する経路でもある．

■経路の反応と酵素（a, b）

- 解糖経路は11個の酵素反応からなり，それらはすべて細胞質ゾルで行われる．
- グルコースをグルコース6-リン酸にする反応（反応①）は，細胞がグルコースを利用するときにまず行われる反応である．
- 11個の反応のうち，**ヘキソキナーゼ**（①），**ホスホフルクトキナーゼ**（③），**ピルビン酸キナーゼ**（⑩）の反応の－⊿Gは大きく，この3個は不可逆的反応である（83頁）．
- NAD依存性の脱水素反応が2個あるが，グルコースが乳酸にまで分解される際には，**グリセルアルデヒド3-リン酸デヒドロゲナーゼ**の反応（⑥）で生じた$NADH+H^+$は**乳酸デヒドロゲナーゼ**の反応（⑪）で使われる．
- 中間物質のうち，1, 3-ビスホスホグリセリン酸とホスホエノールピルビン酸は高エネルギーリン酸化合物で（91頁），これらを基質とする**ホスホグリセリン酸キナーゼ**（⑦）と**ピルビン酸キナーゼ**（⑩）の反応で基質レベルでのリン酸化によりATPが産生される．
- 一方，ヘキソキナーゼ（①）とホスホフルクトキナーゼ（③）の反応では，ATPのγ位のリン酸が基質に転移されるので，ATPが消費される．
- 11個の反応の合計は，グルコース＋2ADP＋2Pi→2乳酸＋2ATP＋$2H_2O$ となる．すなわち，激しい運動時に骨格筋で起こる嫌気的解糖では，1分子のグルコースから2分子の乳酸と2分子のATPが産生される．
- **ピルビン酸**がミトコンドリアに移行し利用される際には，反応⑥で生じた$NADH+H^+$はミトコンドリアへ輸送され（98頁），酸化的リン酸化に利用される．

I グルコースの利用

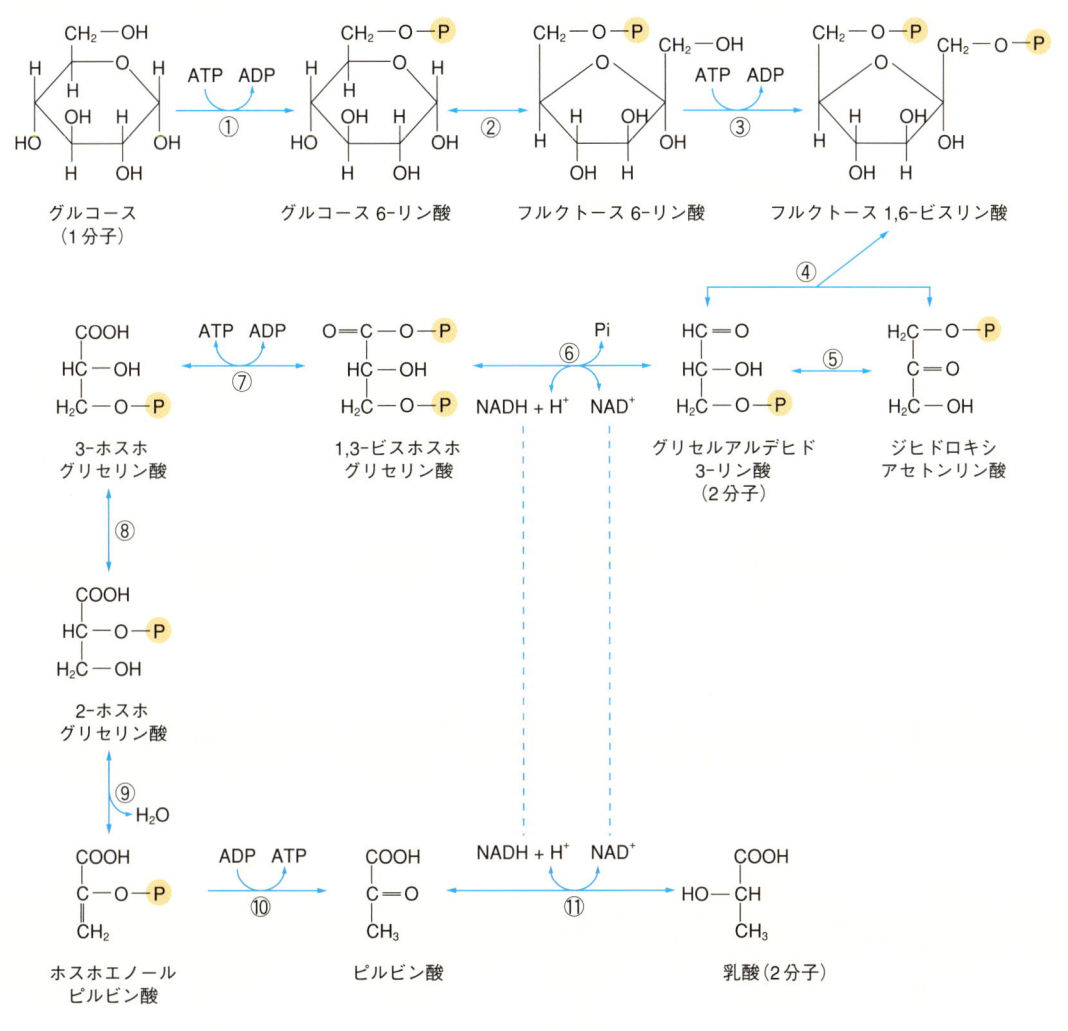

(a) 解糖経路の反応

グルコース（1分子） →① グルコース 6-リン酸 →② フルクトース 6-リン酸 →③ フルクトース 1,6-ビスリン酸

①：ATP → ADP
③：ATP → ADP

フルクトース 1,6-ビスリン酸 →④ グリセルアルデヒド 3-リン酸（2分子） ⇄⑤ ジヒドロキシアセトンリン酸

グリセルアルデヒド 3-リン酸 →⑥ 1,3-ビスホスホグリセリン酸 →⑦ 3-ホスホグリセリン酸 →⑧ 2-ホスホグリセリン酸 →⑨ ホスホエノールピルビン酸 →⑩ ピルビン酸 ⇄⑪ 乳酸（2分子）

⑥：Pi, NADH + H⁺ / NAD⁺
⑦：ATP / ADP
⑨：H₂O
⑩：ADP → ATP
⑪：NADH + H⁺ / NAD⁺

(b) 解糖経路の酵素

反応	酵素名	反応	酵素名
①	ヘキソキナーゼ（グルコキナーゼ）	⑦	ホスホグリセリン酸キナーゼ
②	グルコース 6-リン酸イソメラーゼ	⑧	ホスホグリセリン酸ムターゼ
③	ホスホフルクトキナーゼ	⑨	エノラーゼ
④	フルクトースビスリン酸アルドラーゼ	⑩	ピルビン酸キナーゼ
⑤	トリオースリン酸イソメラーゼ	⑪	乳酸デヒドロゲナーゼ
⑥	グリセルアルデヒド 3-リン酸デヒドロゲナーゼ		

■解糖速度の調節

- 細胞はグルコースを利用するときには，まずグルコースをグルコース6-リン酸にし細胞膜を通過できないようにする．
- この反応を行うヘキソキナーゼには臓器特異的アイソザイムがあり，筋肉や脂肪組織にあるⅡ型は，産物であるグルコース6-リン酸によってアロステリックに阻害される．したがって，これらの臓器ではグルコース6-リン酸の利用速度にみあっただけのグルコースの取り込みが行われる．一方，肝臓にあるⅣ型（**グルコキナーゼ**）はグルコース6-リン酸による阻害を受けない．
- 解糖経路の最も重要な律速酵素は**ホスホフルクトキナーゼ**である．この酵素は典型的なアロステリック酵素で，ATPやクエン酸を抑制剤，AMP，ADP，フルクトース2,6-ビスリン酸を促進剤とする．これによって，細胞内のATP濃度が高いときには解糖速度は遅く，ATPが消費されADPやAMPの濃度が高くなると解糖速度は速くなる．

C ピルビン酸からのアセチルCoAの生成

- 解糖経路で生じたピルビン酸は，好気的条件下では，ミトコンドリアのマトリックスにH^+と共輸送されアセチルCoAになる．
- ピルビン酸をアセチルCoAにする反応は**ピルビン酸デヒドロゲナーゼ複合体**によって行われる．複合体はE_1〜E_3の3つの酵素からなり，**ピルビン酸の酸化的脱炭酸反応**を効率よく行う（a）．
- E_1（ピルビン酸デヒドロゲナーゼ）はビタミンB_1由来の**チアミンニリン酸を補酵素**として必要とするので，グルコースをアセチルCoAにするのには，脂肪酸をそれにするより多くのビタミンB_1が必要である．
- E_2はビタミン様作用因子（38頁）である**リポ酸を補酵素**とし，脱水素反応とアセチル基のCoAへの転移を行う．E_3はNAD依存性のフラビン酵素である．
- ピルビン酸デヒドロゲナーゼ複合体の反応で生じたアセチルCoAはクエン酸回路へ，NADH＋H^+は電子伝達系へ導入される．
- ミトコンドリアにはピルビン酸をアセチルCoAにする反応のほかに，オキサロ酢酸にする反応もある．これは**ピルビン酸カルボキシラーゼ**によって行われ，糖新生（112頁）やクエン酸回路への**オキサロ酢酸の補充**（96頁）に大切である．
- ピルビン酸がアセチルCoAになるか，オキサロ酢酸になるかは，ミトコンドリア内のNADH/NAD^+，アセチルCoA/CoA，ATP/ADPの濃度比によって決まる．すなわち，これらの比が高いとピルビン酸デヒドロゲナーゼ複合体が活性化されアセチルCoAが生成される．逆に，これらの比が高いとピルビン酸カルボキシラーゼが活性化されオキサロ酢酸が生成される．

■グルコースの分解に伴うATPの産生

- グルコースが，解糖経路→アセチルCoAの生成→クエン酸回路→電子伝達系で，完全にCO_2とH_2Oに分解されるときに産生されるATPは，1分子当り36あるいは38分子と計算される（b）．
- 36あるいは38分子の違いは，細胞質ゾルで解糖経路によって生ずる2分子のNADHが，酸化的リン酸化が行われるミトコンドリア内にグリセロールリン酸シャトルで輸送されるか，あるいはリンゴ酸シャトルで輸送されるかの違い（98頁）による．

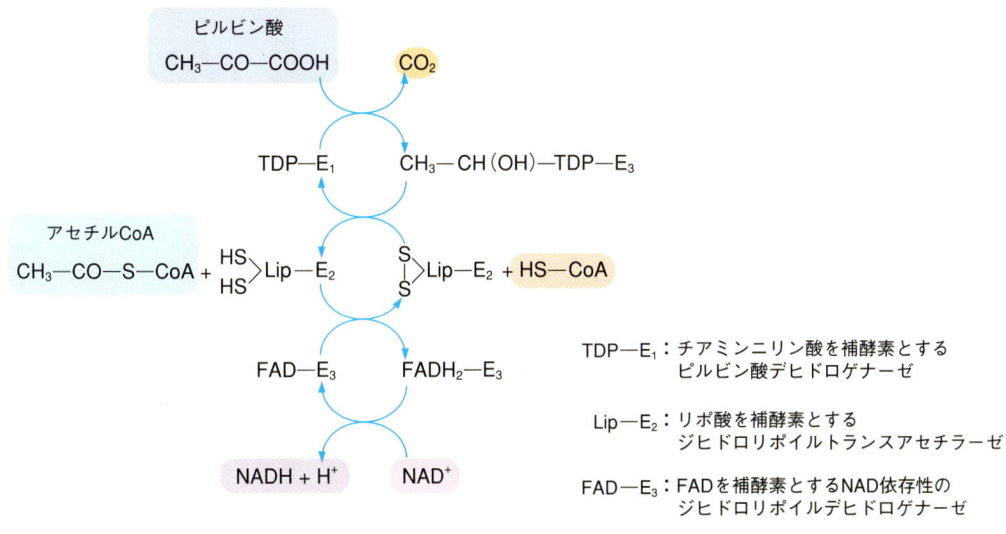

I グルコースの利用

ピルビン酸
$CH_3-CO-COOH$

CO_2

$TDP-E_1$　　$CH_3-CH(OH)-TDP-E_3$

アセチルCoA
$CH_3-CO-S-CoA$ + $\begin{matrix}HS\\HS\end{matrix}\rangle Lip-E_2$　　$\begin{matrix}S\\S\end{matrix}\rangle Lip-E_2$ + $HS-CoA$

$FAD-E_3$　　$FADH_2-E_3$

$NADH + H^+$　　NAD^+

$TDP-E_1$：チアミンニリン酸を補酵素とする
　　　　　ピルビン酸デヒドロゲナーゼ

$Lip-E_2$：リポ酸を補酵素とする
　　　　　ジヒドロリポイルトランスアセチラーゼ

$FAD-E_3$：FADを補酵素とするNAD依存性の
　　　　　ジヒドロリポイルデヒドロゲナーゼ

全体の反応
$CH_3-CO-COOH + HS-CoA + NAD^+ \longrightarrow CH_3-CO-S-CoA + CO_2 + NADH + H^+$

(a) ピルビン酸デヒドロゲナーゼ複合体の反応

(b) グルコースの完全酸化分解に伴うATP生産量

分解経路	基質レベルでのリン酸	酸化的リン酸化
グルコース→2×ピルビン酸 (解糖経路)	2×ATP 2分子の消費と4分子の生成	2×($NADH+H^+$) 2×2ATP★ or 2×3ATP★★
2×ピルビン酸→2×(アセチルCoA＋CO_2) (ピルビン酸からのアセチルCoAの生成)		2×($NADH+H^+$) 2×3ATP
2×アセチルCoA→2×2CO_2 (クエン酸回路と電子伝達系)	2×ATP	2×3($NADH+H^+$)と2×$FADH_2$ 2×3×3ATPと2×2ATP
グルコース→6CO_2+6H_2O	4ATP	32ATP★ or 34ATP★★
	36★ or 38ATP★★	

★NADHがグリセロール3-リン酸シャトルでミトコンドリアに移送された場合
★★NADHがリンゴ酸-アスパラギン酸シャトルでミトコンドリアに輸送された場合

メモ パスツール効果

　細胞を嫌気的(酸素不足)状態から好気的(酸素供給)状態にすると,解糖(グルコース消費)速度が著しく減少し,逆に好気的から嫌気的にすると増加する.この現象を**パスツール効果**という.グルコースの分解に伴うATP産生量は嫌気的状態より好気的なほうがはるかに多く,細胞が消費するATP量に変わりがないので,パスツール効果は起こるべくして起こる現象である.この場合の解糖速度の変化は,酸素分子によるのではなく,ATPとADPによるホスホフルクトキナーゼのアロステリック調節によるものである.

D グルコース以外の六炭糖の利用（a）

- 消化・吸収されたグルコース以外の単糖は門脈を経て肝臓に運ばれ，そこでグルコースの代謝経路に流入し利用される．

■ガラクトースの利用

- 主にラクトースに由来するガラクトースは**ガラクトキナーゼ**でガラクトース1-リン酸となり（反応Ⓐ），これは**ヘキソースウリジルトランスフェラーゼ**によってグルコース1-リン酸に転換される（Ⓑ）．この際，生じた**UDP-ガラクトース**はエピマー化され**UDP-グルコース**になる（Ⓒ）．
- すなわち，ガラクトースはグルコース1-リン酸となりグルコースの代謝系で利用される．

■マンノースの利用

- マンナンなどに由来するマンノースはヘキソキナーゼでマンノース6-リン酸となり，これはイソメラーゼでフルクトース6-リン酸となり利用される（反応Ⓓ）．

■フルクトースの利用

- スクロースに由来するフルクトースは**フルクトキナーゼ**でフルクトース1-リン酸になり，これはアルドラーゼによってジヒドロキシアセトンリン酸とグリセルアルデヒドに分解される．後者はキナーゼによってグリセルアルデヒド3-リン酸となり，前者とともに解糖経路や糖新生経路で利用される（反応Ⓔ～Ⓖ）．

E ペントースリン酸回路（b）

- 細胞質ゾルにはグルコース6-リン酸から，炭素数の異なる単糖のリン酸エステルが生成される代謝系があり，それは**ペントースリン酸回路**とか**ホスホグルコン酸酸化経路**といわれる．
- この経路の前半は（反応Ⓐ～Ⓒ），グルコース6-リン酸からリブロース5-リン酸が生成される酸化的な過程で，**NADPHが産生**され，CO_2**が放出**される不可逆的過程である．
- 細胞内の$NADP^+$の濃度はきわめて低いので，**グルコース6-リン酸デヒドロゲナーゼ**の反応（Ⓐ）と**ホスホグルコン酸デヒドロゲナーゼ**の反応（Ⓒ）は，脂肪酸合成などでNADPHが消費され$NADP^+$が生ずるときでないと，進行しない．
- 後半は，**三～七炭糖**の各種リン酸エステルが**イソメーゼ**，**トランスアルドラーゼ**，**トランスケトラーゼ**によって**相互変換**される過程で，反応はすべて可逆的であり，おのおののリン酸エステルはほとんど平衡状態にある．
- 細胞がNADPHを必要とせずに前半の反応が起こらないときに，リボース5-リン酸などを必要とする場合は，フルクトース6-リン酸とグリセルアルデヒド3-リン酸が解糖経路から供給されて，後半の反応のみが起こる．
- この経路の主な生理的役割は，**脂肪酸などの合成や活性酵素の除去などに必要なNADPHを供給することと，ヌクレオチド合成に必要なリボース5-リン酸を供給することである．**
- ペントースリン酸経路の前半の反応は肝臓，脂肪組織，副腎皮質，赤血球などでは活発であるが，骨格筋では不活発である．

I グルコースの利用

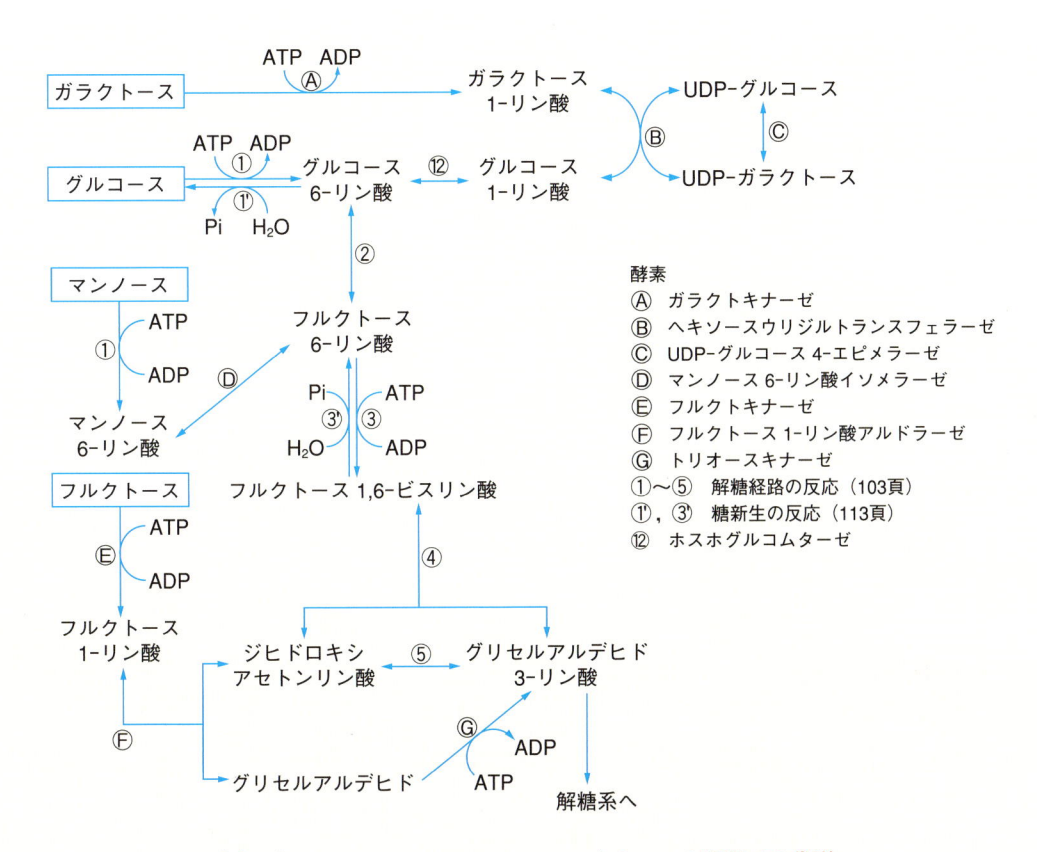

(a) ガラクトース，マンノース，フルクトースの肝臓での代謝

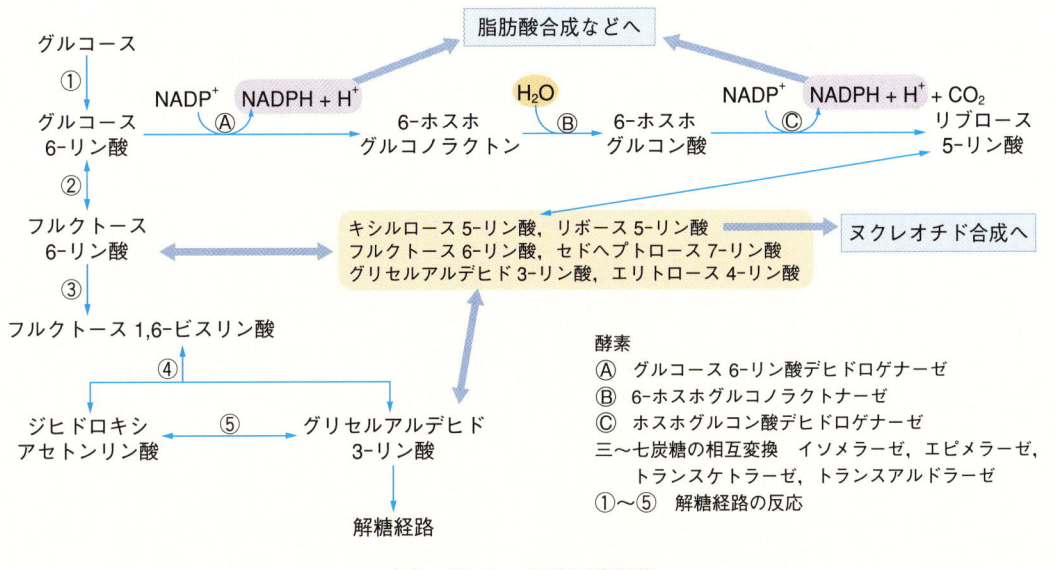

酵素
- Ⓐ ガラクトキナーゼ
- Ⓑ ヘキソースウリジルトランスフェラーゼ
- Ⓒ UDP-グルコース 4-エピメラーゼ
- Ⓓ マンノース 6-リン酸イソメラーゼ
- Ⓔ フルクトキナーゼ
- Ⓕ フルクトース 1-リン酸アルドラーゼ
- Ⓖ トリオースキナーゼ
- ①〜⑤ 解糖経路の反応（103頁）
- ①', ③' 糖新生の反応（113頁）
- ⑫ ホスホグルコムターゼ

(b) ペントースリン酸回路

酵素
- Ⓐ グルコース 6-リン酸デヒドロゲナーゼ
- Ⓑ 6-ホスホグルコノラクトナーゼ
- Ⓒ ホスホグルコン酸デヒドロゲナーゼ
- 三〜七炭糖の相互変換　イソメラーゼ，エピメラーゼ，トランスケトラーゼ，トランスアルドラーゼ
- ①〜⑤ 解糖経路の反応

F グルクロン酸経路（a）

- グルコース1-リン酸がグルクロン酸を経てキシルロース5-リン酸になる代謝経路を**グルクロン酸経路**とか**ウロン酸回路**という．
- この経路の主な生理的役割は，グルクロン酸抱合（160頁）やヒアルロン酸などのグリコサミノグリカンの合成に必要な**UDP-グルクロン酸**を供給することである．また，ヒトを含めた霊長類以外の動植物ではアスコルビン酸（ビタミンC）を産生する経路でもある．
- UDP-グルクロン酸は，UDP-グルコースがNAD依存性のUDP-グルコースデヒドロゲナーゼで酸化されて生成される．
- **アスコルビン酸**は，この経路の中間物質であるL-グロン酸から生成されるが，ヒトはこの反応を触媒するグロノラクトンオキシダーゼをもたないので，アスコルビン酸は食物として摂取しなければならない．

G 糖ヌクレオチドの生成と利用（b, c）

- 糖のグリコシド水酸基にUDP，GDP，CMPなどのヌクレオチドが結合したものを**糖ヌクレオチド**と総称する．
- 単糖ヌクレオチドは単糖の活性化型であり，オリゴ糖や多糖の合成に際して単糖の供与体になる．例えば，グリコーゲンの合成においてはUDP-グルコースのグルコース部分が転移してα1-4結合が順次形成される（110頁）．
- **UDP-グルコースは**，グルコース1-リン酸ウリシリルトランスフェラーゼによって，グルコース1-リン酸にUTPのUDP部分が転移して生成される（b）．
- 複合糖質の糖鎖の合成にはUDP-グルコースのほか，UDP-ガラクトース，UDP-グルクロン酸，UDP-キシロース，UDP-N-アセチルグルコサミン，UDP-N-アセチルガラクトサミン，CMP-N-アセチルノイラミン酸，GDP-マンノースなどが供与体になる（c）．
- これらの糖ヌクレオチドはいずれもグルコースから細胞が独自に生成する．
- グルコサミンはグルコースにアミノ基が転移して生成されるのではなく，フルクトース6-リン酸にグルタミンの酸アミドが転移してグルコサミン6-リン酸が生成される．

$$\text{フルクトース6-リン酸} + \text{グルタミン}$$
$$\longrightarrow \text{グルコサミン6-リン酸} + \text{グルタミン酸}$$

- 糖ヌクレオチドは多糖合成に際して供与体となるばかりでなく，糖の相互変換にも役立っている．すなわち，ヌクレオチドが結合しないと他の糖へ転換できないものもある．例えばUDP-グルコース⇔UDP-ガラクトース，UDP-グルコース⇔UDP-グルクロン酸などの反応がこれに当る（106頁）．

> **メモ　乳腺でのラクトース合成**
>
> ラクトースは乳腺で，グルコースにUDP-ガラクトースのガラクトースが転移して合成される．この反応を触媒するラクトース合成酵素は，通常はN-アセチルガラクトサミンにガラクトースを転移する糖鎖合成酵素として働くが，乳汁の主要タンパク質であるα-ラクトアルブミンが存在すると，これと複合体を形成しラクトースを合成するようになる．

(a) グルクロン酸経路

グルコース 1-リン酸 → UDP-グルコース ⇌ⒶUDP-グルクロン酸 → グルクロン酸抱合 / 複合多糖の合成

2NAD⁺ + H₂O → 2(NADH + H⁺)

UDP-グルクロン酸 → グルクロン酸 → L-グロン酸 → アスコルビン酸合成（ヒトでは起こらない）

L-グロン酸 → L-キシルロース ← キシリトール ← キシルロース ← キシルロース 5-リン酸 → ペントースリン酸経路

Ⓐ UDP-グルコースデヒドロゲナーゼ

(b) UDP-グルコースの生成（グルコース1-リン酸ウリシリルトランスフェラーゼの反応）

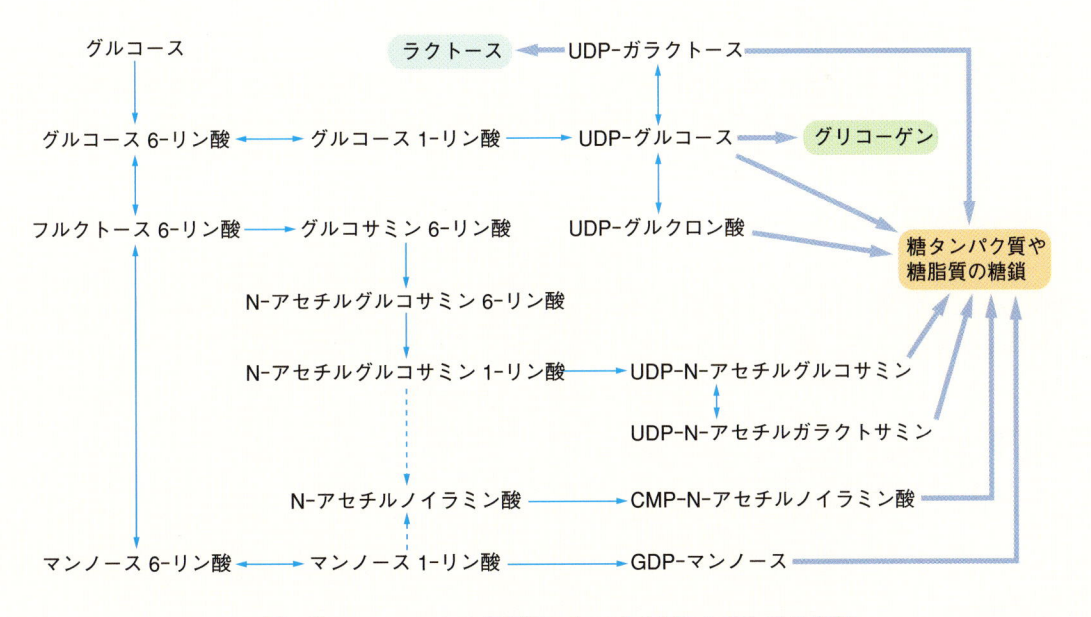

グルコース 1-リン酸 + UTP → UDP-グルコース + ピロリン酸（PPi）

(c) グルコースからの各種糖ヌクレオチドの生成とその利用

グルコース → グルコース 6-リン酸 ⇌ グルコース 1-リン酸 → UDP-グルコース → グリコーゲン

UDP-グルコース → UDP-ガラクトース → ラクトース

フルクトース 6-リン酸 → グルコサミン 6-リン酸 → N-アセチルグルコサミン 6-リン酸 → N-アセチルグルコサミン 1-リン酸 → UDP-N-アセチルグルコサミン

UDP-グルクロン酸

UDP-N-アセチルガラクトサミン

N-アセチルノイラミン酸 → CMP-N-アセチルノイラミン酸

マンノース 6-リン酸 ⇌ マンノース 1-リン酸 → GDP-マンノース

→ 糖タンパク質や糖脂質の糖鎖

II グリコーゲンの合成と分解

　グルコースの貯蔵物質であるグリコーゲンは，ほとんどの細胞に存在するが，特に肝臓と筋肉に多く貯えられている．肝臓のグリコーゲンは必要に応じてグルコースになり血液に放出され，他の細胞が利用する．一方，筋肉などに貯えられたグリコーゲンは，その細胞自身が利用し，他の細胞が利用することはない．

A　グリコーゲンの合成（a）

- グリコーゲンは完全に分解されることはなく，短い分子が残るので，合成はこれをプライマー（種）にして起こる．
- 主鎖のα1-4結合は，**グリコーゲン合成酵素**（シンターゼ）によって，プライマーの非還元末端（17頁）にUDP-グルコースのグルコースが結合して逐次的に伸張される（反応④）．
- UDP-グルコースは活性グルコースともいわれ，グルコース1-リン酸にUTPが反応して生成される（③（109頁（b））．
- グルコース1-リン酸はグルコースからグルコース6-リン酸を経て生成される（①，②）ので，グリコーゲンのグルコース1単位を伸長するのには，2分子担当のATPが消費されることになる．
- 分枝部のα1-6結合は**分枝酵素**（アミロ-1，4→1，6-トランスグルコシダーゼ）によって形成される．

B　グリコーゲンの分解（a）

- 主鎖は，**グリコーゲンホスホリラーゼ**によって，非還元末端側からα1-4結合が逐次的に加リン酸分解され，グルコース1-リン酸を生ずる（⑤）．この反応は分枝部から4つ目のα1-4結合までにしか起こらない．
- 残った部分は**脱分枝酵素**（4α-グルカノトランスフェラーゼ）によって，別の非還元末端に転移され，ホスホリラーゼによって分解される．
- 分解によって生じたグルコース1-リン酸はグルコース6-リン酸を経て利用される．
- 肝臓では**グルコース6-ホスファターゼ**によってグルコース6-リン酸はグルコースとなって血中に放出されるが，筋肉などではこの酵素が発現していないので，グルコース6-リン酸は解糖経路で分解される．

C　グリコーゲンの合成と分解の調節（b）

- グリコーゲンの合成と分解は同時に行われないように合成酵素とホスホリラーゼの活性が調節されている．
- 合成酵素はリン酸化されると不活性化され，ホスホリラーゼは活性化される．リン酸化はグルカゴンやアドレナリンの作用によってcAMP-依存性プロテインキナーゼで行われる（68頁）．

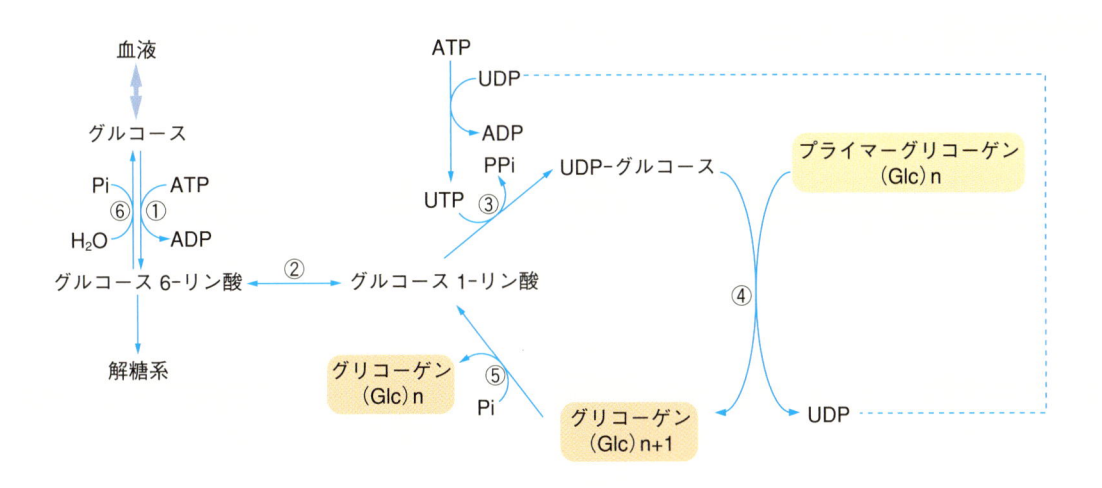

①ヘキソキナーゼ　②ホスホグルコムターゼ　③グルコース 1-リン酸ウリジリルトランスフェラーゼ
④グリコーゲン合成酵素（グリコーゲンシンターゼ）
⑤グリコーゲンホスホリラーゼ　⑥グルコース 6-ホスファターゼ

(a) グリコーゲンの合成（①→④）と分解（⑤→②→⑥）

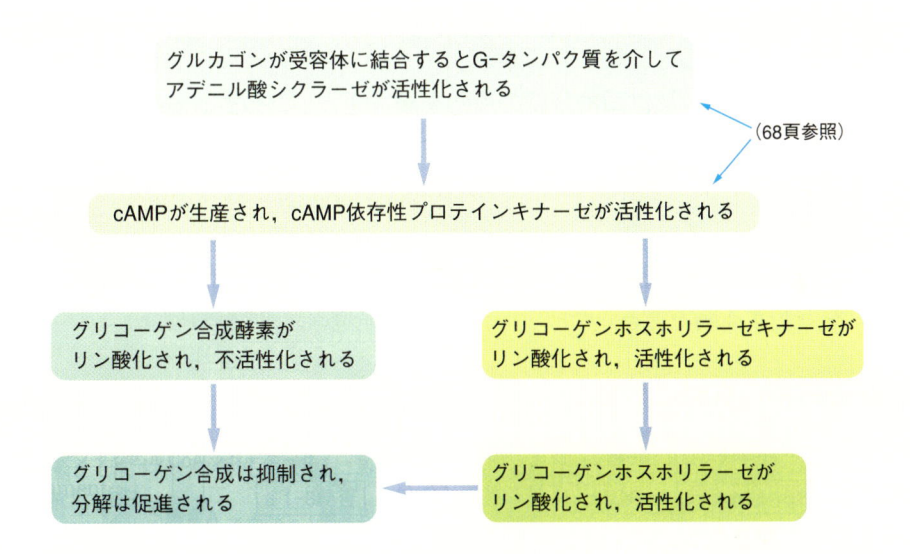

(b) グルカゴンによる肝グリコーゲンの分解促進と合成抑制の仕組み

III 糖新生

　糖質以外の有機化合物からグルコースが生成されることを**糖新生**という．糖新生が大切なのは空腹時，特に夜間や飢餓時にアミノ酸からグルコースを生成し血糖を維持することと，嫌気的解糖で生じた乳酸をグルコースに再生することである．糖新生はほとんど肝臓，一部腎臓で行われ，他の臓器では行われない．

A 糖新生経路

- 乳酸からの糖新生は解糖経路の中間物質を経て行われるが，そこには3個の不可逆的反応があり（102頁），それらの反応は別の酵素反応で行われる．
- ピルビン酸キナーゼの反応は不可逆的なので，ピルビン酸はミトコンドリアに移行し，オキサロ酢酸になる．この炭酸固定反応はビオチンを補酵素とする**ピルビン酸カルボキシラーゼ**によって行われる（反応Ⓐ）．
- オキサロ酢酸はミトコンドリア内膜を通過できないので，リンゴ酸となり細胞質ゾルに輸送され，再びオキサロ酢酸になる．
- オキサロ酢酸は**ホスホエノールピルビン酸カルボキシキナーゼ**によって，脱炭酸とリン酸化を受けてホスホエノールピルビン酸になる（反応Ⓑ）．
- ホスホエノールピルビン酸は解糖経路の反応を順次逆行しフルクトース1,6-ビスリン酸になる．
- 解糖経路のホスホフルクトキナーゼとヘキソキナーゼの反応は不可逆的であるので，**フルクトース1,6-ビスホスファターゼ**と**グルコース6-ホスファターゼ**によってそれぞれ行われる（反応Ⓒ，Ⓓ）．
- 2分子の乳酸から1分子のグルコースが新生されるときの合計の反応は（b）のようになり，糖新生はATPを消費する系である．

B 糖新生の材料の供給と調節

- 解糖経路やクエン酸回路の中間物質へ代謝される物質は糖新生の材料となり得る．
- **糖原性アミノ酸**（142頁）は材料になり得るが，なかでも，アラニン，グルタミン酸，アスパラギン酸が多く利用される．
- 脂肪の分解で生ずるグリセリンはジヒドロキシアセトンになり新生の材料になるが，**脂肪酸**や**ケト原性アミノ酸**の分解によって生ずる**アセチルCoAは材料とはなり得ない**．
- 糖新生に必要なATPは，主にアミノ酸や脂肪酸の分解によって産生されたものである．
- 糖新生経路と解糖経路の酵素活性は相互に調節されており（c），これらが同時に進行しないように調節されている．
- 筋肉では糖新生が行われないので，嫌気的解糖で生じた乳酸は肝臓に運ばれ，グルコースに新生される（**コリサイクル**）（d）．

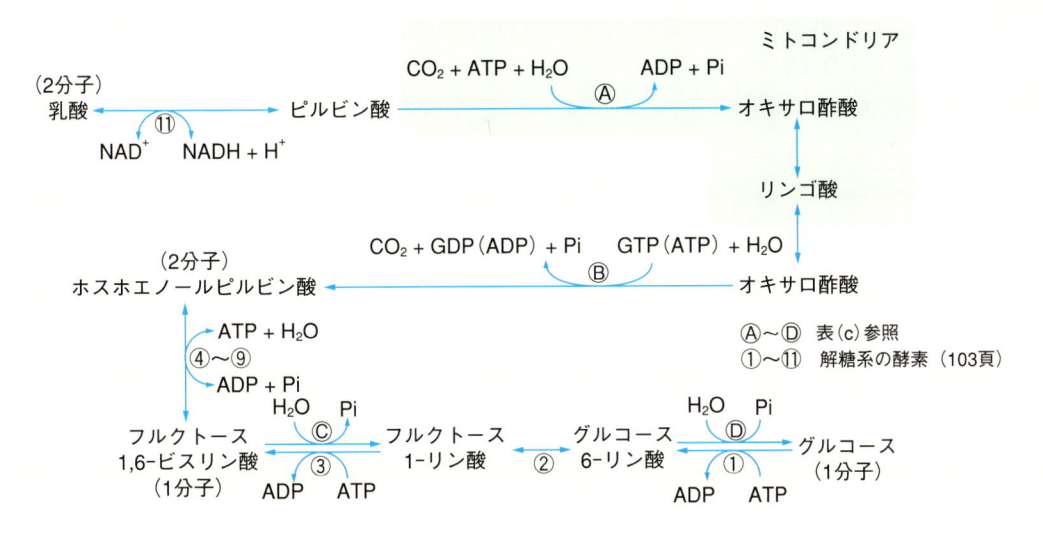

III 糖新生

(a) 糖新生経路

(2分子) 乳酸 ←—⑪— ピルビン酸 —→(Ⓐ: CO₂ + ATP + H₂O → ADP + Pi)→ オキサロ酢酸 （ミトコンドリア）

NAD⁺ ⇌ NADH + H⁺

オキサロ酢酸 ↓ リンゴ酸

(2分子) ホスホエノールピルビン酸 ←—Ⓑ(CO₂ + GDP(ADP) + Pi → GTP(ATP) + H₂O)— オキサロ酢酸

↓ ④〜⑨ (ATP + H₂O → ADP + Pi)

フルクトース1,6-ビスリン酸(1分子) —Ⓒ(H₂O → Pi)/③(ADP ← ATP)→ フルクトース1-リン酸 —②→ グルコース6-リン酸 —Ⓓ(H₂O → Pi)/①(ADP ← ATP)→ グルコース(1分子)

Ⓐ〜Ⓓ 表(c)参照
①〜⑪ 解糖系の酵素（103頁）

(b) 糖新生でのATPの消費と解糖でのATPの産生

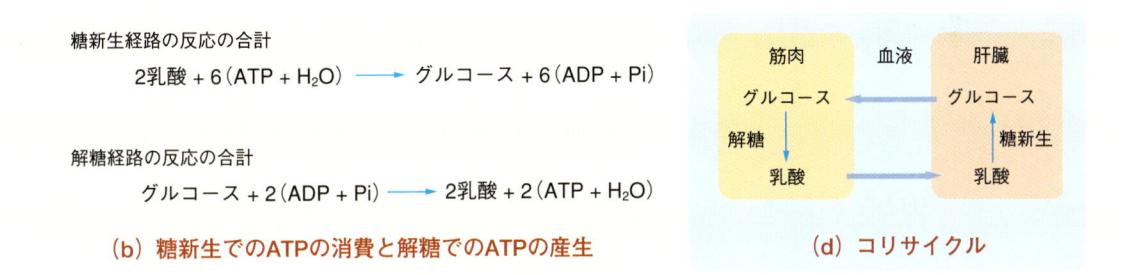

糖新生経路の反応の合計
$$2乳酸 + 6(ATP + H_2O) \longrightarrow グルコース + 6(ADP + Pi)$$

解糖経路の反応の合計
$$グルコース + 2(ADP + Pi) \longrightarrow 2乳酸 + 2(ATP + H_2O)$$

(d) コリサイクル

筋肉：グルコース → 解糖 → 乳酸
肝臓：グルコース ← 糖新生 ← 乳酸
（血液を介して筋肉の乳酸が肝臓へ、肝臓のグルコースが筋肉へ）

(c) 糖新生系の酵素

酵素名	活性調節などの特徴
Ⓐ ピルビン酸カルボキシラーゼ	ATP，アセチルCoA，NADHで活性が促進される．ピルビン酸デヒドロゲナーゼ複合体と逆の調節（104頁）
Ⓑ ホスホエノールピルビン酸カルボキシキナーゼ	短寿命酵素（半減期約10分）で，グルココルチコイドの作用で誘導（産生量の増加）される（72頁）
Ⓒ フルクトース1,6-ビスホスファターゼ	ATPによって活性が促進され，AMPやフルクトース2,6ビスリン酸によって抑制される．ホスホフルクトキナーゼと逆の調節（104頁）
Ⓓ グルコース6-ホスファターゼ	特別な調節は受けない．肝臓と腎臓にのみ存在する．

Ⓐ〜Ⓓ：図aの反応・記号

Ⅳ 血 糖

血液中のグルコースを**血糖**といい，その濃度を血糖値と呼ぶ．血糖値は血液に流れ込むグルコース量（供給量）と，血液から細胞に取り込まれる量（需要量）のバランスによって決定される．

A 血糖の供給と需要（a）

- すべての細胞（臓器）は代謝に必要なグルコースを血液から取り入れるが，血液にグルコースを供給するのは主に肝臓である．
- 吸収されたグルコースは門脈で肝臓に運ばれ，肝グリコーゲン合成などに使われるが，多くは血糖として放出される．なお，グルコース以外の単糖はグルコースの代謝経路に導入され，肝細胞が利用するか，グルコースに変換され血液に放出される．したがって，乳糖やショ糖を摂取しても血液中にガラクトースやフルクトースは存在しない．
- 健常人の空腹時の血糖値は70〜90mg/100mlである．摂食後は140mg/100ml位まで増加するが，2〜3時間後には元に戻る（b）．これは食事性高血糖に伴ってインスリン分泌が増加し，筋肉や脂肪細胞でのグルコースの利用が増すからである．
- 空腹時にも血糖値が70〜90mg/100mlに維持されるのは，需要に見合う分だけ，グリコーゲンの分解や糖新生で生じたグルコースを肝臓が供給しているからである．
- 脳はグルコースのみをエネルギー代謝基質にしているので，血糖低下の影響を強く受け，血糖値が50mg/100ml以下になると昏睡状態になり時には死を招く．
- 血糖は腎糸球体で濾過され，尿細管で再吸収されるが，再吸収閾値（〜180mg/100ml）以上になると尿中にグルコースが出現する（尿糖）．高血糖では血液の浸透圧が上昇し，多飲，多尿などが起こるが，高血糖自体は直接生命に危険を与えることはない．

B 血糖の調節

- 血糖は供給と需要の両面から，主にホルモンによって調節されている．
- 血糖低下作用があるホルモンはインスリンのみであるが，上昇作用のあるのはグルカゴン，アドレナリンなど数種類ある（c, d）．
- インスリンはグルコースの細胞膜通過性を高め，利用を促進することによって，結果的に血糖を低下させる．
- グルカゴン，アドレナリン，成長ホルモンは，血糖を維持するために肝グリコーゲンの分解を促進し，グルココルチコイドは糖新生を促進する．低血糖は直接生命に危険を及ぼすので，それを防ぐ仕組みとしてこのような内分泌系が備わっている．

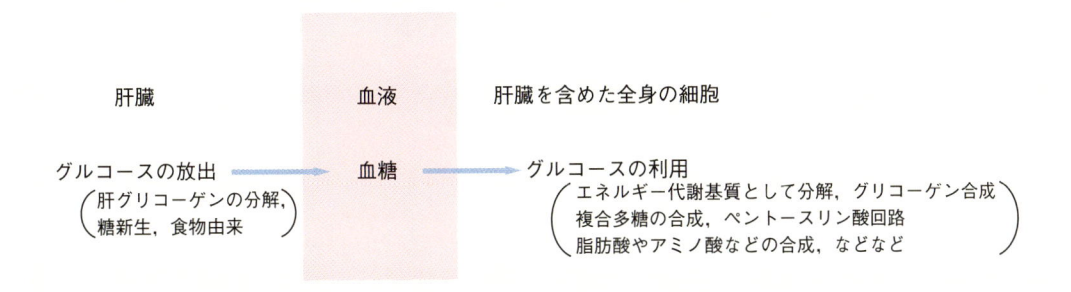

肝臓　　　　　　血液　　　肝臓を含めた全身の細胞

グルコースの放出 ──→ 血糖 ──→ グルコースの利用
　（肝グリコーゲンの分解，　　　　　（エネルギー代謝基質として分解，グリコーゲン合成
　　糖新生，食物由来）　　　　　　　　複合多糖の合成，ペントースリン酸回路
　　　　　　　　　　　　　　　　　　　脂肪酸やアミノ酸などの合成，などなど）

(a) 血糖の供給と需要

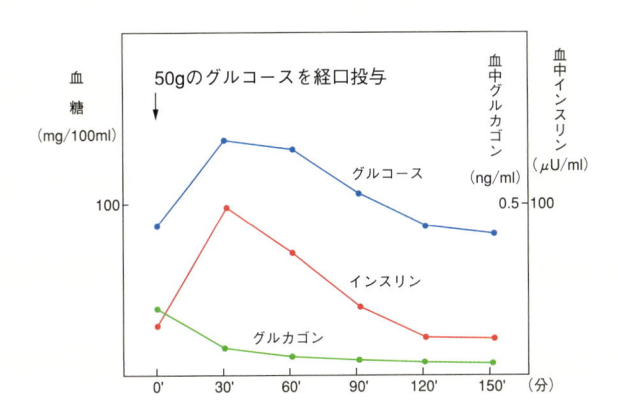

(b) 50gのグルコースを経口投与したときの血糖曲線

(c) 血糖を低下させるホルモンとその仕組み

インスリン	筋肉などの末梢組織でのグルコースの取り込みを促進し，その利用を促進する．肝臓でのグリコーゲン合成を促進し，分解を抑制する．

(d) 血糖を上昇させるホルモンとその仕組み

グルカゴン	肝臓でのグリコーゲン合成を抑制し，分解を促進する．
アドレナリン	肝臓や筋肉などでのグリコーゲン合成を抑制し，分解を促進する．
グルココルチコイド	肝臓での糖新生を促進し，末梢組織でのグルコースの利用を抑制する．
成長ホルモン	肝臓でのグリコーゲン分解を促進する．
甲状腺ホルモン	インスリンの分解を促進する．アドレナリン感受性を増大させる．

栄養士に必要な豆知識

糖尿病

　糖尿病は，インスリンの分泌低下や作用不足によって，高血糖と糖質をはじめとした広範囲の代謝障害が引き起こされる疾患である．

　糖尿病には若年で発症する1型糖尿病と中年以降に発症する2型糖尿病がある．わが国の糖尿病患者の95％以上を占め，生活習慣病として位置付けられているのは2型である．

2型糖尿病

　インスリン分泌の低下がみられるのは少なく，多くは標的細胞でのインスリン感受性の低下（**インスリン抵抗性**という）によって発症する．したがって，インスリン投与を必要とする患者は少なく，**インスリン非依存型糖尿病**（NIDDM，non-insulin-dependent diabetes mellitus）ともいわれる．

　インスリン抵抗性は遺伝的素因に加えて，過食，運動不足，肥満，ストレスなどの後天的因子（生活習慣）が加わることによって起こるとされている．

　2型糖尿病では，かなりの高血糖でも無症状か軽い症状のみで，検査を受けるまで気づかないことが多い．日本糖尿病学会では，糖尿病の診断手順とともに血糖値および75g糖負荷試験結果の判定基準を呈示している（表）．

　自覚症状としては，高血糖に基づく浸透圧利尿による口渇・多飲・多尿，体重減少，易疲労感などが典型的である．適切な治療が行われない場合に最も問題になるのは慢性合併症である．特に網膜症，腎症，神経障害は糖尿病の三大合併症といわれる．また，免疫力が低下し，種々の感染症を合併しやすい．

　2型糖尿病の予防と治療の基本は食事療法と運動療法である．これらについては，栄養士として必須な知識なので，臨床栄養学などで，十二分に勉強し，理解しておくことが大切である．

1型糖尿病

　インスリン量の絶対的不足によって起こる糖尿病であり，インスリン投与が不可欠で，**インスリン依存型糖尿病**（IDDM）ともいわれる．多くは小児期に発症し，日本では年間に500人程が罹患するといわれているが，その頻度は欧米の約1/20程度である．

　病理学的には膵臓のランゲルハンス島のB細胞が選択的に破壊されているが，その原因は十分には解明されていない．多くの症例で発病初期にグルタミン酸デカルボキシラーゼなどに対する自己抗体が検出されており，自己免疫の関与が指摘されている．また，ウイルス感染も原因の1つと考えられている．

　2型と同様な症状がみられるが，1型では**ケトアシドーシス性昏睡**が起こりやすく，これが初発症状のこともまれではない．

　インスリンや経口血糖降下剤の使用時には，適切な食事をとらないと，低血糖性昏睡を起こすことがあるので十分注意する必要がある．

空腹時血糖値と75g糖質負荷試験2時間値の判定基準

	正常域	糖尿病域
空腹時血糖値	<110 mg/100 ml	≧126 mg/100 ml
75g糖負荷試験2時間値	<140 mg/100 ml	≧200 mg/100 ml
判定基準	両者を満たすものを正常型とする	いずれかを満たすものを糖尿病型とする
	正常型にも糖尿病型にも属さないものを境界型とする	

9 脂質の代謝

　脂質の代謝を学ぶには血漿リポタンパク質の種類・動態・役割を知ることが不可欠である．脂肪は脂肪組織にのみ貯蔵され，必要に応じて脂肪酸になり血液中に動員される．脂肪酸はエネルギー代謝基質としてばかりでなく，ケトン体やコレステロール合成に必要なアセチルCoAを，β酸化で供給する．逆に，脂肪酸は主にグルコースに由来するアセチルCoAから合成されるが，不飽和脂肪酸のなかには生体内で合成されないものもある．この章では上記の事柄のほか，リン脂質や糖脂質の合成，コレステロール合成などについて記す．

I 脂質の血中輸送と脂肪の貯蔵・動員

　脂質は水に溶け難いので，タンパク質と複合体（リポタンパク質）を形成して血液中を運ばれる．**血漿リポタンパク質**はキロミクロン，VLDL，LDL，HDLの4種に大別され，それらは，主にどんな脂質をどこからどこに運ぶかなどの役割が違っている．

A 血漿リポタンパク質の種類と構造

- リポタンパク質はタンパク質とリン脂質の親水性部分で表面を覆い，内部に疎水性の脂質を包み込んだ基本的な構造をもつ（22頁）．
- 血漿中のものは，密度の違いによって，**キロミクロン，VLDL（超低密度リポタンパク質），LDL（低密度リポタンパク質），HDL（高密度リポタンパク質）**に大別される．
- リポタンパク質のタンパク質部分を**アポ（リポ）タンパク質**といい，それはapo A，apo B，apo C，apo Eに大別され，さらに細分類される．アポタンパク質は単に脂質と複合体を形成するばかりでなく，種々の機能をもつ．
- 各種の血漿リポタンパク質の構成脂質，アポタンパク質，主な役割を表に示す（a）．

B 血漿リポタンパク質の動態

■キロミクロン（b）

- 食事由来の脂質（78頁）は，小腸粘膜細胞で，apo B-48やapo Aと複合体を形成し，リンパ管を経て血液中に入る．この未熟なキロミクロンはHDLからapo CやapoEを受け取ってキロミクロンとなる．
- キロミクロン中の主成分であるトリアシルグリセロール（TG）は，毛細血管に付着している**リポプロテインリパーゼ**によって脂肪酸とグリセリンに分解され，脂肪酸は主に脂肪組織（細胞）に取り込まれる．
- 大部分のTGを脂肪組織に移し，生じた**キロミクロンレムナント**（遺残粒子）はapo B-48受容体を介して，肝臓にエンドサイトーシスで取り込まれる．
- キロミクロンの役割は，簡潔にいうと，食事由来のTGを運搬することである．

■VLDL（b）

- VLDLは，肝臓で生成された（あるいは運ばれてきた）TG，コレステロール（Ch），リン脂質（PL）などと，apo B-100，apo C，apo Eなどとで肝臓で形成され，血液に放出されたものである．
- VLDL中のTGは，キロミクロン中のものと同じように，リポプロテインリパーゼで分解され，生じた脂肪酸は脂肪組織のほか筋肉に取り込まれる．
- 多くのTGを失い，さらにapo CをHDLに渡したVLDLは**IDL（中間密度リポタンパク質）**となる．IDLの一部は肝臓に取り込まれるが，多くはapo Eも失ってLDLになる．
- VLDLの役割は，肝臓由来のTGの輸送とLDLの前駆体となることである．

(a) 血漿リポタンパク質の種類，組成，役割

種類（名称）	キロミクロン	超低密度リポタンパク質（VLDL）	低密度リポタンパク質（LDL）	高密度リポタンパク質（HDL）
密度	～0.95	0.96～1.01	1.02～1.06	1.07～1.21
組成（%） タンパク質	1～2	8～12	20～22	42～58
組成（%） TG	80～90	50～70	8～11	4～5
組成（%） Ch	3～6	15～20	35～40	15～20
組成（%） PL	3～6	15～20	25～30	24～30
アポタンパク質	apo B-48 apo E, A-I, C	apo B-100 apo E, C	apo B-100	apo A-I apo E, A-II, C
主な役割	食事由来のTGの輸送	肝臓から末梢組織へのTGの輸送	肝臓から末梢組織へのChの輸送	末梢組織から肝臓へのChの輸送

TG：トリアシルグリセロール，Ch：コレステロール，PL：リン脂質
組成の数値はおおよその値，　　　　は最も多く含まれる脂質と主要アポタンパク質

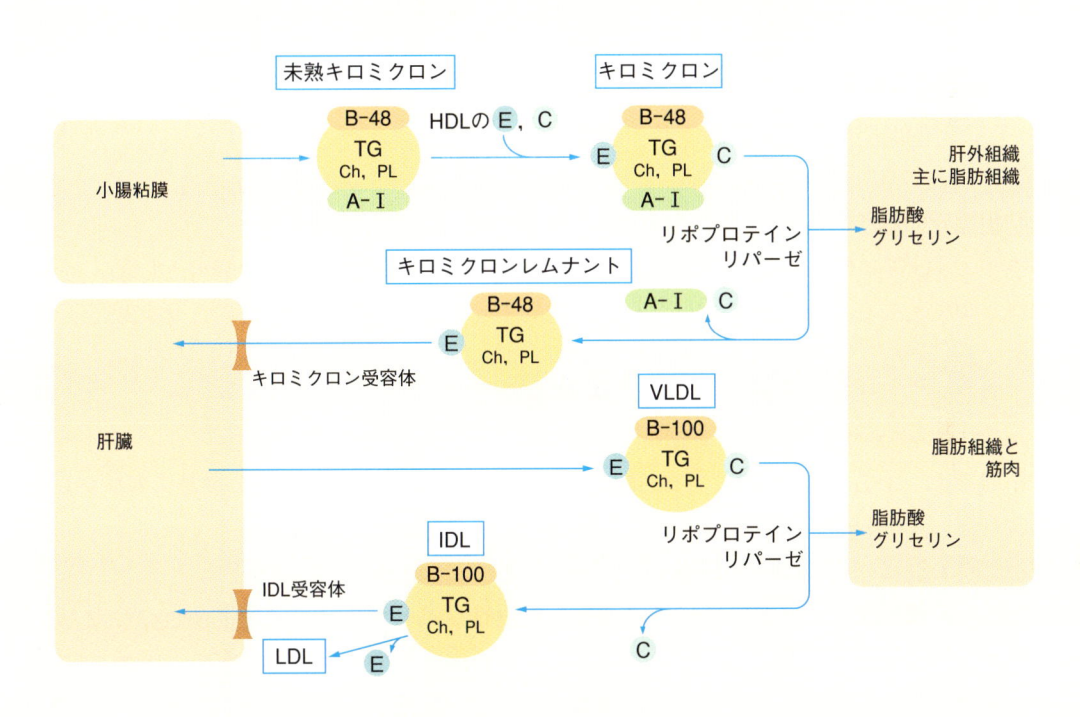

(b) キロミクロンとVLDLの動態

■LDL（a）

- LDLは血液中でVLDLを前駆体として作られるリポタンパク質で，コレステロール含量が多い．
- LDLは，各組織に分布している**LDL受容体**を介して細胞内に取り込まれる．取り込まれたLDLはリソゾームで解体・分解され，細膜膜の形成などに必要なコレステロールなどを供給する．肝臓にもLDL受容体はもちろん存在し，肝外組織に取り込まれなかったものは肝臓で処理される．
- LDLの役割を簡潔にいうと，肝臓からコレステロールを末梢組織に運ぶことである．

■HDL（b）

- HDLの主要アポタンパク質はapo A-Ⅰで，他にapo Cとapo Eを含む．多くは肝臓由来のものであるが，小腸粘膜由来のものもある．後者はapo A-Ⅰのみを含むものが血液中で前者からapo Cとapo Eを譲り受けたものである．
- 血液に放出された直後のHDLはコレステロール含量の低い円盤状の小球であるが，肝臓以外の組織やLDL中のコレステロールを抜き取り成熟HDLとなり，最終的に肝臓に戻る．
- HDLの役割を簡潔にいうと，末梢組織のコレステロールを肝臓に運ぶ（逆輸送という）ことと，apo Cやapo Eを小腸由来の未熟なキロミクロンに供給することである．

C 脂肪の貯蔵と動員（b）

- 脂肪（TG）は脂肪組織にのみ貯蔵され，必要に応じて脂肪酸とグリセリンに分解され血液に放出（動員）される．

■脂肪組織での脂肪の貯蔵

- 食事由来のTGはキロミクロンの成分として，肝臓由来のTGはVLDLの成分として，血液中を運ばれ，両者ともリポプロテインリパーゼで脂肪酸とグリセリンに分解され，脂肪細胞に取り込まれる．この過程で，apo C-Ⅱはリポプロテインリパーゼの活性化因子として働く．
- 脂肪細胞でのTGの合成は**ホスファチジン酸経路**（128頁）で行われるが，その際に必要なグリセロール3-リン酸はグルコースを分解して供給される．
- 脂肪組織ではグルコースを材料にして脂肪酸が合成されるので（125頁），糖質の過剰摂取はTGの貯蔵を促し，肥満の原因になる．

■貯蔵脂肪の動員

- 脂肪細胞の**貯蔵脂肪**は，必要に応じて**ホルモン感受性リパーゼ**によって脂肪酸とグリセリンに分解され，血液に放出される．
- ホルモン感受性リパーゼは，グルカゴンやアドレナリンの作用で活性化され，インスリンの作用で不活性化される．すなわち，貯蔵脂肪は筋肉などの他の臓器が脂肪酸を利用する分量だけ動員され，血漿中の遊離脂肪酸の濃度は5～10mg/100mlに，これらのホルモンによって調節されている．
- 放出された脂肪酸は血清アルブミンに結合して，主にそれをエネルギー代謝基質とする骨格筋，心筋に運ばれ利用される．グリセリンのほとんどは肝臓に運ばれ利用される．

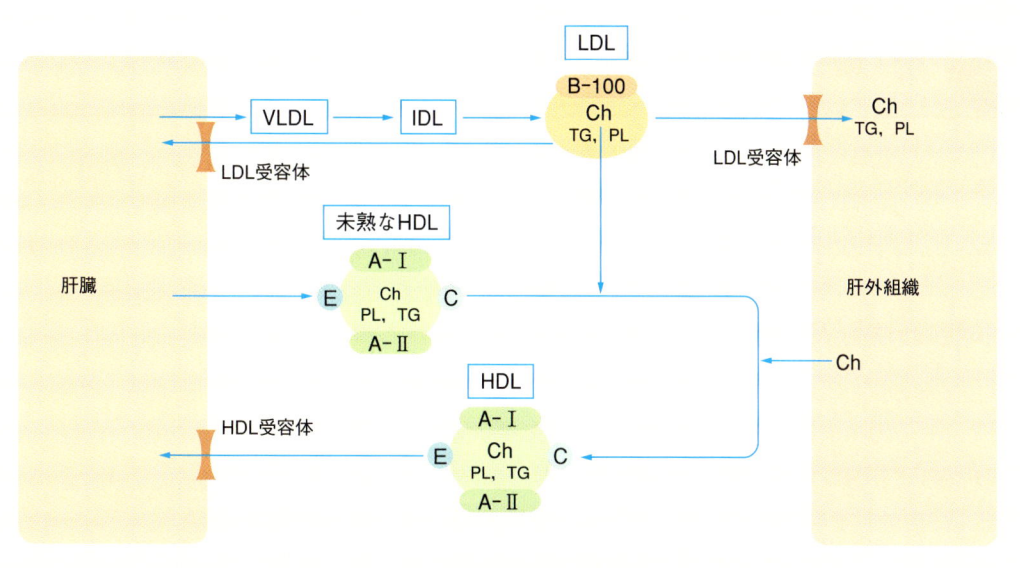

(a) **LDLとHDLの動態**

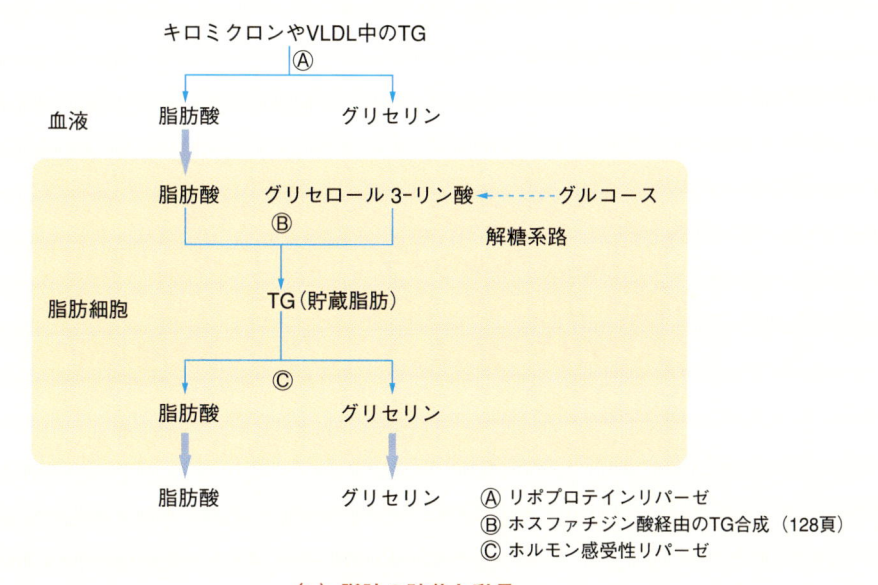

(b) **脂肪の貯蔵と動員**

Ⓐ リポプロテインリパーゼ
Ⓑ ホスファチジン酸経由のTG合成（128頁）
Ⓒ ホルモン感受性リパーゼ

II 脂肪酸の代謝

　脂肪酸は炭素が2個ずつ順次切断され，アセチルCoAになる．この分解経路は**β酸化**といわれ，ミトコンドリアのマトリックスにある．一方，合成はアセチルCoAを出発物質とし，炭素数が2個ずつ伸長されるが，これは細胞質ゾルにある**脂肪酸合成系**で行われる．

A 脂肪酸の分解（β酸化）

- β酸化は脂肪酸をエネルギー代謝基質として分解する最初の経路であるとともに，ケトン体やコレステロールの合成に必要なアセチルCoAを脂肪酸から供給する経路でもある．

　■脂肪酸のミトコンドリア内への移行（a）

- 細胞に取り込まれた脂肪酸は，ミトコンドリア外膜に存在する**アシルCoAシンテターゼ**により**アシルCoA**になる．この反応はATPを消費する反応で，ATPはAMPとピロリン酸に分解される（反応Ⓐ）．
- アシルCoAは，外膜は通過できるが内膜はできないので，膜間腔で**アシルカルニチン**になりマトリックスに運ばれ，そこで再びアシルCoAになる（反応ⒷとⒸ）．
- **カルニチン**は主に肝臓でリシンとメチオニンから生成され，各組織に分布しているが，心筋や骨格筋に特に多く含まれている．

　■β酸化の反応と酵素（b）

- β酸化は酸化（脱水素）→加水→酸化→開裂の4つの反応からなる．
- 2つの脱水素反応はFAD依存性の**アシルCoAデヒドロゲナーゼ**（反応①）と，NAD依存性の**3-ヒドロキシアシルCoAデヒドロゲナーゼ**（反応③）によって行われる．
- 最後に3-ケトアシルCoAが**チオラーゼ**によってα位とβ位の炭素間がチオール開裂し，炭素数が2個少なくなったアシルCoAとアセチルCoAが生ずる（反応④）．
- 炭素数が少なくなったアシルCoAはさらにβ酸化が繰り返され，アセチルCoAになる．例えば，炭素18個のステアロイルCoAは8回のβ酸化を受け，9個のアセチルCoAになる．その間に8個の$FADH_2$と8個の$NADH+H^+$が生ずる．
- アセチルCoAはクエン酸回路へ，$FADH_2$と$NADH+H^+$は電子伝達系に渡されるので，ステアリン酸が完全にCO_2とH_2Oに分解されるときのATP産生は，1分子当り146分子と計算される．
- 不飽和脂肪酸は，二重結合の位置によって反応に違いはあるが，最終的に2-トランス-エノイルCoAになりβ酸化される．
- 炭素数が奇数個の脂肪酸の場合は最後に**プロピオニルCoA**が生ずるが，これはスクシニルCoAに変換されクエン酸回路に入る．
- 脂肪酸の酸化には，β酸化のほかに，α炭素が酸化され炭素数が1個ずつ少なくなる**α酸化**，ω位の炭素が酸化されジカルボン酸になる**ω酸化**がある．

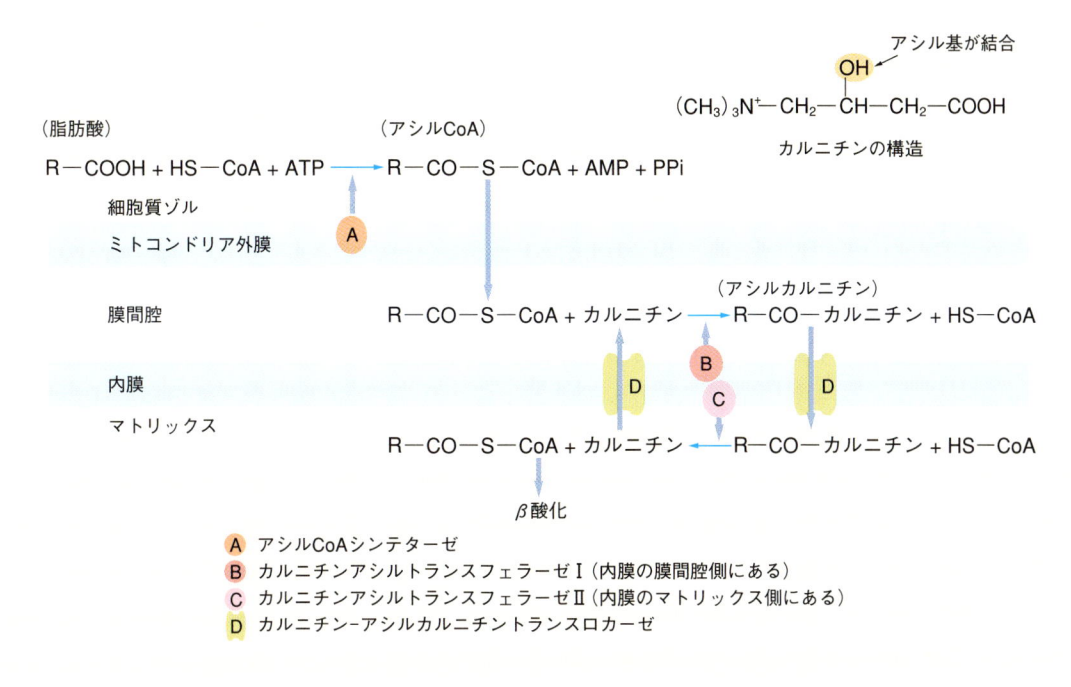

II 脂肪酸の代謝

アシル基が結合
(CH₃)₃N⁺―CH₂―CH―CH₂―COOH
              OH
カルニチンの構造

（脂肪酸）　　　　　　　　（アシルCoA）
R―COOH + HS―CoA + ATP ─(A)→ R―CO―S―CoA + AMP + PPi

細胞質ゾル
ミトコンドリア外膜

膜間腔
R―CO―S―CoA + カルニチン ─→ R―CO―カルニチン + HS―CoA

内膜　　　(D)　(B)(C)　(D)

マトリックス
R―CO―S―CoA + カルニチン ←─ R―CO―カルニチン + HS―CoA

β酸化

- A　アシルCoAシンテターゼ
- B　カルニチンアシルトランスフェラーゼⅠ（内膜の膜間腔側にある）
- C　カルニチンアシルトランスフェラーゼⅡ（内膜のマトリックス側にある）
- D　カルニチン-アシルカルニチントランスロカーゼ

(a) 脂肪酸の活性化とミトコンドリア内への移行

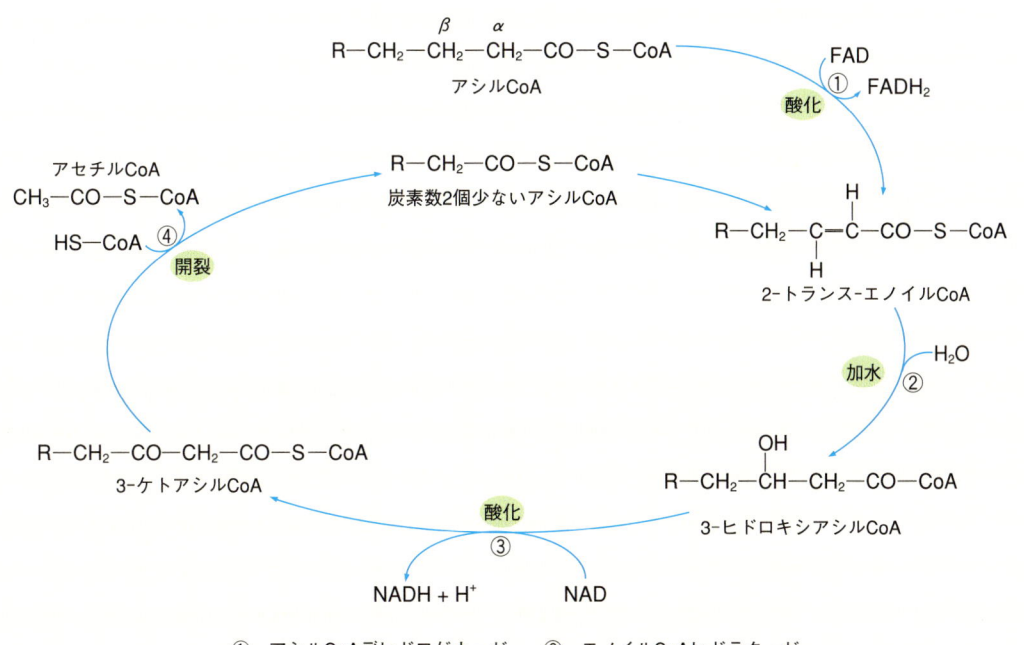

β　α
R―CH₂―CH₂―CH₂―CO―S―CoA　　アシルCoA

① 酸化　FAD → FADH₂

R―CH₂―C=C―CO―S―CoA　　2-トランス-エノイルCoA

② 加水　H₂O

R―CH₂―CH(OH)―CH₂―CO―CoA　　3-ヒドロキシアシルCoA

③ 酸化　NAD → NADH + H⁺

R―CH₂―CO―CH₂―CO―S―CoA　　3-ケトアシルCoA

④ 開裂　HS―CoA

アセチルCoA　CH₃―CO―S―CoA

R―CH₂―CO―S―CoA　　炭素数2個少ないアシルCoA

① アシルCoAデヒドロゲナーゼ　② エノイルCoAヒドラターゼ
③ 3-ヒドロキシアシルCoAデヒドロゲナーゼ　④ チオラーゼ

(b) β酸化の反応と酵素

B ケトン体の生成と利用（a）

- アセト酢酸，3-ヒドロキシ酪酸，アセトンの3者を**ケトン体**と総称する．前2者は生理的状態でも血漿中に1〜2mg/100ml存在し，心筋などがエネルギー代謝基質として利用する重要な物質である．一方，アセトンは糖尿病や飢餓時などで前2者が増加したときにのみ認められる．

■ケトン体の合成

- **アセト酢酸**と**3-ヒドロキシ酪酸**は，β酸化で生ずるアセチルCoAを材料にして，主に肝臓のミトコンドリアで生成される．すなわち，
- アセチルCoAが3分子縮合して生ずる3-ヒドロキシ3-メチルグルタリルCoA（**HMG-CoA**）から，**HMG-CoAリアーゼ**によってアセト酢酸が生成され，これが還元されて3-ヒドロキシ酪酸が生成される（反応①〜④）．
- アセト酢酸も3-ヒドロキシ酪酸もミトコンドリア膜や細胞膜をよく通過できる物質で，生成されたこれらは血液に放出される．
- インスリンの作用不足などでグルコースの利用が妨げられ，オキサロ酢酸の補充（96頁）が足りず，脂肪酸の分解が亢進すると，アセト酢酸の生成が増え，血中濃度も増える（**ケトン血症**）．その場合にはアセト酢酸の一部は非酵素的に脱炭酸されアセトンになる．

■ケトン体の分解

- 心筋，骨格筋，腎臓などではアセト酢酸の分解能が高く，3-ヒドロキシ酪酸とアセト酢酸はグルコースや脂肪酸に優先してエネルギー代謝基質として利用される．
- アセト酢酸はスクシニルCoAのCoAを転移されアセトアセチルCoAになり（反応⑤），これは2個のアセチルCoAに分解される．
- アセチルCoAはクエン酸回路で分解されるので，ケトン体は脂肪酸に比べ利用されやすいエネルギー代謝基質である．

C エイコサノイドの生成（b）

- 傍分泌系の情報伝達物質（66頁）としてさまざまな作用をもつプロスタグランジン，トロンボキサン，ロイコトリエンなどのエイコサノイドは，アラキドン酸から生成される．
- 材料となるアラキドン酸は細胞膜に存在するグリセロリン脂質が**ホスホリパーゼA_2**によって分解され供給される．この酵素は種々の刺激によって増加するCa^{2+}によって活性化され，この段階でエイコサノイド生成が主に律速されている．
- プロスタンジンやトロンボキサンにはいろいろな種類があるが，いずれもアラキドン酸からシクロオキシゲナーゼによって生成されるプロスタグランジンG_2を経て生成される．
- 一方，種々のロイコトリエンはアラキドン酸からリポキシゲナーゼによって生成されるヒドロペルオキシエイコサテトラエン酸を経て生成される．

Ⅱ 脂肪酸の代謝

肝臓での生成

アセチルCoA + アセチルCoA → ① (CoA) → アセトアセチルCoA → ② アセチルCoA, CoA → HOOC—CH₂—C(CH₃)(OH)—CH₂—CO—S—CoA 3-ヒドロキシ 3-メチルグルタリルCoA (HMG-CoA)

③ → アセチルCoA

HOOC—CH₂—CH(OH)—CH₃ 3-ヒドロキシ酪酸 ⇌ ④ (NAD⁺ / NADH + H⁺) ⇌ HOOC—CH₂—CO—CH₃ アセト酢酸

血液 — 血中ケトン体
3-ヒドロキシ酪酸 ／ アセト酢酸 — CO₂ → アセトン（非酵素反応）

心筋，骨格筋などでの分解
3-ヒドロキシ酪酸 → ④' → アセト酢酸 → ⑤ → スクシニルCoA ← クエン酸

クエン酸回路: コハク酸 → オキサロ酢酸
アセトアセチルCoA → ①' (CoA) → 2×アセチルCoA

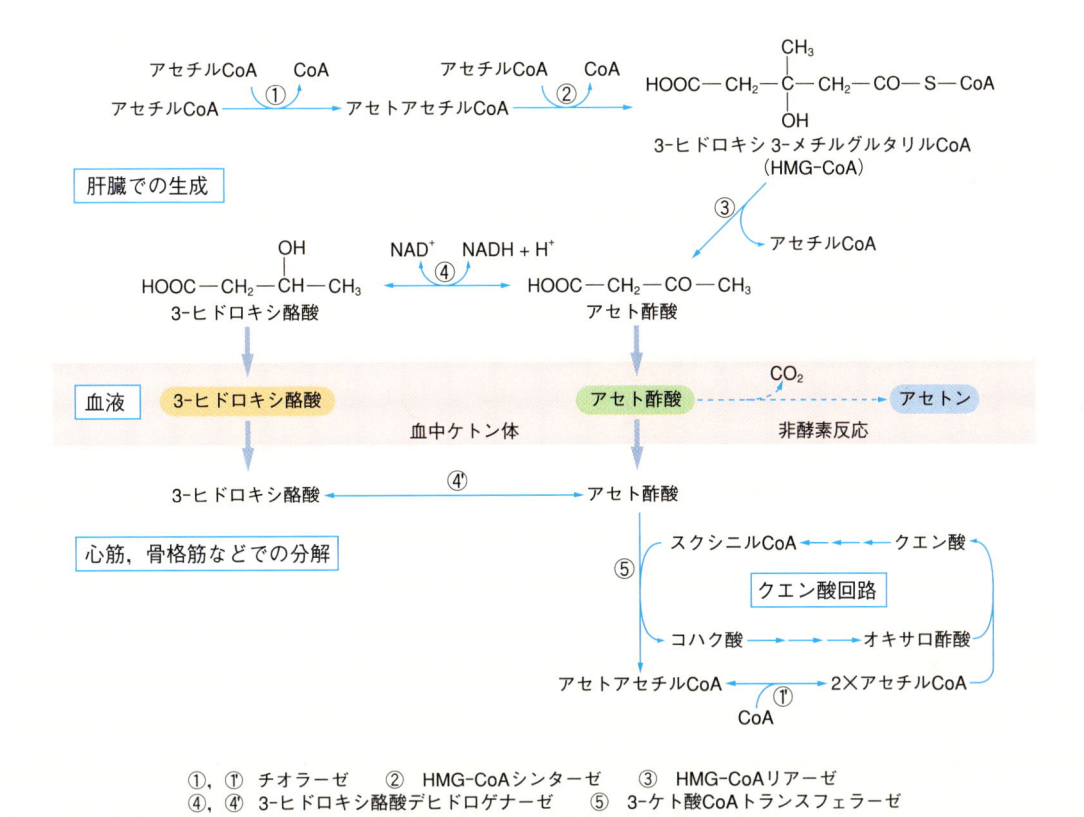

①，①' チオラーゼ　②　HMG-CoAシンターゼ　③　HMG-CoAリアーゼ
④，④' 3-ヒドロキシ酪酸デヒドロゲナーゼ　⑤　3-ケト酸CoAトランスフェラーゼ

(a) ケトン体の生成と分解

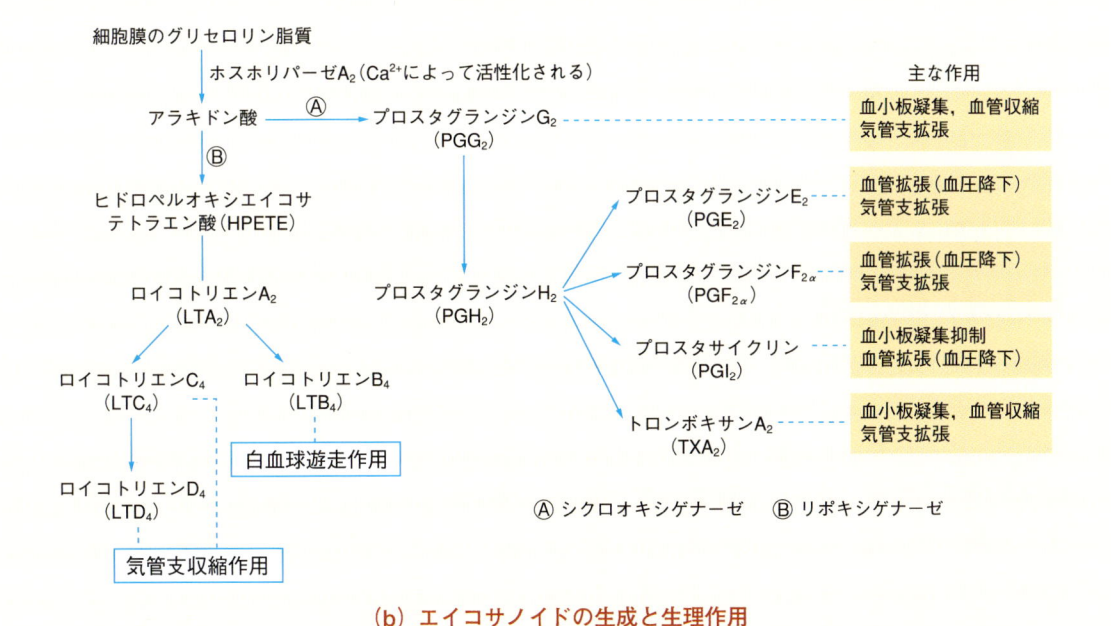

細胞膜のグリセロリン脂質
↓ ホスホリパーゼA₂（Ca²⁺によって活性化される）
アラキドン酸 —Ⓐ→ プロスタグランジンG₂（PGG₂） … 血小板凝集，血管収縮／気管支拡張
　　Ⓑ↓
ヒドロペルオキシエイコサテトラエン酸（HPETE）
↓
ロイコトリエンA₂（LTA₂）
↓　　　　　　　↓
ロイコトリエンC₄（LTC₄）　ロイコトリエンB₄（LTB₄）— 白血球遊走作用
↓
ロイコトリエンD₄（LTD₄）— 気管支収縮作用

プロスタグランジンG₂ → プロスタグランジンH₂（PGH₂）
→ プロスタグランジンE₂（PGE₂）… 血管拡張（血圧降下）／気管支拡張
→ プロスタグランジンF₂α（PGF₂α）… 血管拡張（血圧降下）／気管支拡張
→ プロスタサイクリン（PGI₂）… 血小板凝集抑制／血管拡張（血圧降下）
→ トロンボキサンA₂（TXA₂）… 血小板凝集，血管収縮／気管支拡張

主な作用

Ⓐ シクロオキシゲナーゼ　Ⓑ リポキシゲナーゼ

(b) エイコサノイドの生成と生理作用

D 飽和脂肪酸の合成

- 炭素数16個のパルミチン酸までは，**アセチルCoAを材料にして細胞質ゾルの脂肪酸合成系で，主に肝臓や脂肪組織で合成される．**

■アセチルCoAの供給とマロニルCoAの生成

- 材料となるアセチルCoAはグルコースとケト原性アミノ酸に由来し，これはミトコンドリアで生成される．アセチルCoAはクエン酸になり，ATPが多いときにクエン酸回路で分解されず（96頁），細胞質ゾルに運ばれ再びアセチルCoAとなる（a）．
- 炭素鎖の伸長にはアセチルCoAではなく，**マロニルCoA**が使われる．これは**アセチルCoAカルボキシラーゼ**によって，アセチルCoAにCO_2が固定され生成される（b）．この反応が脂肪酸合成系の**律速段階**である．
- アセチルCoAカルボキシラーゼはクエン酸で促進され，パルミトイルCoAや長鎖脂肪酸で抑制されるアロステリック酵素である．また，グルカゴンの作用でリン酸化され不活性型になり，インスリンの作用で脱リン酸化され活性型になる．

■脂肪酸合成酵素の反応（c）

- 合成は7つの酵素反応で行われるが，これらはすべて**脂肪酸合成酵素**と呼ばれる**多機能酵素**（62頁）で触媒される．
- この多機能酵素は2個のサブユニットからなり，そのおのおのは7つの反応を触媒する酵素活性と，合成中間物質を保持するアシルキャリアプロテイン（ACP）をもつ．
- 合成反応は，一方のサブユニットの縮合酵素のSH基にアセチル基が，片方のACPのSH基にマロニル基がセットされ（反応①，②），開始される．
- アセチル基がマロニル基の2位に縮合し，還元→脱水→還元され，炭素が2個伸びたアシル基が生成される（反応③〜⑥）．この際の**還元反応に必要な$NADPH＋H^+$**はペントースリン酸回路と，**リンゴ酸酵素**の反応（aの⑧）で供給される．
- 上記の合成サイクルが7回繰り返され，炭素数が16個まで伸長されると，CoAが反応し，パルミトイルCoAが遊離される（反応⑦）．
- パルミトイルCoAからの**炭素鎖のさらなる伸長は小胞体とミトコンドリアで，別の酵素反応によって行われる．**

E 不飽和脂肪酸の生成

- 脂肪酸の不飽和化は小胞体で，**不飽和化酵素**によって行われる．この酵素は既存の二重結合とカルボキシル基の間に二重結合を形成するが，反対側には形成できない．すなわち，
- ステアリン酸から**オレイン酸**（C_{18}, $\Delta 1$, n9）は生成されるが，これから**リノール酸**（C_{18}, $\Delta 2$, n6）は生成されない．リノール酸から**γ-リノレン酸**（C_{18}, $\Delta 3$, n6）は生成され，これから**アラキドン酸**（C_{20}, $\Delta 4$, n6）は生成されるが，リノール酸から**α-リノレン酸**（C_{18}, $\Delta 3$, n3）は生成されない．
- リノール酸，リノレン酸，アラキドン酸の3者を，栄養学では必須（不可欠）脂肪酸とよぶ．

Ⅱ 脂肪酸の代謝

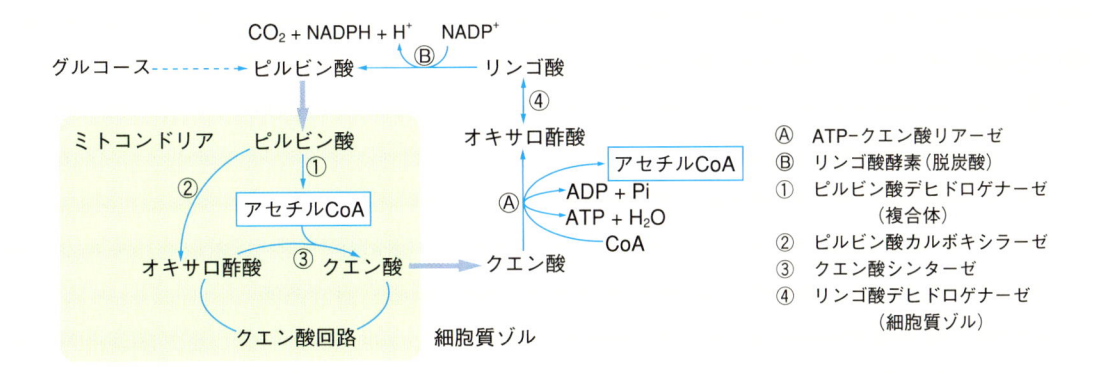

(a) アセチルCoAのミトコンドリアからの細胞質ゾルへの移行

Ⓐ ATP-クエン酸リアーゼ
Ⓑ リンゴ酸酵素(脱炭酸)
① ピルビン酸デヒドロゲナーゼ(複合体)
② ピルビン酸カルボキシラーゼ
③ クエン酸シンターゼ
④ リンゴ酸デヒドロゲナーゼ(細胞質ゾル)

アセチルCoA　　　　　　　　　　　　マロニルCoA
$CH_3-CO-S-CoA + CO_2 + ATP + H_2O \longrightarrow HOOC-CH_2-CO-S-CoA + ADP + Pi$

アセチルCoAカルボキシラーゼ

(b) マロニルCoAの生成反応

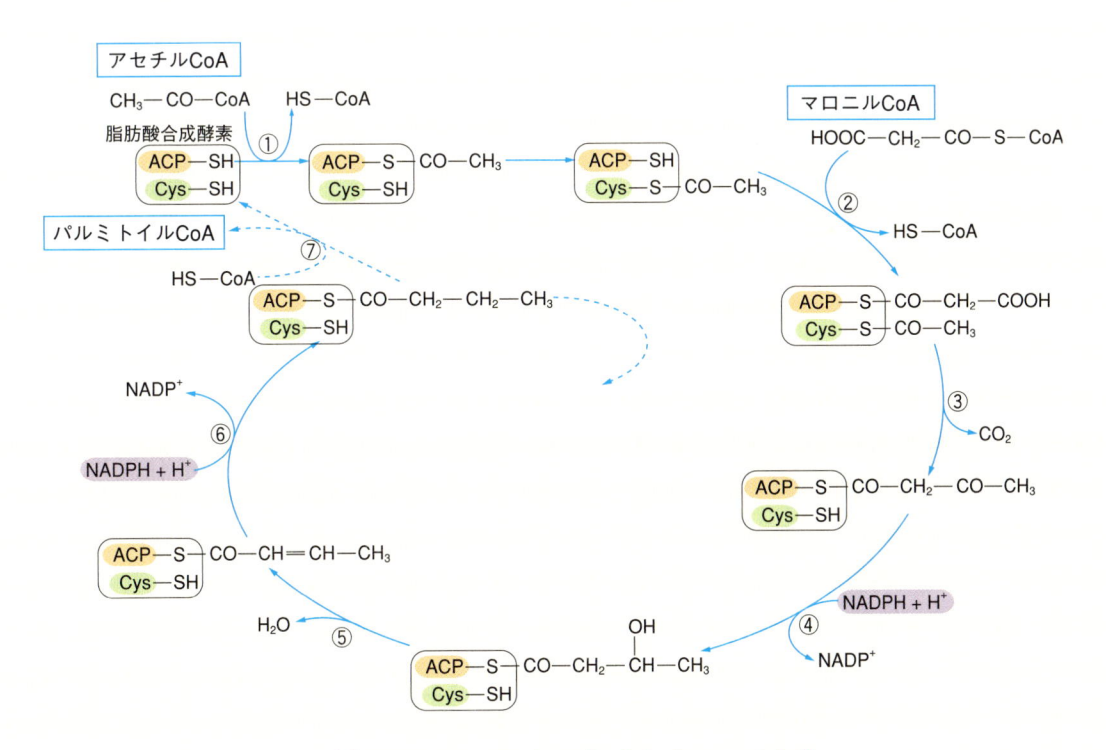

(c) アセチルCoAからのパルミトイルCoAの合成

III グリセロ脂質とスフィンゴ脂質の代謝

A トリアシルグリセロールの合成（a）

- トリアシルグリセロール（TG）の合成経路には，肝臓や脂肪組織で行われるホスファチジン酸経路と，小腸粘膜で行われるモノアシルグリセロールアシル化経路がある．
- ホスファチジン酸経路では，グリセロール3-リン酸にアシルCoAのアシル基が順次転移しホスファチジン酸が生成される（反応①，②）．これが加水分解されて1,2-ジアシルグリセロール（DG）となり（反応③），さらにアシル基が転移してTGが合成される（反応④）．
- グリセロール3-リン酸は，肝臓ではグリセリンからグリセリンキナーゼによって供給されるが（反応Ⓐ），脂肪組織ではこの酵素がほとんど発現していないので，解糖経路で生ずるジヒドロキシアセトンリン酸が還元され，供給される（反応Ⓑ）．
- モノアシルグリセロールアシル化経路は，吸収されたモノアシルグリセロールと脂肪酸から，小腸粘膜細胞でTGが再合成される（78頁）経路である（反応⑤と④）．

B グリセロリン脂質の合成（b）と分解（c）

- ホスファチジルコリンはDGにCDP-コリンのコリンリン酸が転移して合成される（反応①）．CDP-コリンは活性コリンともいわれ，コリンがコリンキナーゼによってコリンリン酸となり，これにCTPが反応して生成される．
- ホスファチジルコリンはホスファチジルエタノールアミンがメチル化されても生成される（反応②）．
- ホスファチジルエタノールアミンはDGにCDP-エタノールアミンが反応して生成される（反応③）．ホスファチジルセリンはホスファチジルエタノールアミンのエタノールアミンがセリンと置き換えられ生成される（反応④）．
- ホスファチジルイノシトールはCDP-DGにイノシトールが転移して生成される．
- グリセロリン脂質の各種エステル結合を加水分解する酵素をホスホリパーゼと総称し，それはどこのエステル結合を分解するかによって，A_1，A_2，C，Dなどに分類される（c）．

C スフィンゴ脂質の合成（d）

- 各種のスフィンゴ脂質は，スフィンゴシンにアシル基が結合したセラミドから作られる．
- パルミチン酸とセリンからジヒドロスフィンゴシン（二重結合のないスフィンゴシン）が生成され（反応①），これにアシルCoAのアシル基が転移し，酸化されてセラミドが合成される（反応②）．
- セラミドにホスファチジルコリンのコリンリン酸が転移し，スフィンゴミエリンが生成される（反応Ⓐ）
- セラミドに，UDP-ガラクトースなどの糖ヌクレオチド（108頁）の糖が転移して，種々のスフィンゴ糖脂質が合成される（反応Ⓑ）

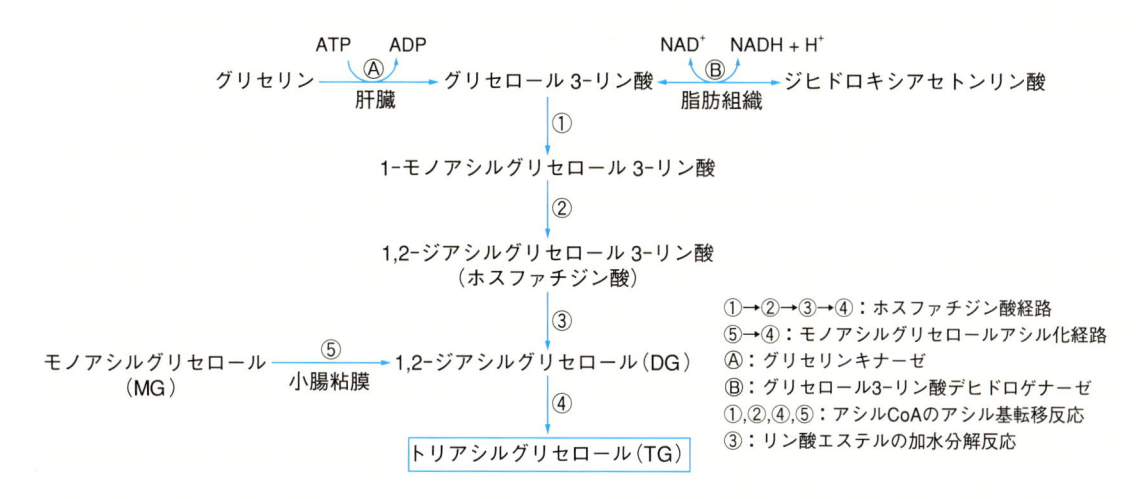

III グリセロ脂質とスフィンゴ脂質の代謝

```
                ATP    ADP                    NAD⁺   NADH + H⁺
                  Ⓐ                             Ⓑ
グリセリン ──────────── グリセロール 3-リン酸 ──────────── ジヒドロキシアセトンリン酸
              肝臓              │                脂肪組織
                                │①
                    1-モノアシルグリセロール 3-リン酸
                                │②
                    1,2-ジアシルグリセロール 3-リン酸
                         （ホスファチジン酸）
                                │③
モノアシルグリセロール ─⑤→ 1,2-ジアシルグリセロール（DG）
     （MG）       小腸粘膜          │④
                         トリアシルグリセロール（TG）
```

①→②→③→④：ホスファチジン酸経路
⑤→④：モノアシルグリセロールアシル化経路
Ⓐ：グリセリンキナーゼ
Ⓑ：グリセロール3-リン酸デヒドロゲナーゼ
①,②,④,⑤：アシルCoAのアシル基転移反応
③：リン酸エステルの加水分解反応

(a) トリアシルグリセロールの合成

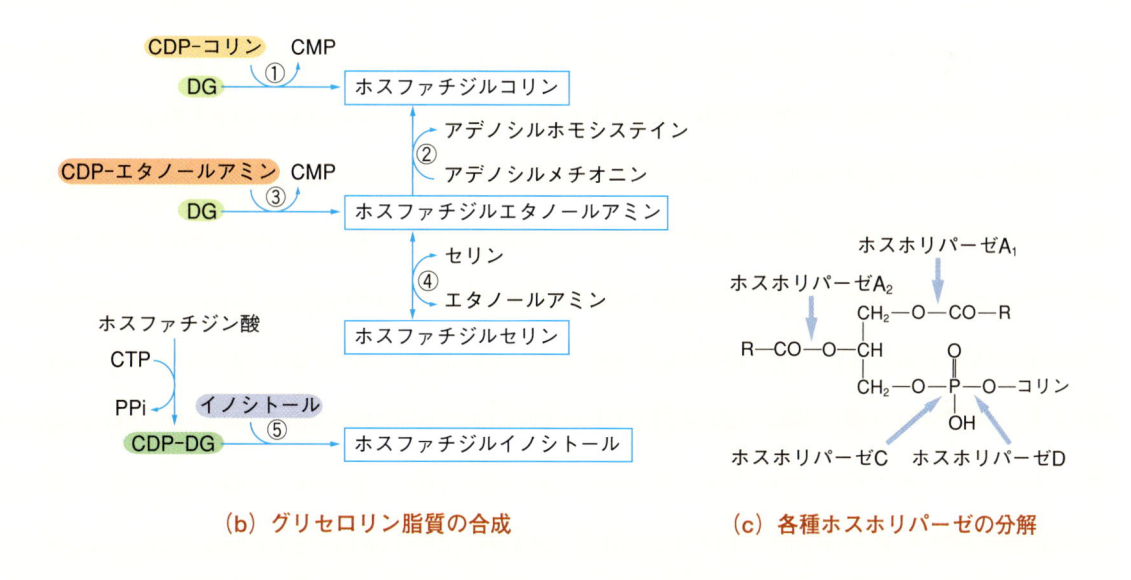

(b) グリセロリン脂質の合成

CDP-コリン　CMP
　　DG　①→ ホスファチジルコリン
                ↑ アデノシルホモシステイン
                ② アデノシルメチオニン
CDP-エタノールアミン　CMP
　　DG　③→ ホスファチジルエタノールアミン
                ↑ セリン
                ④ エタノールアミン
ホスファチジン酸   ホスファチジルセリン
   CTP
   PPi   イノシトール
  CDP-DG ─⑤→ ホスファチジルイノシトール

(c) 各種ホスホリパーゼの分解

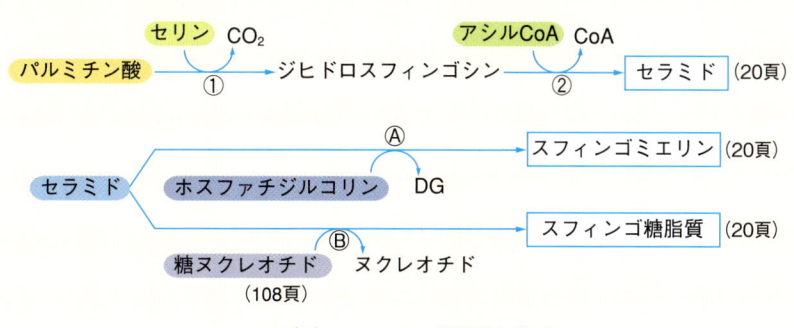

```
          ホスホリパーゼA₁
ホスホリパーゼA₂  ↓
         CH₂—O—CO—R
  R—CO—O—CH    O
              ‖
         CH₂—O—P—O—コリン
                │
                OH
       ↑              ↑
  ホスホリパーゼC   ホスホリパーゼD
```

(d) スフィンゴ脂質の合成

```
        セリン CO₂            アシルCoA  CoA
パルミチン酸 ──①→ ジヒドロスフィンゴシン ──②→ セラミド （20頁）

                        Ⓐ
         ┌── ホスファチジルコリン ─── スフィンゴミエリン （20頁）
セラミド ─┤                        DG
         └── 糖ヌクレオチド ─── ヌクレオチド ─── スフィンゴ糖脂質 （20頁）
              （108頁）    Ⓑ
```

IV ステロイドの代謝

ヒトはコレステロールを1日0.2〜0.4g摂取するほか，1〜1.5gを主に肝臓で合成し，生体膜の構成成分として，また，ステロイドホルモンや胆汁酸などの各種ステロイドの前駆体として利用する．

A コレステロールの合成（a）

- 複雑な構造をもつコレステロールもアセチルCoAから一連の反応を経て合成される．この合成経路は細胞質ゾルと小胞体にまたがっている．
- 合成は細胞質ゾルで，3分子のアセチルCoAが縮合し**HMG-CoA**が生成され，開始される．アセチルCoAはミトコンドリアで生成されるので，クエン酸となり細胞質ゾルに移行し，再びアセチルCoAになる（126頁）．HMG-CoAの生成はケトン体の合成の場合と同じ様式で行われるが（125頁），酵素はミトコンドリアのものと違うアイソザイムである．
- HMG-CoAは**HMG-CoAレダクターゼ**によって還元され**メバロン酸**になる（反応Ⓐ）．この反応がコレステロール合成の重要な律速反応である．この反応は産物であるメバロン酸によって阻害されるほか，コレステロールによってフィードバック阻害される．また，この酵素はインスリンや甲状腺ホルモンの作用で活性化され，グルカゴンやグルココルチコイドの作用で不活性化される．
- メバロン酸が活性イソプレノイドを経て**スクアレン**になり（Ⓑ），これが閉環してステロイド核をもつ**ラノステロール**が合成される（Ⓒ）．ラノステロールからさらに多くの酵素反応を経てコレステロールが生成される（Ⓓ）．
- 肝臓で合成されたコレステロールは主にVLDLの成分として血漿に放出され，LDLとして末梢組織に運ばれ利用される（120頁）．

B 胆汁酸の生成（b）

- コール酸やケノデオキシコール酸などの一次胆汁酸は，コレステロールから肝臓で生成される．これらはグリシンやタウリンと抱合し，胆管を経て腸内に排出され，脂質の消化・吸収を助ける．
- コレステロールからの胆汁酸の生成は，7位の水酸化に始まり，二重結合の飽和化，側鎖の切断とカルボキシル化などによって行われる．一次胆汁酸は腸内細菌によって，リトコール酸やデオキシコール酸などの二次胆汁酸に変換される．

C ステロイドホルモンの生成（73頁のa）

- 副腎皮質や性腺などでの各種ステロイドホルモンの生成はプレグネノロンを経て行われる．プレグネノロンは，コレステロール側鎖切断酵素系によって，コレステロールの側鎖が切断されて生ずる．

Ⅳ ステロイドの代謝

(a) アセチルCoAからのコレステロール合成

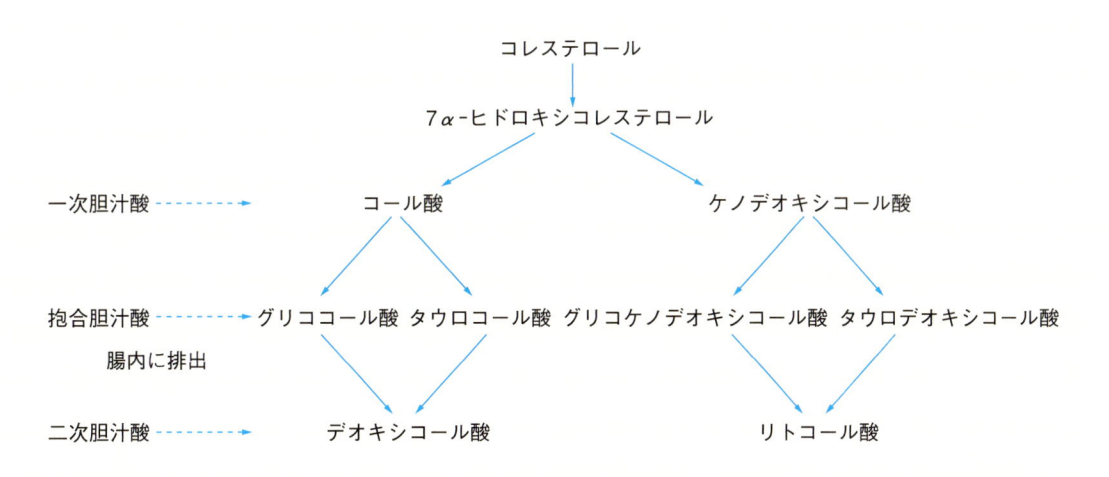

(b) 胆汁酸の生成

📝メモ　レシチン・コレステロールアシルトランスフェラーゼ（LCAT）

　レシチン・コレステロールアシルトランスフェラーゼ（**LCAT**，通称エルキャット）は，血液中でコレステロール（Ch）にレシチンの2位のアシル基を転移し，コレステロールエステル（ChE）にする酵素である．LCATは肝臓で生成され血液中に放出されたもので，その生理的役割はHDLが末梢組織やLDLからChを抜き取るとき（120頁），Chをより疎水性の強いChEにし，HDLの中心部に移動させることである．ちなみに，HDL中のChの約90％はエステル型である．

栄養士に必要な豆知識

高脂血症

　血液（血漿）中の脂質濃度が増加した状態を高脂血症といい，どの脂質成分が増加したかによって，**高トリグリセリド血症**と**高コレステロール血症**に分けられる．なお，血漿中のリン脂質（150〜200 mg/100 ml）が増加することはきわめてまれである．また，遊離脂肪酸が増加した高脂肪酸血症は，高脂血症とは別に取り扱われるのが一般的である．

　血漿脂質はリポタンパク質の成分として存在するので，高脂血症を高キロミクロン血症，高LDL血症に分けることもある．なお，HDLが増加することはほとんどなく，逆に，HDL中のコレステロールの減少が動脈硬化の指標になることから，**低HDLコレステロール血症**は高脂血症として取り扱われる．

　日本動脈硬化学会の診療ガイドラインでは，高脂血症の診断基準を表のように定めている．

　高脂血症には，まず高脂血症が生じ，それによって種々な症状や疾患が誘発される**原発性高脂血症**と，何んらかの基礎的疾患があり，それによって生ずる**続発性高脂血症**がある．

　続発性高脂血症は高脂血症の約4割を占めるといわれている．糖尿病，ネフローゼ症候群，甲状腺機能低下症，急性肝炎，胆汁うっ滞などで起こる．

　原発性高脂血症は増加する脂質成分とリポタンパク質の種類によって，Ⅰ〜Ⅴ型に分けられる（WHOの分類）．

　Ⅰ型：トリグリセリドとキロミクロンが著明に増加する型で，リポタンパク質リパーゼや，それを活性化するアポタンパク質C−Ⅱの先天的異常によって起こる．**原発性高キロミクロン血症**はこの型に属し，肘や殿部などに発疹性黄色腫がみられ，急性膵炎を引き起こすことがある．

　Ⅱa型：コレステロールとLDLが著明に増加する型で，LDL受容体の先天的異常によって起こる．**家族性高コレステロール血症**はこの型に属し，LDL受容体異常のホモ接合体では若年で動脈硬化・虚血性心疾患を引き起す．日本人には500人に1人の割合でヘテロ接合体がみられ，動脈硬化・虚血性心疾患・脳硬塞の原因となる．

　Ⅱb型：コレステロールは著明に，トリグリセリドが中等度に増加し，VLDLとLDLの両者が増加する型で，VLDLの合成促進とLDLの処理障害が原因と考えられている．動脈硬化を起こしやすい．

　Ⅲ型：トリグリセリドもコレステロールも中等度に増加し，IDL（β-VLDL）が増加するのが特徴である．IDLの処理障害とVLDLの過剰生産が原因である．

　Ⅳ型：トリグリセリドは著明に増加するがコレステロールは正常で，VLDLが増加する型である．VLDLの合成亢進と処理障害によって起こる．Ⅰ型と同じような症状を呈する．

　Ⅴ型：Ⅰ型と同じようにトリグリセリドのみが増加するが，キロミクロンのほかVLDLも増加する型で，原因もⅠ型と同じである．

高脂血症の診断基準（空腹時採血）

高コレステロール血症	血清コレステロール値	≧220 mg/100 ml
高LDLコレステロール血症	血清LDLコレステロール値	≧140 mg/100 ml
低HDLコレステロール血症	血清HDLコレステロール値	<40 mg/100 ml
高トリグリセリド血症	血清トリグリセリド値	≧150 mg/100 ml

10 タンパク質とアミノ酸の代謝

　それぞれのタンパク質には寿命があり，常に合成と分解が繰り返されている．アミノ酸はタンパク質合成に使われるばかりでなく，エネルギー代謝基質として，また，グルコース，脂肪酸，生体にとって重要な含窒素化合物などの生成に利用される．アミノ酸のなかには必須アミノ酸として食物から摂取しなければならないものもあるが，それ以外のものは生体内で合成される．

I タンパク質の代謝回転

　生体内のタンパク質は常に合成と分解を繰り返しながら一定の速さで置き換わっている（代謝回転）．にもかかわらず，その量はほぼ一定に保たれている（動的平衡）．これは合成速度と分解速度のバランスが保たれているからである．

A アミノ酸プール（a）と窒素出納（b）

- 体タンパク質の合成などに用いられるアミノ酸は，食物由来のもの，体タンパク質の分解によるもの，グルコースなどから生成されたものなどで，これらをひっくるめて**アミノ酸プール**のアミノ酸という．
- プールのアミノ酸は，由来によって区別されることなく，体タンパク質の合成，エネルギー代謝基質としての分解，グルコースや脂肪酸の合成，含窒素化合物の合成などに利用される．
- 摂取した窒素量から尿中へ排泄された窒素量を差し引いた値を**窒素出納**という．窒素を含む生体成分で量が圧倒的に多いのはタンパク質であり，窒素のほとんどは尿素として尿中に排泄されるので，窒素出納は全身でのタンパク質の動的平衡を知る目安になる．
- 健常成人が適切な食餌をとっているときには，窒素出納はゼロに近く，タンパク質の合成量と分解量がほぼ等しいことを意味する．
- 高タンパク食，成長期，疾患の回復期には窒素出納は正で，低タンパク食や消耗性疾患時には負になる．

B タンパク質の細胞内分解

- 変性し失活したものや存在し続けると困るものなど，細胞にとって不必要なタンパク質は速やかに分解される．これは合成と同様に，細胞が必要な酵素などのタンパク質を必要な量だけ維持するために，きわめて大切なことである．
- **タンパク質の寿命**は各タンパク質で異なり，短いもので数分，長いもので数週間である．それはおのおののタンパク質の遺伝情報（アミノ酸配列）に組み込まれているらしい．
- 細胞にとって不必要なタンパク質は**リソゾーム**と**プロテアソーム**で分解される．
- リソゾーム（86頁）には**カテプシン**と総称されるタンパク質分解酵素が存在し（c），細胞外から取り込まれたものや，寿命の長いタンパク質が分解される．
- プロテアソームは細胞質ゾルに存在するタンパク質複合体で，短寿命で細胞にとって存在しては困るタンパク質を**ユビキチン化**し，ATP依存性に分解する（d）．

C タンパク質の合成

- タンパク質の合成過程は遺伝情報の発現の過程である．これについては，その項で詳述する（178〜187頁）．

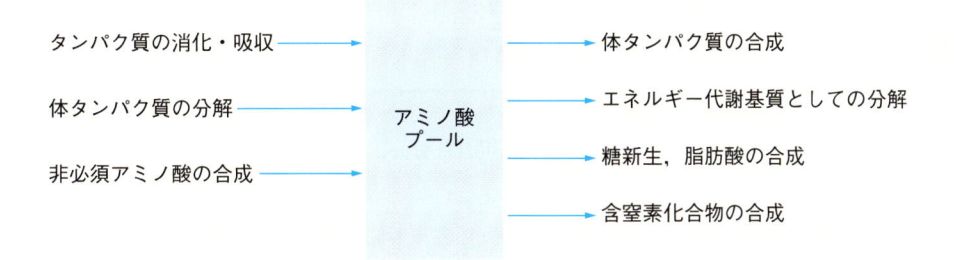

(a) アミノ酸プールへのアミノ酸の出入り

- タンパク質の消化・吸収 → アミノ酸プール
- 体タンパク質の分解 → アミノ酸プール
- 非必須アミノ酸の合成 → アミノ酸プール

アミノ酸プール →
- 体タンパク質の合成
- エネルギー代謝基質としての分解
- 糖新生，脂肪酸の合成
- 含窒素化合物の合成

(b) 窒素出納

窒素出納 ＝ 摂取した窒素量 － 尿中へ排泄された窒素量

正の窒素出納（＞0）：体タンパク質の合成量が分解量より多い状態
窒素平衡状態（≈0）：体タンパク質の合成量と分解量がほぼ等しい状態
負の窒素出納（＜0）：体タンパク質の分解量が合成量より多い状態

(c) リソゾーム内の主なカテプシン

プロテアーゼの分類	カテプシンの種類
エンドペプチダーゼ	カテプシンB カテプシンD カテプシンL カテプシンS
ジペプチダーゼ	カテプシンC
カルボキシペプチダーゼ	カテプシンA カテプシンB_2

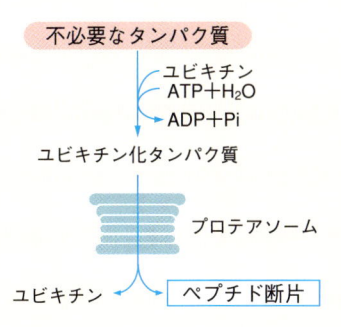

(d) プロテアソームでのタンパク質分解

不必要なタンパク質
＋ユビキチン, ATP＋H_2O → ADP＋Pi
↓
ユビキチン化タンパク質
↓ プロテアソーム
ユビキチン ＋ ペプチド断片

II アミノ酸の分解

　アミノ酸がエネルギー代謝基質や糖新生，脂肪酸合成などに利用される際には，まず，α-アミノ基が離脱し，アミノ酸はα-ケト酸になる．α-アミノ基に由来するアンモニアは有害なので肝臓で尿素となり尿中に排泄される．アミノ基を失ったアミノ酸の炭素骨格はそれぞれの代謝経路を経てクエン酸回路で分解される．

A α-アミノ基の離脱

- アミノ酸のα-アミノ基が離脱する反応には，**アミノ基転移反応，酸化的脱アミノ反応，非酸化的脱アミノ反応**などがあり，いずれの反応でもアミノ酸は**α-ケト酸**になる（**a**）．

■アミノ基転移反応

- 多くのアミノ酸に起こる反応で，α-アミノ基がα-ケトグルタル酸（α-ケト酸の1種）に転移し，各アミノ酸はそれぞれのα-ケト酸になり，α-ケトグルタル酸はグルタミン酸になる（**a**の反応Ⓐ，**b**）．この反応は可逆的であり，α-ケト酸からのアミノ酸生成にも役立つ．
- この反応は**アミノ基転移酵素**（アミノトランスフェラーゼ）と総称される酵素によって行われ，ビタミンB_6由来のピリドキサールリン酸（48頁）を補酵素として必要とする．
- アミノ基転移酵素にはどのアミノ酸を基質とするかによって種々あるが，**アスパラギン酸アミノトランスフェラーゼ**（AST，GOT）や**アラニンアミノトランスフェラーゼ**（ALT，GPT）が代表的である（**b**）．ASTは肝臓と心臓に多く，ALTは肝臓に多い．心筋梗塞や肝障害でこれらが逸脱し血清中の活性が高くなるので，臨床酵素（64頁）としても重要である．

■酸化的脱アミノ反応

- 酸化的脱アミノ反応でアミノ基が失われるアミノ酸はヒトではグルタミン酸のみである．
- グルタミン酸は**グルタミン酸デヒドロゲナーゼ**によってα-ケトグルタル酸とアンモニアになる（**a**の反応Ⓑ，**c**）．この反応も可逆的であり，アンモニアとα-ケトグルタル酸からグルタミン酸を生成するのにも役立つ．
- 種々のアミノ酸のα-アミノ基は，アミノ基転移反応でグルタミン酸のα-アミノ基となり，グルタミン酸デヒドロゲナーゼの反応でアンモニアとなる．また，種々のα-ケト酸にグルタミン酸のα-アミノ基が転移し，種々のアミノ酸が生成される．したがって，
- 「アミノ酸の代謝はグルタミン酸を中心に行われる」といわれる．

■非酸化的脱アミノ反応

- ヒドロキシアミノ酸であるセリンやスレオニンは非酸化的に脱アミノされ，それぞれピルビン酸やα-ケト酪酸になる．また，ヒスチジンはヒスチジンアンモニアリアーゼにより直接脱アミノされウロカニン酸になる（**a**の反応Ⓒ）．
- 上記3つの反応は細胞内条件下では不可逆的で，これらのアミノ酸の生成には役立たない．

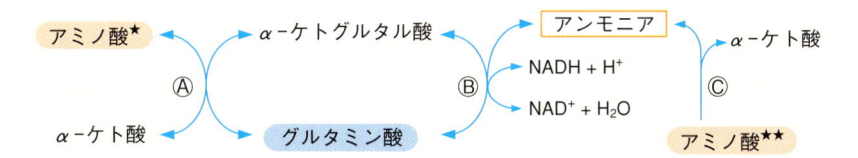

Ⓐ アミノ基転移反応（アミノトランスフェラーゼ）
　　★アラニン，アスパラギン酸，チロシン，バリン，ロイシン，イソロイシンなど
Ⓑ 酸化的脱アミノ反応（グルタミン酸デヒドロゲナーゼ）
Ⓒ 非酸化的脱アミノ反応
　　★★ヒスチジン（ヒスチジンアンモニアリアーゼ），セリン（セリンデヒドラターゼ）
　　　スレオニン（スレオニンデヒドラターゼ）

(a) アミノ酸のα-アミノ基の離脱

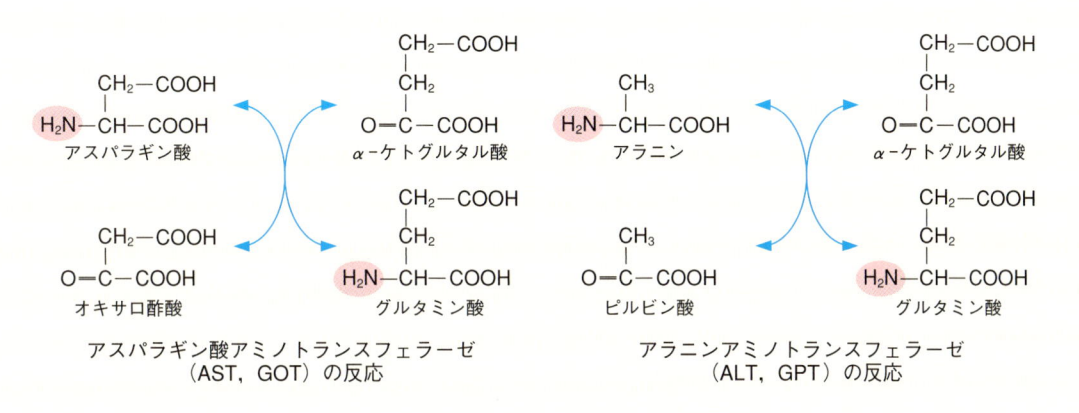

アスパラギン酸アミノトランスフェラーゼ（AST, GOT）の反応

アラニンアミノトランスフェラーゼ（ALT, GPT）の反応

(b) 代表的なアミノ基転移反応

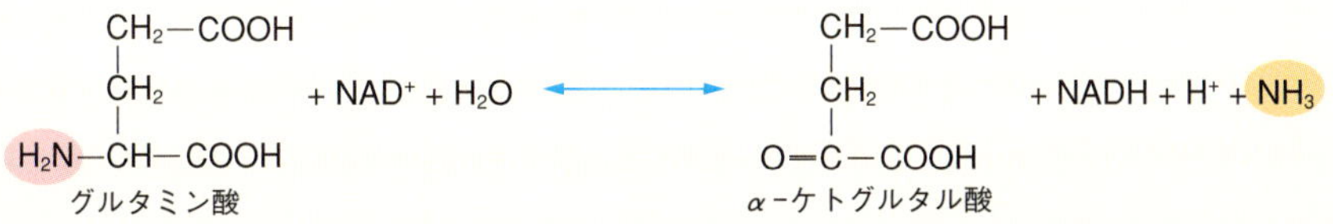

(c) グルタミン酸の酸化的脱アミノ反応

B アンモニアの血中輸送

- アンモニアは生体にとって有害なので，主にグルタミンの酸アミドとして血液中を運ばれ，肝臓で尿素に換えられる．また，筋肉からはグルコース・アラニンサイクルで運ばれる．ちなみに，血漿中のアミノ酸のうち最も濃度が高いのはグルタミンであり，二番目はアラニンである（a）．

■ グルタミンの酸アミドとしての輸送（b）

- 脳は最もアンモニアの毒性を受けやすい組織であり，生じたアンモニアは素早くグルタミン酸と反応してグルタミンの酸アミドとなる．この反応は**グルタミンシンテターゼ**によって，ATPを消費して行われる（反応Ⓐ）．
- グルタミンは比較的細胞膜を通過しやすく，血液に放出され，肝臓や腎臓で**グルタミナーゼ**によって，再びグルタミン酸とアンモニアに加水分解される（反応Ⓑ）．
- グルタミンの酸アミドは脳などいろいろな組織からのアンモニアの輸送にかかわっているばかりでなく，アミノ糖の生成（108頁）やヌクレオチド合成（150頁）などに際して，窒素の供給源ともなる．

■ グルコース・アラニンサイクル（c）

- 筋肉では種々のアミノ酸のα-アミノ基はアンモニアに遊離されることなく，グルタミン酸のアミノ基として保持される（反応①）．しかし，グルタミン酸はほとんど血液に移行することなく，解糖経路で生じたピルビン酸にアミノ基を転移し，アラニンとして血液に放出される（反応②）．
- 肝臓に運ばれたアラニンは再びピルビン酸になる（反応②）．その際に生ずるグルタミン酸は酸化的脱アミノ反応でアンモニアを放出する（反応③）．
- 一方，ピルビン酸は糖新生経路でグルコースとなり，血液で筋肉に運ばれる．
- この「筋肉でグルコースの分解によって生じたピルビン酸がアラニンとなって肝臓に運ばれ，そこで再びグルコースになって筋肉に戻る」経路を**グルコース・アラニンサイクル**という．
- グルコース・アラニンサイクルは筋肉で生ずる可能性のあるアンモニアをアラニンのα-アミノ基として肝臓に運ぶ役割のほか，筋肉タンパク質の分解によって生ずる種々のアミノ酸を，糖新生の良い材料であるアラニンに変換し肝臓に運ぶ役割をもつ．

> **メモ　アンモニアの毒性**
>
> 　高アンモニア血症では嘔吐，けいれん，昏睡，脳浮腫，脳萎縮などの脳症状を引き起こす．アンモニアはとくに中枢神経系に対して毒性を示すが，その機序は次のように考えられている．すなわち，脳内でのグルタミン合成の増加に伴って，①グルタミンが細胞外へ排泄されるときトリプトファンの細胞内への取り込みが増加し，セロトニン代謝が亢進すること．②脳内のグルタミン酸の濃度が低下し，細胞外液との濃度のアンバランスが生じ，Ca^{2+}の細胞内への流入が増え，神経細胞死を招くらしい．

II アミノ酸の分解

(a) ヒト血漿中の遊離アミノ酸のおおよその濃度

アミノ酸	濃度 (mmol/l)
グルタミン	0.7
アラニン，グリシン	0.4
バリン	0.25
ロイシン，スレオニン	0.15
セリン，リシン，プロリン，イソロイシン，アルギニン，フェニルアラニン，チロシン，ヒスチジン，アスパラギン	～0.1
グルタミン酸，トリプトファン，システイン	～0.05
アスパラギン酸，メチオニン	～0.02

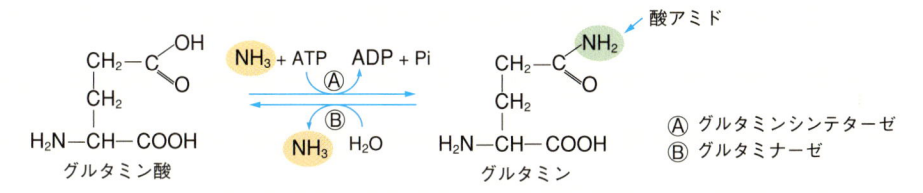

(b) グルタミンの生成と分解

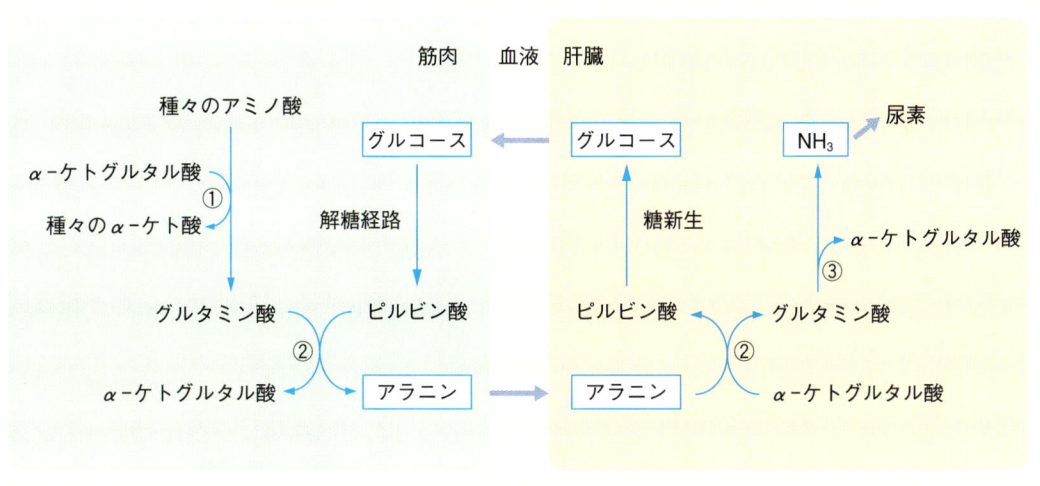

Ⓐ グルタミンシンテターゼ
Ⓑ グルタミナーゼ

① 種々のアミノトランスフェラーゼ　② アラニンアミノトランスフェラーゼ
③ グルタミン酸デヒドロゲナーゼ

(c) グルコース・アラニンサイクル

C 尿素回路

- **尿素回路**（オルニチン回路ともいう）はアンモニアを比較的無害な尿素とする代謝経路で，主に肝臓，一部腎臓で行われる．回路の反応はミトコンドリアと細胞質ゾルにまたがっている．

■尿素回路の反応と酵素（a）

- アンモニアはミトコンドリアでCO_2と反応し**カルバモイルリン酸**になる（反応①）．この反応は**カルバモイルリン酸シンテターゼⅠ**で行われ，2分子のATPの消費が伴われる．
- カルバモイルリン酸のカルバモイル基が**オルニチン**に転移し**シトルリン**が形成され，細胞質ゾルに移行する（反応②）．
- シトルリンは側路で供結されるアスパラギン酸と縮合し，**アルギノコハク酸**になる（反応③）．この反応では，ATPがAMPになるので2分子相当のATPが消費されることになる．
- アルギノコハク酸はアルギニンとフマル酸に開裂し（反応④），フマル酸は側路に入る．
- **アルギニン**が**アルギナーゼ**によって加水分解され，オルニチンと**尿素**が生成される（反応⑤）．オルニチンはミトコンドリアに移行し，回路が一巡する．

■尿素回路の側路（b）

- 尿素回路がスムーズに回転するのには，反応④で生じた**フマル酸**から反応③に必要な**アスパラギン酸**が生成される過程が必要で，その経路を尿素回路の側路という．
- フマル酸はリンゴ酸を経てオキサロ酢酸になる（反応Ⓐ，Ⓑ）．オキサロ酢酸にグルタミン酸のアミノ基が転移しアスパラギン酸が生成される（反応Ⓒ）．このグルタミン酸はグルタミン酸デヒドロゲナーゼによって，α-ケトグルタル酸とアンモニアから生成される（反応Ⓓ）．これらが側路の反応である．

■尿素生成のまとめ

- 尿素は2個の窒素を含むが，それはアンモニアとアスパラギン酸のα-アミノ基に由来する．しかし，後者は元来アンモニアに由来すると考えられるので，**尿素は2個のアンモニアとCO_2から生成されたものである**．
- 尿素1分子を生成するには，反応①と反応③で，合計4分子相当のATPが必要である．
- 尿素回路の中間物質である**オルニチン**，**シトルリン**，**アルギノコハク酸**，アルギニンはすべてアミノ酸であるが，前3者は**非タンパク質構成アミノ酸**で，アルギニンだけがタンパク質構成アミノ酸である．
- 尿素回路の律速反応は反応①のカルバモイルリン酸シンテターゼの反応で，この酵素はN-アセチルグルタミン酸をアロステリック促進因子としており，これは高タンパク食によって合成が高まる．
- 重症の**肝機能不全**では尿素の生成が低下し，**血漿中のアンモニアが増え**，逆に，**腎不全**では尿素の排泄が低下し，**血漿中の尿素量が増える**．

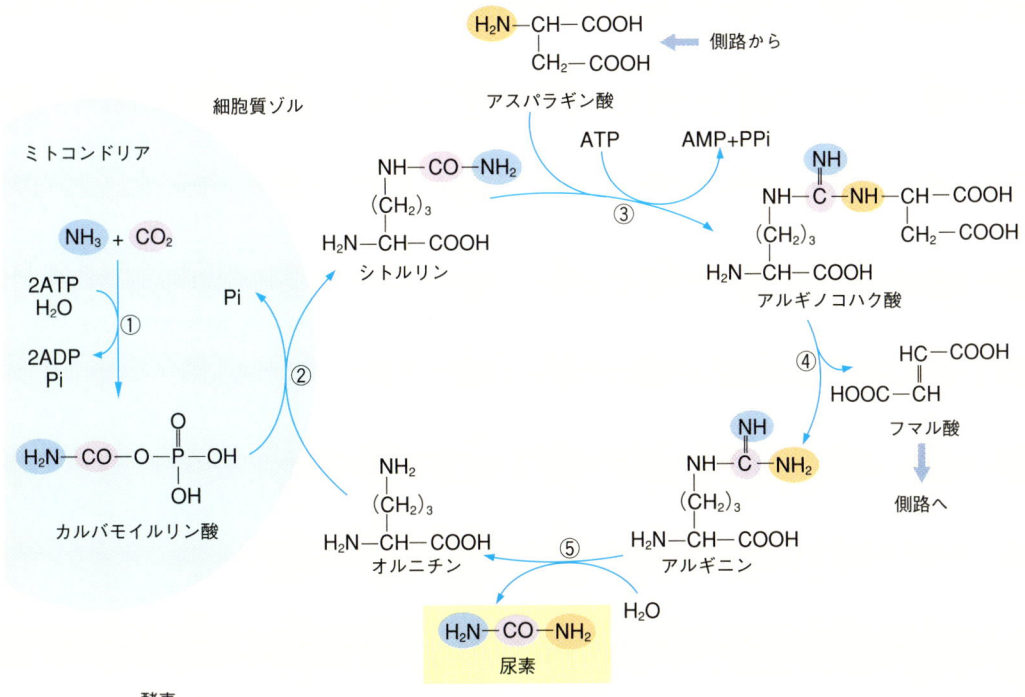

Ⅱ アミノ酸の分解

(a) 尿素回路

酵素
① カルバモイルリン酸シンテターゼⅠ　② オルニチンカルバモイルトランスフェラーゼ
③ アルギノコハク酸シンテターゼ　④ アルギノコハク酸リアーゼ　⑤ アルギナーゼ

(b) 尿素回路の側路

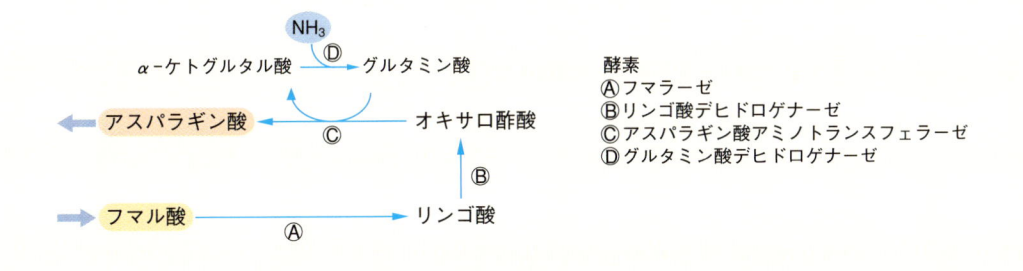

酵素
Ⓐフマラーゼ
Ⓑリンゴ酸デヒドロゲナーゼ
Ⓒアスパラギン酸アミノトランスフェラーゼ
Ⓓグルタミン酸デヒドロゲナーゼ

➡️メモ 尿素窒素（BUN）

通常の臨床検査では血清（血漿）中の尿素の量は，尿素濃度ではなくそれに含まれる窒素濃度で示され，それを尿素窒素（BUN, blood urea nitrogen）という．BUNの正常範囲は7〜20 mg / 100 ml（60/28を乗ずると尿素濃度になる）とされている．尿素は腎糸球体でほとんど濾過され，尿細管での再吸収は少ないので，BUNの増加は糸球体機能を知る良い指標になる．一方，尿素生成はほとんど肝臓で行われるので，BUNの低下は肝機能の低下を示唆する．

D 炭素骨格の分解（a）

- アミノ基離脱後の炭素骨格は，各アミノ酸に特有な代謝経路を経て，最後はクエン酸回路で分解される．その際どんな中間物質が生ずるかによって，アミノ酸は糖原性アミノ酸とケト原性アミノ酸に大別される．

■糖原性アミノ酸

- アラニンはALT（136頁）によって，グリシン，セリン，システインはそれぞれの経路でピルビン酸になる．
- ヒスチジン，アルギニン，プロリンはそれぞれの経路で，グルタミンは脱アミドされグルタミン酸になり，これは脱アミノされα-ケトグルタル酸になる．
- バリン，メチオニン，スレオニンはそれぞれの経路でプロピオニルCoAを経て，スクシニルCoAになる．
- アスパラギンはアスパラギナーゼによって脱アミドされアスパラギン酸になり，これはASTによってオキサロ酢酸になる．
- ピルビン酸は解糖経路の，α-ケトグルタル酸，スクシニルCoA，オキサロ酢酸はクエン酸回路の中間物質であり，これらは糖新生（112頁）の材料になり得るので，これらを生ずるアミノ酸は**糖原性アミノ酸**といわれる．

■ケト原性アミノ酸

- ロイシンはアセトアセチルCoAを，リシンはクロトノイルCoAを経てアセチルCoAとなる．
- アセチルCoAは糖新生の材料になり得ず，脂肪酸やケトン体の合成材料になるので，ロイシンとリシンは**ケト原性アミノ酸**といわれる．

■糖原性とケト原性であるアミノ酸

- フェニルアラニンはフェニルアラニン水酸化酵素によりチロシンになり，これはチロシンの分解経路でフマル酸とアセト酢酸に分解される（147頁）．
- イソロイシンの炭素骨格の一部分はスクシニルCoAに，一部分はアセチルCoAになる．
- トリプトファンの一部分はアラニンを経てピルビン酸に，一部分はアセチルCoAになる．
- これら4種のアミノ酸は**糖原性でもありケト原性**でもある．

E アミノ酸の脱炭酸（b）

- アミノ酸のなかには，アミノ基が離脱する前に，α-カルボキシル基が脱炭酸されアミンになるものもある．
- アミノ酸の脱炭酸反応は**アミノ酸デカルボキシラーゼ**（アミノ酸脱炭酸酵素）と総称される酵素で触媒され，それにはピリドキサルリン酸が補酵素として必要である．
- アミノ酸から生ずるアミンは生理活性をもつものが多い．例えば，グルタミン酸から**γ-アミノ酪酸**が，ヒスチジンから**ヒスタミン**が，トリプトファンから**セロトニン**が，チロシンから**ドーパミン**が生成され，これらは種々の情報伝達物質（66頁）として働く．

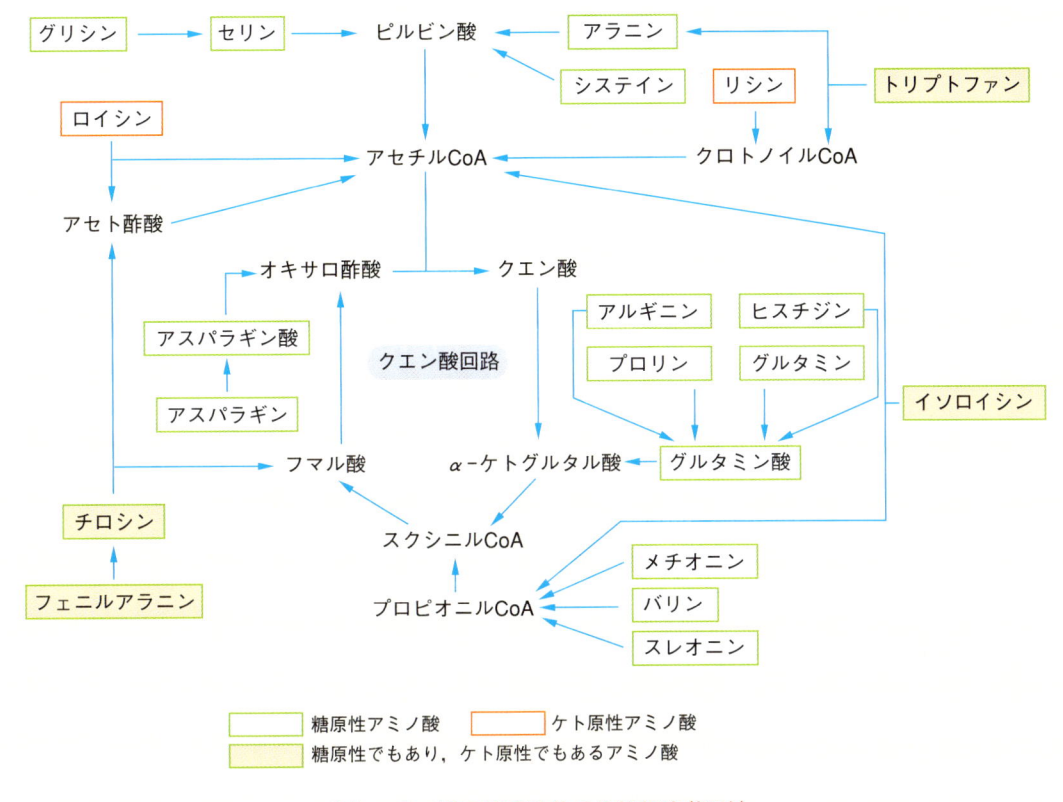

Ⅱ アミノ酸の分解

(a) アミノ酸の炭素骨格の分解経路（概略）

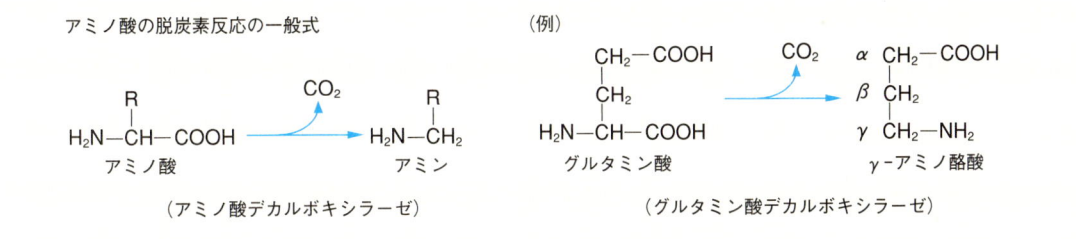

グリシン → セリン → ピルビン酸 ← アラニン
ピルビン酸 ← システイン
リシン ← トリプトファン
ロイシン → アセチルCoA ← クロトノイルCoA
アセト酢酸
オキサロ酢酸 → クエン酸
クエン酸回路
アスパラギン酸
アスパラギン
アルギニン、ヒスチジン、プロリン、グルタミン → グルタミン酸
イソロイシン
フマル酸 ← α-ケトグルタル酸
チロシン
スクシニルCoA
フェニルアラニン
プロピオニルCoA ← メチオニン、バリン、スレオニン

□ 糖原性アミノ酸　□ ケト原性アミノ酸
□ 糖原性でもあり，ケト原性でもあるアミノ酸

(b) アミノ酸の脱炭素反応

アミノ酸の脱炭素反応の一般式

$$H_2N-\underset{R}{CH}-COOH \xrightarrow{CO_2} H_2N-\underset{R}{CH_2}$$

アミノ酸 → アミン
（アミノ酸デカルボキシラーゼ）

（例）

$$\underset{\text{グルタミン酸}}{H_2N-CH-COOH} \xrightarrow{CO_2} \underset{\gamma\text{-アミノ酪酸}}{\alpha CH_2-COOH, \beta CH_2, \gamma CH_2-NH_2}$$

（グルタミン酸デカルボキシラーゼ）

III アミノ酸の合成

　アミノ酸は，栄養学的に，**必須アミノ酸**と**非必須アミノ酸**に分類される．前者は体内で合成できないか，合成できても必要量に満たないので，必ず食物として摂取しなければならないアミノ酸である．後者は解糖経路やクエン酸回路の中間物質，あるいは必須アミノ酸から体内で合成される．

A 必須アミノ酸（a）

- 成人では<u>バリン，ロイシン，イソロイシン，トリプトファン，フェニルアラニン，メチオニン，スレオニン，リシン，ヒスチジンの9種類</u>が，小児ではこれらに<u>アルギニンを加えた10種類</u>が必須アミノ酸とされている．
- 栄養学ではこれらの1日の平均必要量が体重1kg当りのmg数で示される．なお，フェニルアラニンはチロシンの，メチオニンはシステインの合成材料となるので，これらの必要量は，それぞれ2つのアミノ酸の和で示される．

B 非必須アミノ酸の合成（b）

- 非必須アミノ酸には必須アミノ酸から合成されるものと，グルコースとアンモニアがあれば合成できるものがある．

■必須アミノ酸から合成されるアミノ酸

- <u>チロシン</u>は<u>フェニルアラニン水酸化酵素</u>によって，<u>フェニルアラニン</u>から生成される（①）．
- <u>システイン</u>は<u>メチオニンの代謝経路</u>でホモシステインを経て生成される（②）．

■グルコースの分解中間物質から合成されるアミノ酸

- グルタミン酸はα-ケトグルタル酸とアンモニアからグルタミン酸デヒドロゲナーゼ（136頁）によって生成される（③）．グルタミンはグルタミン酸とアンモニアからグルタミンシンテターゼ（138頁）によって生成される（④）．
- これら2つはアンモニアを直接窒素源にしたアミノ酸の合成で，他のアミノ酸の合成ではこれらのα-アミノ基やアミド基が利用される．
- <u>アラニン</u>と<u>アスパラギン酸</u>は，それぞれピルビン酸，オキサロ酢酸にグルタミン酸のアミノ基が転移して生成される（137頁，⑤，⑥）．<u>アスパラギン</u>はアスパラギン酸にグルタミンのアミド基が転移して生成される（⑦）．
- <u>セリン</u>は3-ホスホグリセリン酸が酸化されたのち，グルタミン酸のアミノ基が転移して生成され（⑧），これから<u>グリシン</u>が生成される（⑨）．
- <u>プロリン</u>はグルタミン酸からグルタミン酸セミアルデヒドを経て生成される（⑩）．
- <u>アルギニン</u>はグルタミン酸から生成されるオルニチンを経て，尿素回路で生成される（⑪）．

(a) 成人の必須アミノ酸の平均必要量（mg/kg/日）

アミノ酸	平均必要量	アミノ酸	平均必要量
バリン	10	ロイシン	14
イソロイシン	10	トリプトファン	3.5
フェニルアラニン	14★	メチオニン	13★★
スレオニン	7	リシン	12
ヒスチジン	8〜12		

★フェニルアラニンとチロシンの合計　★★メチオニンとシステインの合計

■必須アミノ酸から合成されるアミノ酸

フェニルアラニン —（O_2, H_2O, ①）フェニルアラニン水酸化酵素→ チロシン

メチオニン → →（ホモシステイン）→② システイン

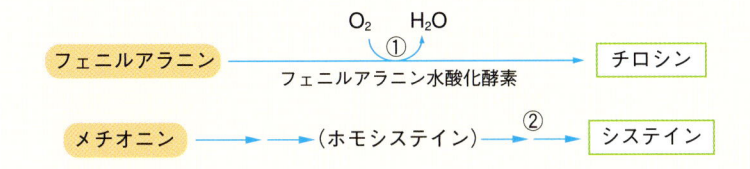

■解糖経路やクエン酸回路の中間物質とアンモニアから合成されるアミノ酸

α-ケトグルタル酸（α-KG）
- NH_3 ③ → グルタミン酸（Glu）
- NH_3 ④ → グルタミン（Gln）

ピルビン酸 →⑤（α-KG）→ アラニン
オキサロ酢酸 →⑥（α-KG）→ アスパラギン酸 →⑦（Gln, Glu）→ アスパラギン
3-ホスホグリセリン酸 →⑧（α-KG）→ セリン →⑨（TH_4, メチレンTH_4）→ グリシン
（グルタミン酸セミアルデヒド）→⑩ プロリン
（オルニチン）→⑪ アルギニン

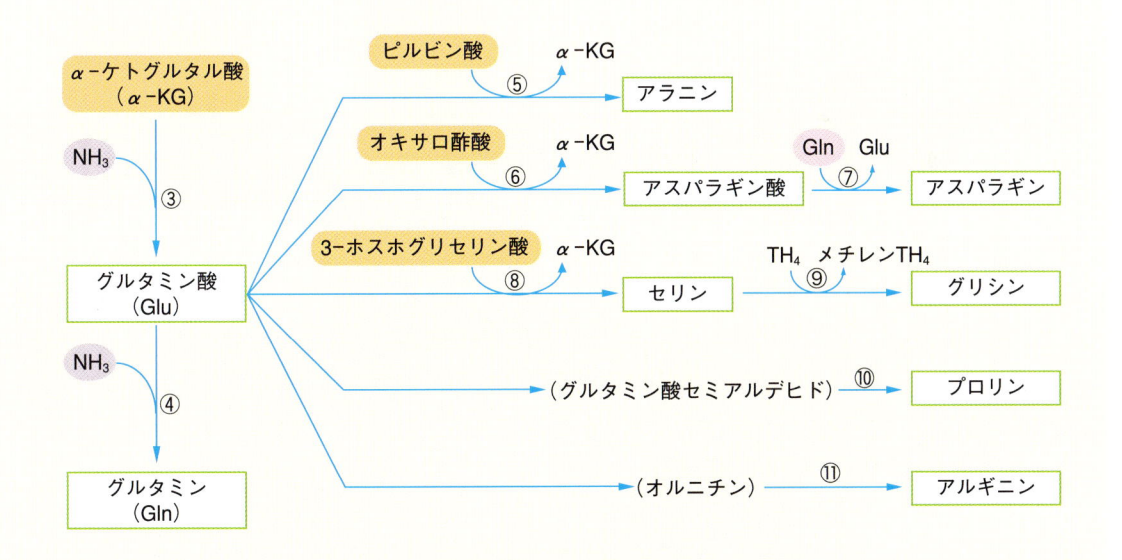

(b) 非必須アミノ酸の合成

IV アミノ酸からの含窒素化合物の合成

　アミノ酸はタンパク質の合成や糖新生などに使われるほか，生理的に重要な多くの含窒素化合物の合成に利用される(a)．

■チロシンやトリプトファンから生成される含窒素化合物
- チロシンからは神経伝達物質であるドーパミン，ホルモンであるノルアドレナリン，アドレナリン，色素であるメラニンが生成される(b)．
- 遊離のチロシンからではないが，甲状腺ホルモンであるチロキシン，トリヨードチロニンはタンパク質中のチロシンがヨウ素化され生成される(70頁)．
- トリプトファンからは神経伝達物質であるセロトニン，神経ホルモンであるメラトニンが，ヒドロキシトリプトファンを経て生成される．
- トリプトファンからは，キヌレニンを経てビタミンであるナイアシンが生成されるので，トリプトファンを十分に摂取するとナイアシンの摂取量を減らせる．

■γ-アミノ酪酸，ヒスタミンの生成
- 神経伝達物質であるγ-アミノ酪酸はグルタミン酸から，傍分泌系の伝達物質であるヒスタミンはヒスチジンから，それぞれ脱炭酸されて生成される(142頁)．

■ポリアミン，カルニチンの生成
- アミノ基を2個以上もつアミン類をポリアミンと総称する．そのうち，スペルミジンとスペルミンは種々の生理活性をもち，特に細胞増殖の調節に関与している．
- スペルミジンとスペルミンはアルギニンあるいはオルニチンから生成されるプトレッシンに活性メチオニンのメチル基が転移して生成される．
- 脂肪酸のβ酸化に際してアシル基をミトコンドリア内に輸送する役割をもつカルニチンは(122頁)，リシンと活性メチオニンから生成される．

■ポルフィリン，クレアチンの生成
- ヘムの合成に必要なポルフィリンの合成にはグリシンが必要である(158頁)．
- 筋肉でエネルギーの貯蔵の役割をするクレアチンは，グリシンとアルギニンから生成されるグアニジノ酢酸に活性メチオニンのメチル基が転移して生成される(226頁)．

■ヌクレオチド合成に必要なアミノ酸
- プリンヌクレオチドの新規合成にはグルタミン，グリシン，アスパラギン酸が，ピリミジンヌクレオチドのそれにグルタミンとアスパラギン酸が必要である(150，152頁)．

■活性メチオニンの生成
- メチオニンは種々の物質の合成において，メチル基の供与体になる．その際には，ATPと反応してS-アデノシルメチオニンに活性化される(c)．

Ⅳ アミノ酸からの含窒素化合物の合成

(a) アミノ酸から生成される含窒素化合物

含窒素化合物	生成に必要なアミノ酸	含窒素化合物	生成に必要なアミノ酸
ドーパミン, アドレナリン, ノルアドレナリン, メラニン	チロシン	セロトニン, メラトニン, ナイアシン	トリプトファン
γ-アミノ酪酸	グルタミン酸	ヒスタミン	ヒスチジン
ポリアミン	アルギニン, 活性メチオニン	カルニチン	リシン, 活性メチオニン
ポルフィリン	グリシン	クレアチン	グリシン, アルギニン, 活性メチオニン
プリンヌクレオチド	グルタミン, グリシン, アスパラギン酸	ピリミジンヌクレオチド	グルタミン, アスパラギン酸

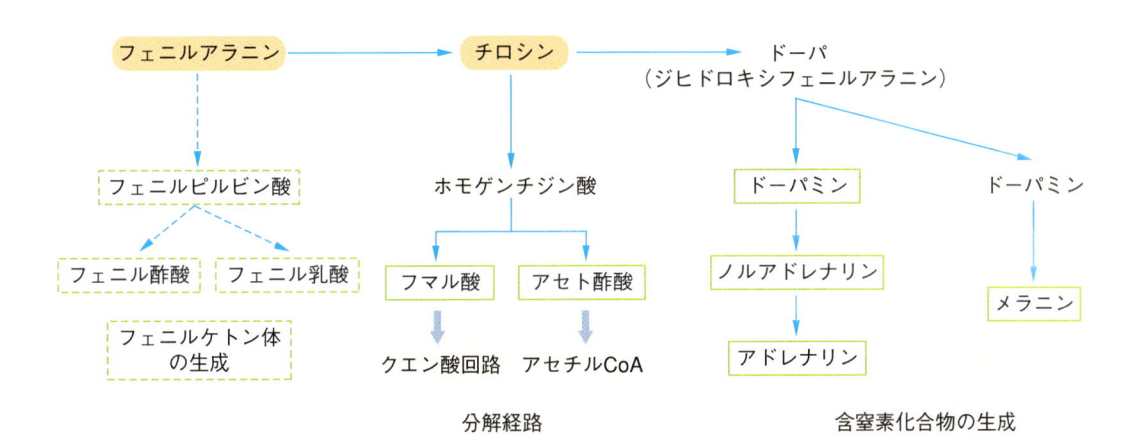

(b) フェニルアラニンとチロシンの代謝経路（概略）

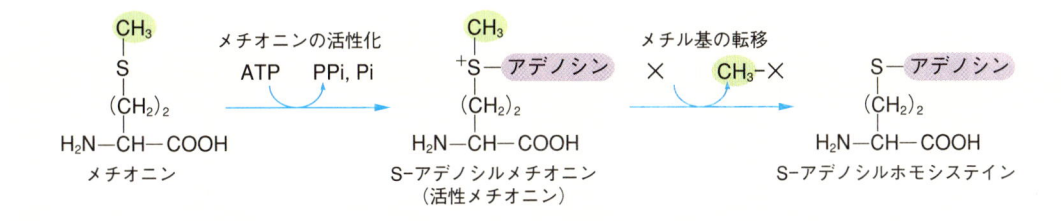

フェニルアラニン → チロシン → ドーパ（ジヒドロキシフェニルアラニン）

フェニルアラニン --→ フェニルピルビン酸 --→ フェニル酢酸 / フェニル乳酸 → フェニルケトン体の生成

チロシン → ホモゲンチジン酸 → フマル酸 → クエン酸回路 / アセト酢酸 → アセチルCoA

（分解経路）

ドーパ → ドーパミン → ノルアドレナリン → アドレナリン

ドーパ → ドーパミン → メラニン

（含窒素化合物の生成）

(c) 活性メチオニンの生成と利用

メチオニン → [メチオニンの活性化: ATP → PPi, Pi] → S-アデノシルメチオニン（活性メチオニン） → [メチル基の転移: X → CH₃-X] → S-アデノシルホモシステイン

11 ヌクレオチドの代謝

　RNAの合成などに不可欠なリボヌクレオチドは，アミノ酸などの低分子物質から合成される新規合成と，既成の塩基を利用するサルベージ合成の2つの方法で合成される．DNAの合成に必要なデオキシリボヌクレオチドはリボヌクレオチドのリボースが還元されて生成される．ヌクレオチドが分解されて生ずるプリン塩基の最終分解産物は尿酸で，ピリミジン塩基は最終的にアンモニアとCO_2とH_2Oにまで分解される．

I ヌクレオチドの合成

ヌクレオチドは核酸合成の材料としてばかりでなく，高エネルギー化合物として生体にとって重要な物質である．ヌクレオチドはまずリボヌクレオチドが合成され，デオキシリボヌクレオチドはリボヌクレオチドのリボースが還元されて生成される．

ヌクレオチドの合成経路には，塩基部分がアミノ酸などの低分子化合物が順次反応して合成される**新規合成（*de novo* 合成）**と，既存の塩基を利用する**サルベージ合成（既成塩基の利用経路）**がある．

A プリンヌクレオチドの合成

■新規合成（a）

- プリンヌクレオチドの新規合成はリボース5-リン酸，グルタミン，グリシン，アスパラギン酸，N^{10}-ホルミルFH_4（50頁），CO_2を材料にして，多くのATPを消費して行われる．

- AMPなどのヌクレオシド一リン酸のリン酸とリボースは，ペントースリン酸回路で供給されるリボース5-リン酸に由来するが，これはまずATPと反応して**ホスホリボシルピロリン酸（PRPP）**になる（反応Ⓐ）．PRPPはリボース5-リン酸の活性型であり，新規合成ばかりでなくサルベージ経路でも使われる．

- 合成はPRPPの1′位にグルタミンのアミド窒素が転移することから始まる（反応①）．続いて，グリシンの縮合（反応②），ホルミルFH_4のホルミル基の転移（反応③），グルタミンのアミド窒素の結合（反応④），閉環（反応⑤），CO_2の固定（反応⑥），アスパラギン酸のアミノ基の転移（反応⑦，⑧），ホルミル基の転移（反応⑨），最後に脱水閉環され（反応⑩），ヒポキサンチンを塩基とする**イノシン酸（IMP）**が合成される．

- リボース5-リン酸を出発物質にして，1分子のIMPが新規合成されるには6分子相当のATPが必要とされる．

- IMPは新規合成で最初に合成されるプリンヌクレオチドで，これからAMPやGMPが生成される．この際，AMPの6位のアミノ基はアスパラギン酸のアミノ基に由来し（反応⑪，⑫），GMPの2位のアミノ基はグルタミンのアミド基に由来する（反応⑮，⑯）．

- AMPからのADPやATPの生成（反応⑬，⑭），GMPからのGDPやGTPの生成（⑰，⑱）はATPのγ-位のリン酸が転移して行われる．

- 合成経路の律速反応は反応①で，この反応は産物であるIMP，AMP，GMPなどでフィードバック阻害される．また，UMPやCTPでも阻害されるので，プリンヌクレオチドとピリミジンヌクレオチドの合成バランスが保たれ，さらに，IMPからのAMPの生成にはGTPが（反応⑪），GMPの生成にはATPが（反応⑯）必要なので，AMPとGMPの合成バランスも保たれている．

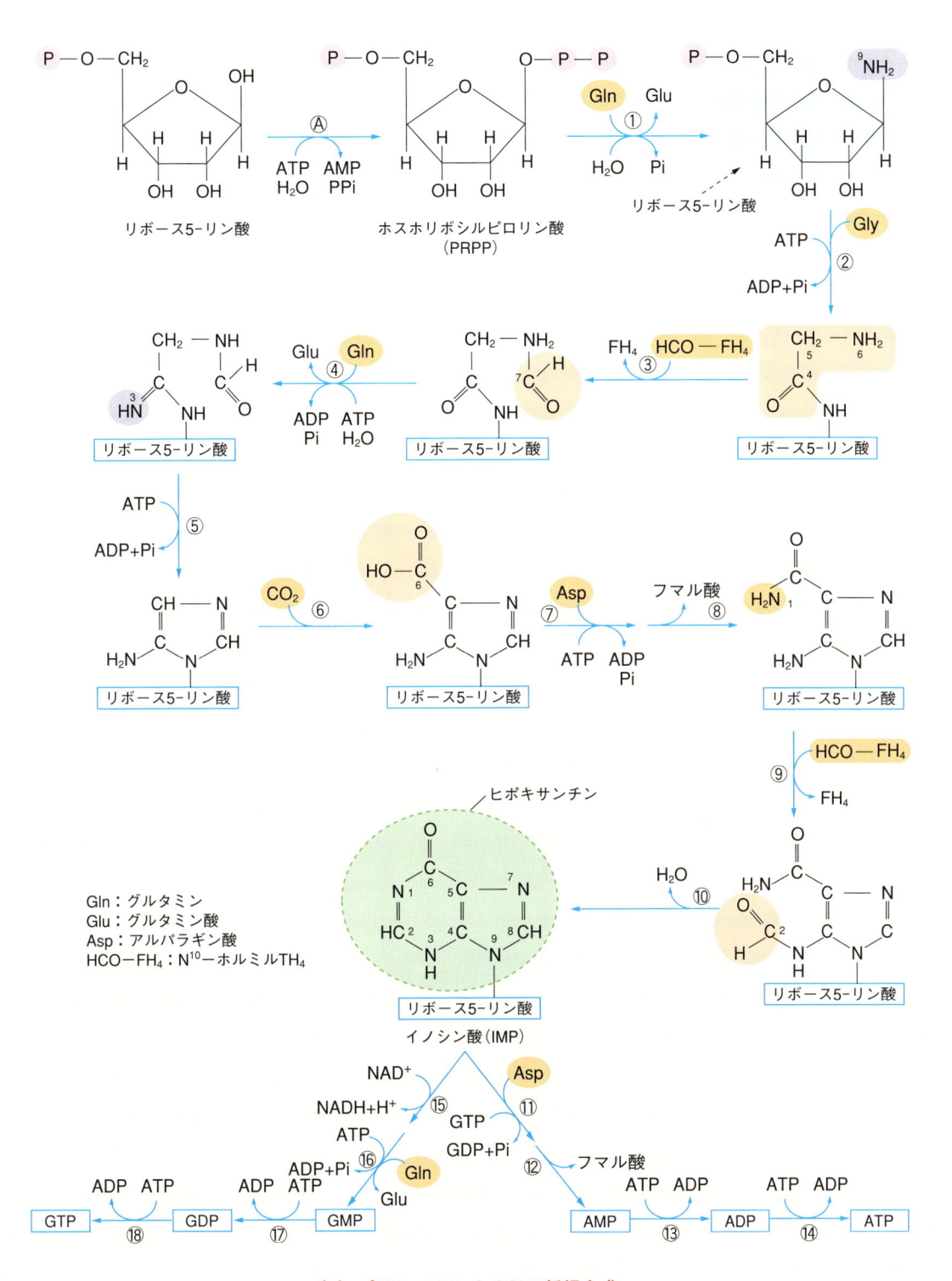

(a) プリンヌクレオチドの新規合成

■ サルベージ合成（a）

- プリンヌクレオチドの新規合成にはかなり多くのATPを必要とするので，食物由来のプリン塩基や細胞内で核酸の分解で生じたものを利用してもヌクレオチドが合成される．
- サルベージ合成は塩基にPRPPのリボース5-リン酸が結合して行われる．すなわち，ヒポキサンチンとグアニンは**ヒポキサンチン-グアニンホスホリボシルトランスフェラーゼ（HGPRT）**によって，それぞれIMPとGMPになる．また，アデニンはアデニンホスホリボシルトランスフェラーゼ（APRT）によってAMPになる．
- サルベージ合成が盛んに行われると，IMPなどが増え，PRPPが減少するので，新規合成の速度は低下する．

B ピリミジンヌクレオチドの合成（b）

- ピリミジンヌクレオチドの合成はほとんど新規合成でなされ，サルベージ合成はほとんど行われない．
- ピリミジンヌクレオチドの新規合成は，プリンヌクレオチドのそれと異なり，塩基が合成されたのちに，リボース5-リン酸が結合する．
- 合成はカルバモイルリン酸シンテターゼIIによって，グルタミンのアミド基とCO_2からカルバモイルリン酸が生成され始まる（反応①）．なお，シンテターゼIはアンモニアとCO_2を基質とする酵素で，尿素回路に関与している（140頁）．
- 続いて，カルバモイル基にアスパラギン酸が結合し（反応②），脱水閉環（反応③），脱水素（反応④）されて，ピリミジン塩基の1種であるオロト酸が合成される．オロト酸にPRPPのリボース5-リン酸部分が結合し（反応⑤），脱炭酸されてUMPが生成される（反応⑥）．
- UMPからUDP，UTPが生成され（反応⑦，⑧），UTPにグルタミンが反応し，6位がアミノ基に置換されてCTPが生成される（反応⑦）．
- この合成経路の律速反応は反応①で，産物であるUTPやCTPでフィードバック阻害される．

C デオキシリボヌクレオチドの合成

- DNAの合成に必要なデオキシリボヌクレオチドは，リボヌクレオシド二リン酸（NDP）のリボースの2′位のヒドロキシル基が，**リボヌクレオチドレダクターゼ**によって還元されて生成される（c）．
- この酵素はADP，GDP，CDP，UDPのいずれも基質にし，それぞれdADP，dGDP，dCDP，dUDPを生成するが，適切な割合でこれらを供給できるよう巧みに調節されている．生成されたdNDPはATPのγ位のリン酸を転移され，dNTPになる．
- DNA合成に不可欠なチミジル酸（dTMP）はdUMPに，N^5，N^{10}-メチレンFH_4（50頁）のメチル基が転移して生成される（d）．この反応は**チミジル酸シンターゼ**で行われる．

I ヌクレオチドの合成

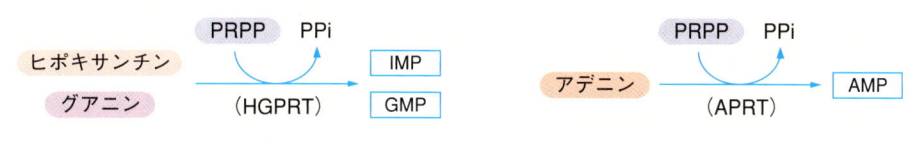

(a) プリンヌクレオチドのサルベージ合成

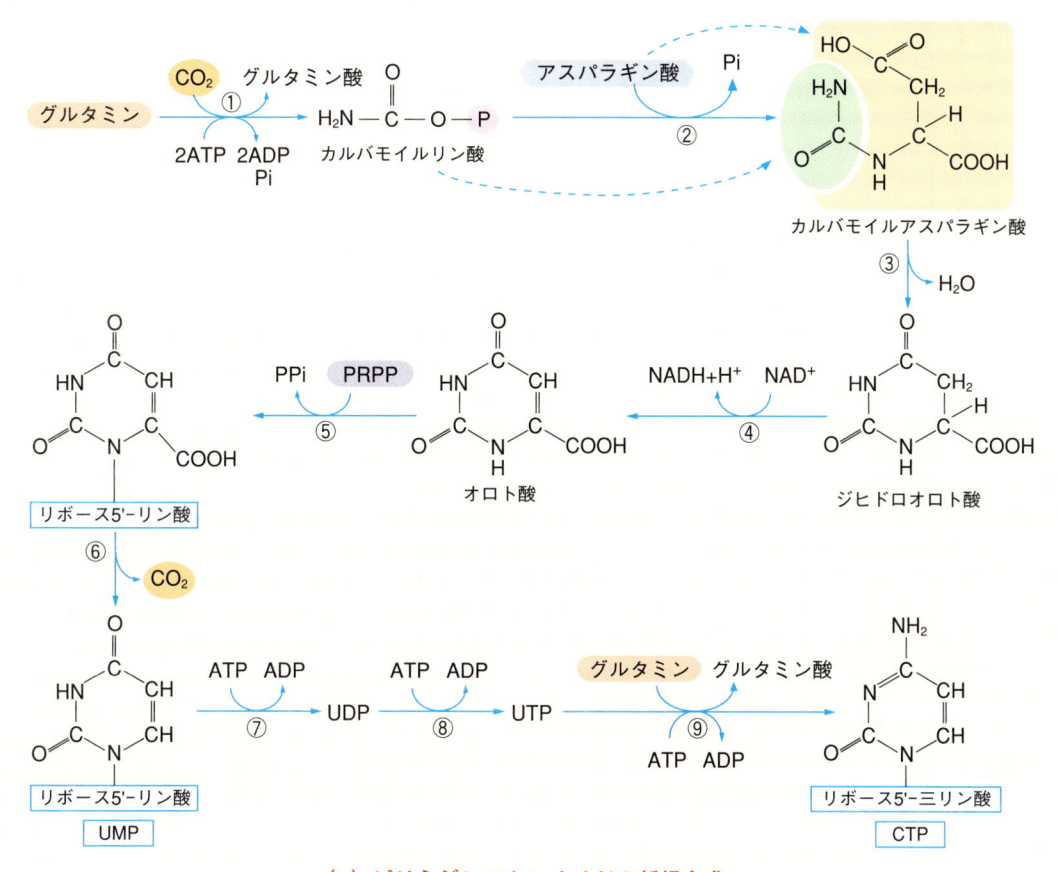

(b) ピリミジンヌクレオチドの新規合成

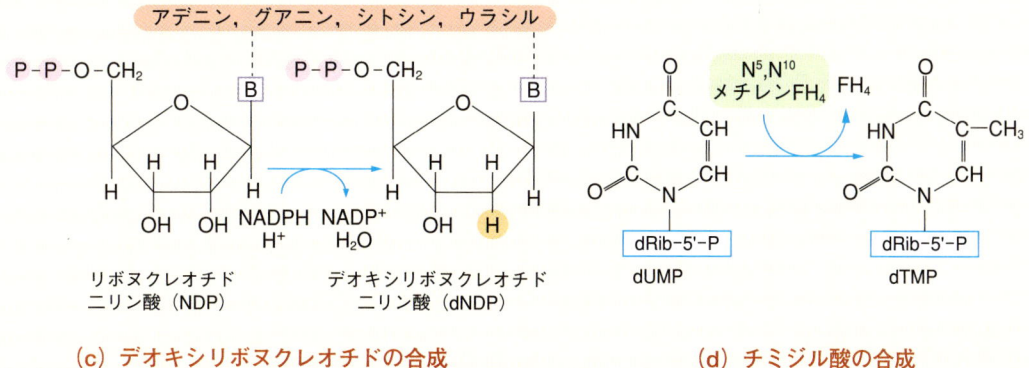

(c) デオキシリボヌクレオチドの合成

(d) チミジル酸の合成

II ヌクレオチドの分解

　細胞内のDNAは比較的安定であるが，RNAは合成と分解が繰り返されている．核酸は種々の**ヌクレアーゼ**（核酸分解酵素）によって，ヌクレオシド-リン酸に分解される．このなかにはリン酸化されヌクレオシド三リン酸となって再び核酸合成に利用されるものもあるが，多くはリン酸と五炭糖を失い塩基になる．

　プリン塩基の最終分解産物は**尿酸**で，尿中に排泄される．一方，ピリミジン塩基は**β-アラニン**あるいは**β-アミノイソ酪酸**を経て，最終的にアンモニアとCO_2とH_2Oにまで分解される．

A プリンヌクレオチドの分解（a）

- **AMP**はヌクレオチダーゼによって加水分解されリン酸を失い**アデノシン**になり，これは**アデノシンデアミナーゼ**によって脱アミノされ**イノシン**になる（反応①，②）．別にAMPが脱アミノされIMPとなり，リン酸を失ってイノシンとなる経路もある（反応②，①）．
- **イノシン**はヌクレオシドホスホリラーゼによって**ヒポキサンチン**になる（反応③）．この反応は加リン酸分解であり，リボースはリボース1-リン酸になる．
- サルベージ合成に利用されなかった**ヒポキサンチン**は**キサンチンオキシダーゼ**によって，**キサンチン**を経て**尿酸**になる（反応④）．この酵素はO_2を基質とし，H_2O_2を生ずる反応を触媒する．
- GMPも同様にリン酸とリボースを失い**グアニン**となり（反応⑤，⑥），脱アミノされて**キサンチン**となる（反応⑦）．キサンチンは**キサンチンオキシダーゼ**で**尿酸**になる（反応④）．
- このように，プリン核が開環することなく，プリン塩基は最終産物である尿酸となり尿中に排泄される（霊長類以外の哺乳類では尿酸が開環されアラントインになって排泄される）．

B ピリミジンヌクレオチドの分解（b）

- CMP，UMP，dTMPもヌクレオチダーゼとヌクレオシドホスホリラーゼによって，それぞれの構成塩基になり分解される．
- **シトシン**はシトシンデアミナーゼによって脱アミノされ**ウラシル**になる（反応Ⓐ）．ウラシルは還元されジヒドロウラシルを経て（反応Ⓑ），開環され（反応Ⓒ），さらに加水分解されて**β-アラニン**とCO_2とアンモニアに分解される（反応Ⓓ）．チミンもウラシルと同様な反応で分解されるが，メチル基が1個多いので，**β-アミノイソ酪酸**を生ずる．
- β-アラニンとβ-アミノイソ酪酸の一部は尿中に排泄されるが，多くはさらに**アンモニア**とCO_2とH_2Oにまで分解される．アンモニアは有害なので**尿素**となり排泄される（140頁）．

> **⇨メモ　自殺阻害**
> 　高尿酸血症（痛風）の治療薬の1つであるアロプリノールは，ヒポキサンチンと構造が類似しており，キサンチンオキシダーゼによってアロキサンチンになる．このアロキサンチンはキサンチンオキシダーゼの強力な阻害剤で尿酸生成を阻害する．このように，酵素が非生理的物質を基質とし，その産物によって酵素自身が阻害されることを自殺阻害という．

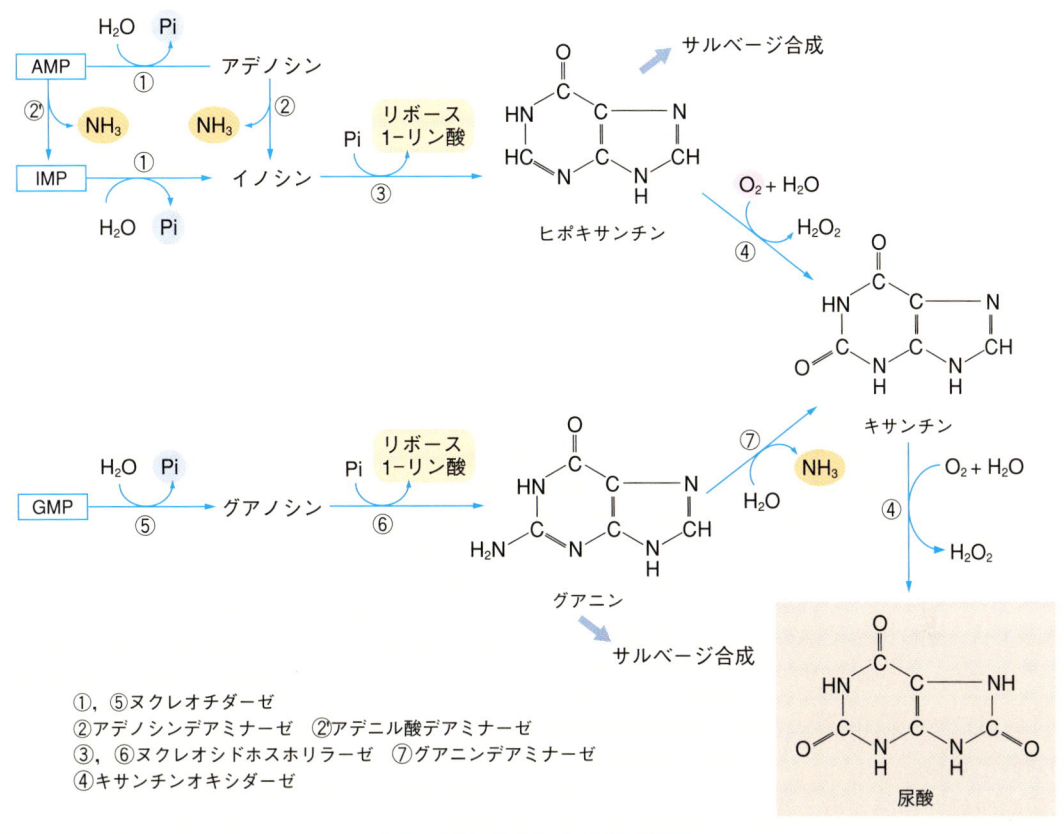

①, ⑤ ヌクレオチダーゼ
② アデノシンデアミナーゼ ②' アデニル酸デアミナーゼ
③, ⑥ ヌクレオシドホスホリラーゼ ⑦ グアニンデアミナーゼ
④ キサンチンオキシダーゼ

(a) プリンヌクレオチドの分解

(b) ピリミジンヌクレオチドの分解

栄養士に必要な豆知識

高尿酸血症と痛風

高尿酸血症

健常成人の血清中の尿酸濃度（尿酸値）は，男性で3.0〜6.5 mg/100 ml，女性で2.0〜5.0 mg/100 mlと性差が認められる．これはエストロゲンが尿酸の排泄を促進するためで，閉経前の女性では高尿酸血症を呈することはまれである．尿酸値は飲酒，食事内容，運動量などによって0.5〜2.0 mg/100 ml位の変動が認められるのがふつうである．

尿酸は，血清中では7 mg/100 ml位で飽和状態になり，それ以上では結晶化する可能性があることから，7 mg/100 ml以上を高尿酸血症とし，8 mg/100 ml以上が続く場合には治療の対象とする．

高尿酸血症が持続すると関節内で尿酸塩が結晶化し，急性関節炎の発作を起こすことがある．この状態が痛風である．そのほか，皮下（痛風結石），腎髄質（痛風腎），尿路（尿路結石）に沈着することもある．

尿酸はプリン体（プリン核をもつ物質の総称）の最終代謝産物で，ほとんどが尿に排泄される．高尿酸血症をきたす原因は次の3つに分けられる．

(1) 尿酸の産生過剰：尿酸生成の前駆物質であるプリン塩基は，食事由来のもの，細胞内核酸の分解によるもの，新規合成されたものなどである．したがって，プリン体や新規合成に必要なアミノ酸（150頁）を多く含む食品の過剰摂取，白血病や骨髄腫などでの細胞崩壊の促進，プリン塩基の再利用にかかわる酵素（HGPRP，152頁）の異常などで起こる．

(2) 尿酸の排泄低下：糖尿病性腎症などによる腎機能低下，ケトン血症や高乳酸血症などのアシドーシスによる尿酸の排泄障害，降圧利尿剤の服用などによって起こる．

(3) (1)と(2)の併合：アルコールの多飲や肥満などにより，尿酸の産生過剰と排泄低下が併合して起こる．

痛風

痛風は"そよ風があたっても痛い"ことから名付けられた病名である．前述のように，痛風は関節内に尿酸塩が結晶化し，激しい痛みを伴う炎症が起こった状態である．

高尿酸血症が5〜10年持続しても無症状であることが多く，突然痛風発作が起こる．初回の発作の多くは母趾基関節で起こり，激痛を伴う発赤・腫脹・発熱が主な症状である．初回発作は放置しても1週間程度で寛解し，数ヵ月から数年間は発作は起こらないが，その後は寛解期間がしだいに短くなり，発作が頻発するようになる．

高尿酸血症が続いても痛風発作を起こすのは1割程度といわれている．発作の誘因には過食，飲酒，過度の運動，過労などがあり，痛風は典型的な生活習慣病の1つである．

治療の基本方針は，関節炎発作を早く治め，血清尿酸値を正常化することである．前者には非ステロイド系の消炎鎮痛剤が有効である．後者のための尿酸生成抑制剤（アロプリノール，154頁）や尿酸排泄促進剤（プロベネシドなど）があるが，食事療法がきわめて重要である．

食事療法の基本は，①エネルギー摂取量の適正化　②プリン体摂取量の制限　③飲酒の制限ないし断酒　④タンパク質過剰摂取の防止　⑤十分な水の摂取などである

12 ヘムの代謝

　ポルフィリンに鉄が結合した化合物をヘムと総称する．ヘモグロビンのヘムはプロトポルフィリンIXに2価の鉄が配位結合したものであり，プロトポルフィリンはグリシンとスクシニルCoAを材料にして合成される．ヘムの分解終産物はビリルビンであり，これは肝臓でグルクロン酸抱合され胆汁の成分として腸に排泄される．ビリルビンはウロビリノーゲンを経てウロビリンとなり主に糞便に排泄される．

I ポルフィリンとヘムの合成

　ポルフィリンに鉄が結合した化合物を**ヘム**と総称するが，通常，ヘムと呼ばれているのはプロトポルフィリンIXに2価の鉄が結合したもの（プロトヘム）である．ポルフィリンは複雑な構造をもつが，グリシンとスクシニルCoAを出発材料として合成され，これに鉄が結合してヘムが生成される．

A ポルフィリンとヘムの化学

- **ポルフィリン**は4個のピロール核がおのおのメチン基（＝CH－）で架橋された化合物で，側鎖の種類によってウロポルフィリン，コプロポルフィリン，プロトポルフィリンに大別される（a）．
- ウロポルフィリンとコプロポルフィリンは，プロトホルフィリンの合成中間体であるウロポルフィリノーゲンとコプロポルフィリノーゲンが非酵素的に酸化されたもので，生理的意義はほとんどない（ポルフィリン症の際に尿中に多く認められる）．
- **プロトポルフィリン**のうち，側鎖の配置が（a）の表に記したものをプロトポルフィリンIXといい，これに2価の鉄が配位結合したものが**ヘム**である（b）．
- ヘムは**ヘモグロビン**，**ミオグロビン**，**カタラーゼ**などの**ヘムタンパク質の補欠分子族**（配合族）として，種々の機能をもつ．
- 電子伝達系の成分である種々のシトクロム（96頁）はヘムa，ヘムc，ヘムdなどをもつが，これらは通常ヘムとよばれるもの（ヘムb）とはポルフィリンの側鎖が若干異なったヘムである．

B ヘムの合成（b）

- 成人は1日に約8gのヘモグロビンを合成しており，それに見合うだけ（約300 mg）のヘムを骨髄の造血細胞は合成する必要がある．
- ヘムは，まず**プロトポルフィリンIX**が合成され，これに**鉄**が結合して生成される．
- **ポルフィリン環**は**グリシンとスクシニルCoA**を出発物質にして合成される．まず，これらが縮合して**δ-アミノレブリン酸**（δ-ALA）が生成される（反応①）．この反応がヘム合成系の律速反応で，最終産物であるプロトポルフィリンとヘムによってフィードバック阻害される．
- 次いで，2分子のδ-ALAが結合してピロール核をもつポルホビリノーゲンが生成され（反応②），さらにこれが4分子結合してⅢ型のウロポルフィリノーゲンが合成される（反応③）．これからⅢ型のコプロポルフィリノーゲンを経て，プロトポルフィリンIXが作られる（反応④，⑤）．
- プロトポルフィリンIXに2価の鉄が，フェロケラターゼによって，配位結合しヘムが生成される（反応⑥）．

I ポルフィリンとヘムの合成

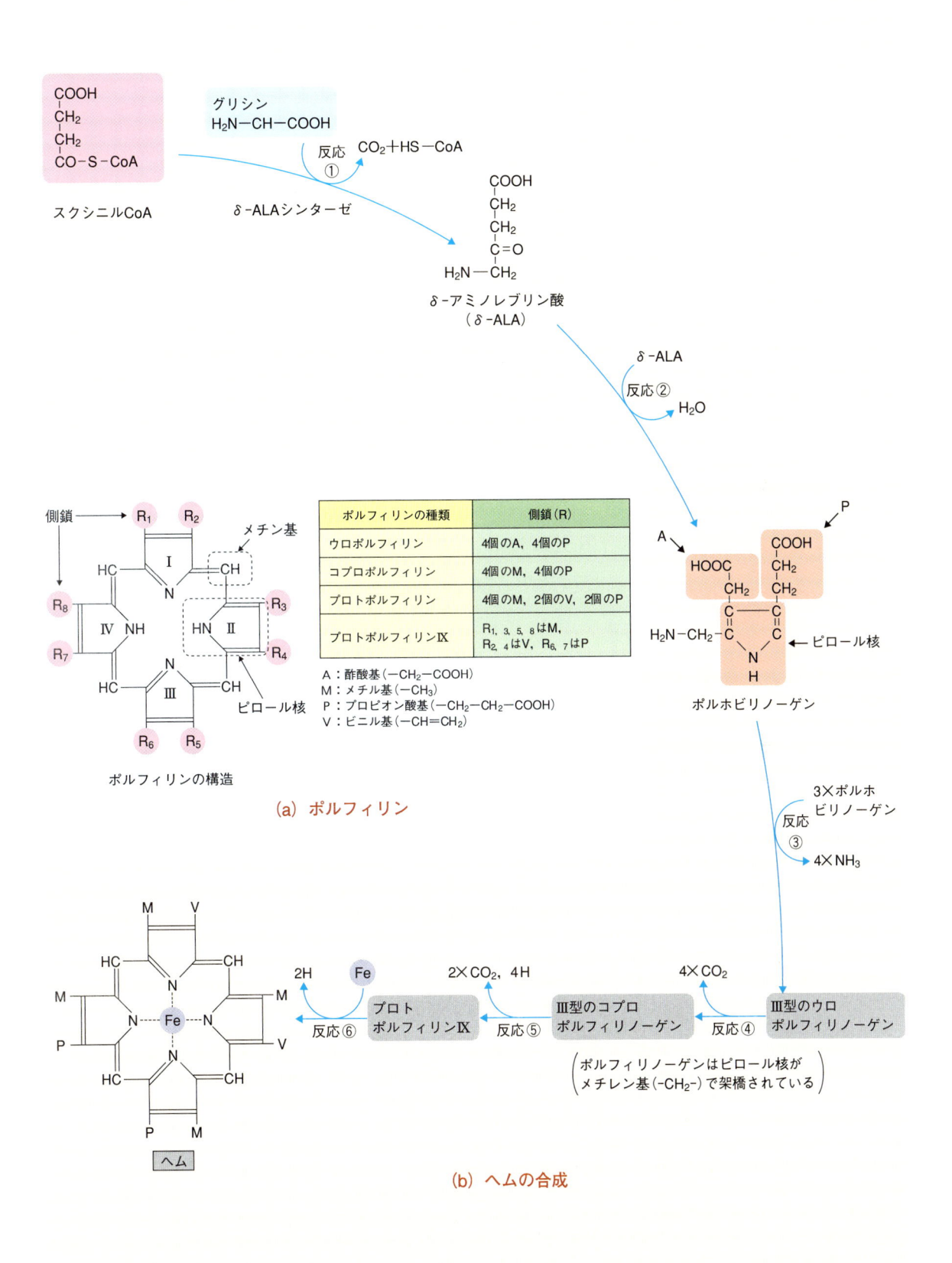

スクシニルCoA + **グリシン** H$_2$N-CH-COOH

反応① δ-ALAシンターゼ → CO$_2$ + HS-CoA

→ δ-アミノレブリン酸（δ-ALA）

+ δ-ALA、反応② → H$_2$O

→ **ポルホビリノーゲン**（ピロール核、A=酢酸基、P=プロピオン酸基）

(a) ポルフィリン

ポルフィリンの構造：側鎖 R$_1$〜R$_8$、メチン基、ピロール核 I〜IV

ポルフィリンの種類	側鎖（R）
ウロポルフィリン	4個のA, 4個のP
コプロポルフィリン	4個のM, 4個のP
プロトポルフィリン	4個のM, 2個のV, 2個のP
プロトポルフィリンIX	R$_{1,3,5,8}$はM, R$_{2,4}$はV, R$_{6,7}$はP

A：酢酸基（-CH$_2$-COOH）
M：メチル基（-CH$_3$）
P：プロピオン酸基（-CH$_2$-CH$_2$-COOH）
V：ビニル基（-CH=CH$_2$）

(b) ヘムの合成

III型のウロポルフィリノーゲン —反応④（-4×CO$_2$）→ III型のコプロポルフィリノーゲン —反応⑤（-2×CO$_2$, 4H）→ プロトポルフィリンIX —反応⑥（+Fe, -2H）→ ヘム

（ポルフィリノーゲンはピロール核がメチレン基（-CH$_2$-）で架橋されている）

3×ポルホビリノーゲン —反応③（-4×NH$_3$）→ III型のウロポルフィリノーゲン

II ヘムの分解とビリルビンの排泄

　人体中のヘムの約90%はヘモグロビンに，残りがミオグロビンや各種のヘム酵素に含まれる．老化した赤血球（寿命約120日）は脾臓で壊され，同時にヘモグロビンも分解される．ヘムのポルフィリン環は再利用されることなく，ビリルビンに分解される．ビリルビンは胆汁色素ともよばれ，肝臓でグルクロン酸抱合され，胆汁の成分として腸に排泄される．ビリルビンの生成量が増加したり，排泄障害が起こると黄疸を呈する．

A ヘムの分解 (a)

- ヘムの分解はあらゆる細胞で行われるが，主に脾臓や肝臓の網内系細胞で行われる．
- まず，ヘムオキシゲナーゼによって，ヘムは酸化・開環され，鉄を失いビリベルジンになる（反応①）．この反応は，ⅠとⅡのピロール核を架橋している炭素原子がCOとして放出されるのが特徴である．
- ビリベルジンはビリベルジンレダクターゼによって還元されビリルビンになる（反応②）．
- ビリルビンは水に難溶性で，血液中では血清アルブミンに結合して肝臓に運ばれる．
- 肝臓でビリルビンはビリルビンUDP-グルクロン酸トランスフェラーゼによってグルクロン酸抱合され，抱合ビリルビンになる（反応③）．この抱合に必要なUDP-グルクロン酸はグルクロン酸回路で供給される（108頁）．

B ビリルビンの排泄 (b) と黄疸

- 抱合ビリルビンは胆汁の成分として胆管を経て十二指腸に排泄される．
- 小腸内で抱合ビリルビンは，腸内細菌のβ-グルクロニダーゼによって脱抱合され（反応A），さらに腸内細菌によって還元されてウロビリノーゲンになる（反応B）．
- ウロビリノーゲンの大部分は非酵素的に酸化されウロビリン（ステルコビリン）となり（反応C）糞便中に排泄される．
- ウロビリノーゲンの一部は回腸下部や大腸上部で再吸収される．その多くは肝臓で再び抱合ビリルビンになり胆汁中に分泌される（腸肝循環）．再吸収されたウロビリノーゲンの一部は血液に出て，腎臓を経て尿中に排泄される．
- 健常成人の血清中のビリルビン濃度は0.3〜1.2 mg/100 mlである．これが2 mg/100 ml以上になると皮膚や眼球結膜がビリルビンによって黄色になる．この症状が黄疸である（162頁）．
- 生理的に認められる新生児黄疸が起こる原因は，この時期にビリルビンUDP-グルクロン酸トランスフェラーゼの量が減少していることと，胎児ヘモグロビンから成人ヘモグロビンへの変換（214頁）のため，ビリルビンの生成量が増加するからである．

Ⅱ ヘムの分解とビリルビンの排泄

(b) ビリルビンの排泄

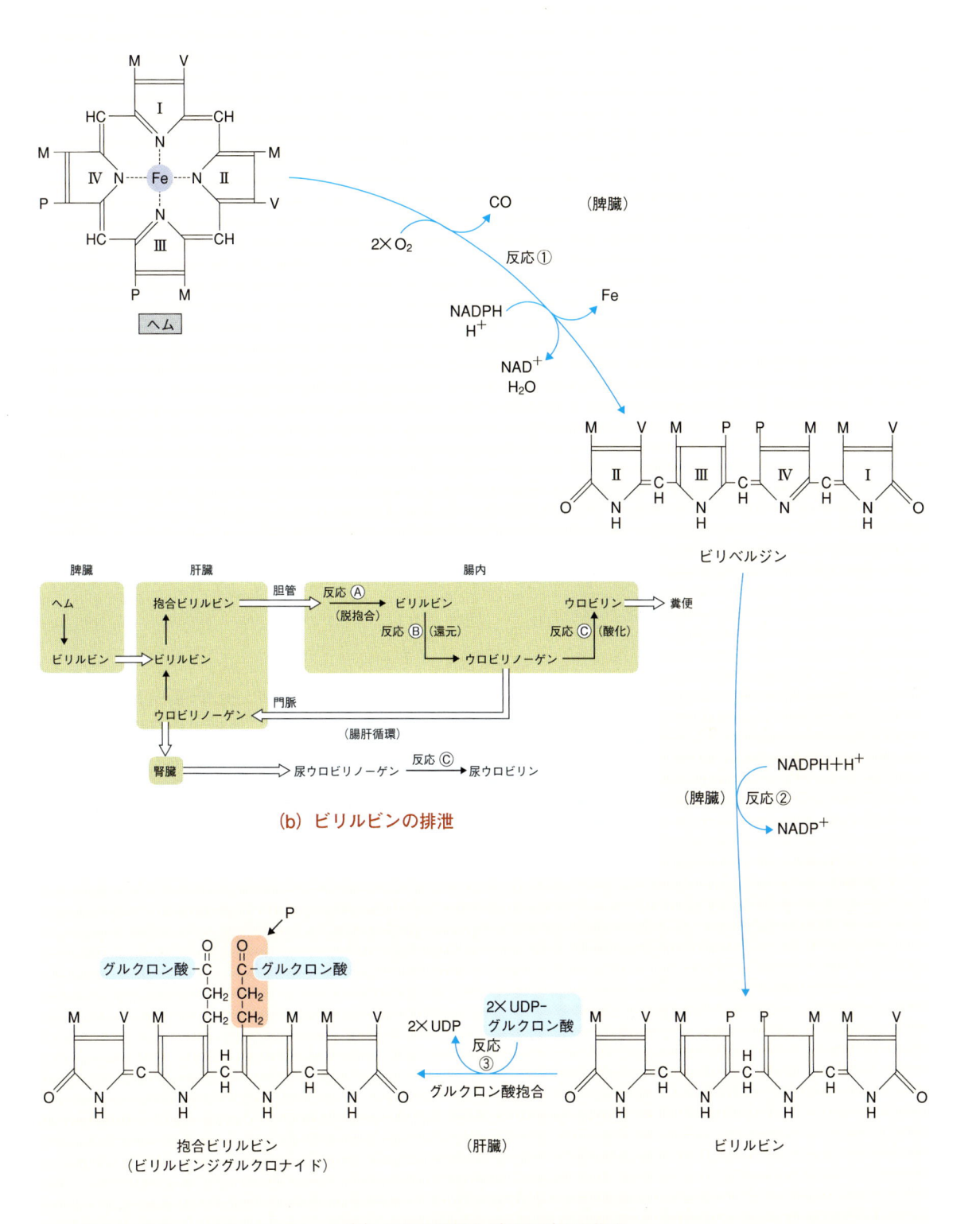

(a) ヘムの分解とビリルビンの抱合

栄養士に必要な豆知識

黄　疸

　黄疸は血液中のビリルビンが増加し，皮膚や眼球結膜が黄色くなる症状である．

　血清ビリルビンの測定にはジアゾ反応を利用した方法が広く用いられている．その際，ジアゾ試薬と直ちに反応し呈色する**直接ビリルビン**と，アルコールなどの発色促進剤を加えないと呈色しない**間接ビリルビン**に分けて測定することが，黄疸の発生原因を知るのにきわめて重要である．化学的には直接ビリルビンは抱合型ビリルビンで，間接ビリルビンは遊離型ビリルビン（血清中ではアルブミンと結合）である．なお，直接ビリルビンと間接ビリルビンを合せたものを**総ビリルビン**という．

　健常成人の血清総ビリルビン値は0.2～1.0 mg/100 ml，直接ビリルビン値は0～0.4 mg/100 ml，間接ビリルビン値は0.2～0.6 mg/100 mlである．新生児では生後4～5日で総ビリルビン値が10 mg/100 mlにもなるが（新生児黄疸），その後低下し生後3～5ヵ月で最低値となり，以後徐々に増加し，15歳位で成人の値になる．

　総ビリルビン値が2 mg/100 ml以上になると臨床的に黄疸を視認できるようになる．黄疸（高ビリルビン血症）はその成因によって，**溶血性黄疸**，**体質性黄疸**，**肝細胞性黄疸**，**閉塞性（うっ滞性）黄疸**に分類される（表）．

黄疸の分類

	発生原因	疾患例	増加するビリルビン
溶血性黄疸	赤血球の崩壊増加によるビリルビンの産生過剰	溶血性貧血	間接ビリルビン
体質性黄疸	膜タンパク質異常による肝細胞のビリルビン取り込み障害	ジルベール症候群	間接ビリルビン
	抱合酵素（160頁）の質的，量的異常による抱合障害	クリグラー・ナジャー症候群	
肝細胞性黄疸	肝細胞内でのビリルビンの移送障害	急性・慢性肝炎 肝硬変 肝癌	直接ビリルビン
	肝細胞のビリルビンの細胆管への排泄障害		
閉塞性黄疸	胆管，胆嚢の閉塞による胆汁の排泄障害	胆石症，胆嚢炎，膵頭部癌	直接ビリルビン

備考：新生児黄疸は体質性黄疸に属し，間接ビリルビンが増加する．

13 水と無機質

　水は体重の50〜60％を占め，人体の構成成分で最も含量の多い分子である．水は細胞内外に存在し，物質の輸送や酵素反応の場を提供するなど重要な役割をする．人体の構成元素のうち，酸素，炭素，水素，窒素以外のものを無機質（ミネラル）といい，それらは食物として摂取しなければならない微量栄養素である．無機質の役割は，骨や歯などの硬組織の強度を保つこと，体液の浸透圧，pH，水分量などを維持すること，種々のタンパク質，ビタミン，ホルモンなどの活性発現やその調節などにかかわることなど，きわめて多彩である．

I 人体の水と体液

人体の構成成分で最も含量の多いのは水で，体重の半分以上を占める．水は溶媒として，物質の輸送や酵素反応の場の提供に関与するほか，水自身が加水分解反応などの基質となる．水は気化熱や熱伝導率が大きいので局所での温度上昇を防ぎ，体温調節の役割もする．

A 水の体内分布

- 人体の各種構成成分が体重に占めるおおよその割合を(a)に示す．水が最も多く，成人男性で約60％，成人女性で約55％，幼児では約75％を占める．
- 水の含有率に性差があるのは脂肪の含有率に差があるからで(女性＞男性)，幼児より成人で水の含有率が低いのは主に細胞外液の割合が減少するからである．老人では，成人に比べ水の含有率はさらに低くなる(約50％)が，これは主に細胞内液の割合が減少するからである．ただし，健常な個々の細胞の水分量(約70％)は性差や成長による違いはない．
- 体内の液体成分を**体液**と総称し，それは**細胞内液**と**細胞外液**に大別され，後者はさらに**血漿**(血管内液)と**間質液**(組織液，細胞間液)に分けられる．
- 成人では体内の水分の約2/3が細胞内液に，約1/3が細胞外液に存在し，細胞外液の約1/4が血漿に，約3/4が間質液に含まれる(b)．
- 水は浸透圧によって細胞膜を通過するので，細胞内液と細胞外液，血漿と間質液との間で相互に出入りする．

B 水の出納(c)

- 水は生体での出入りが最も多い物質である．水の出入りは身体の活動量，外部環境，個人差で違うが，健常成人は1日当り代謝水を含め2〜2.5 l を摂取し，同量の水を尿，糞便，呼気，汗に排泄している．
- **代謝水**とは種々の物質が体内で酸化されて生ずる水のことで，100 g の糖質(グルコース)，脂質(トリアシルグリセロール)，タンパク質(アミノ酸)が完全に酸化分解されると，それぞれ，55 ml，平均107 ml，平均41 ml の水が生成される．
- 尿のうち，体内で生ずる代謝終産物(老廃物)を排泄するのに最低必要なものを**不可避尿**，安静時に呼気と汗に排泄される水を**不感蒸泄**という．
- 不可避尿(約0.5 l)と不感蒸泄(約0.9 l)は必ず排泄される．一方，代謝水が約0.3 l あるので，その差である約1.1 l が食物水や飲料水として毎日摂取しなければならない最小限の水の量である．
- 腎糸球体で濾過される水分の量は1日約180 l に及ぶが，その99％以上は尿細管や集合管で再吸収されるので尿として排泄されるのは1.5 l くらいである．
- 濾過量の70〜80％は近位尿細管で再吸収され，残り20〜30％の大部分は遠位尿細管や集合管で再吸収される．集合管での再吸収は下垂体後葉から分泌されるバソプレッシンによって調節されている．

(a) 生体成分の含有率（成人男性）

成分	含有量(%)
水	60
タンパク質	20
脂質	15
無機質	4
糖質，その他	1

(b) 体内の水の分布（体重当たりの含有%）

体液	乳児	成人
細胞内液	48	45
細胞外液	30	15
血漿	(24)	(11)
組織液	(6)	(4)
	78	60

摂取水：代謝水 300ml ／ 食物水 600ml ／ 飲料水 1,600ml　合計 2,500ml（飲料水は調整部分）

排泄水：糞便 100ml ／ 呼気 350ml ／ 汗 550ml ／ 不可避尿 500ml ／ 随意尿 1,000ml　合計 2,500ml（呼気・汗は不感蒸泄，不可避尿・随意尿は調整部分）

(c) 人体の水の出納

➡メモ 脱水

体液量が減少した状態を脱水とよび，それには次の3つの型がある．

(1) 水欠乏型

水の欠乏がナトリウムイオン（Na^+）を上回り，細胞外液の浸透圧が高くなるので高張性脱水ともいわれる．水の摂取不足，激しい下痢や嘔吐などのとき起こる．

(2) ナトリウム欠乏型

Na^+の欠乏が水の欠乏を上回り，細胞外液の浸透圧が低下するので低張性脱水ともいわれる．この際には細胞外液の減少が著しい．脱水時に水だけを補給したときに起こる．

(3) 混合型

水とNa^+がともに欠乏し，浸透圧に変化がないので等張性脱水ともいわれる．外傷や手術などで大量の体液（血液）が急速に失われたときなどに起こる．

C 体液の組成と浸透圧

- 細胞外液の浸透圧が上昇すると細胞内から水が流出し細胞は縮み，逆に低下すると細胞はふくらむ．いずれの場合も細胞機能が障害される．血漿の浸透圧が低下すると間質液の水分量が増える．この状態が**浮腫**である．
- 細胞内液と細胞外液とではイオンの組成やタンパク質含量に著しい違いがある（**a**）．
- 細胞内液にはK^+，Mg^{2+}，HPO_4^{2-}，タンパク質が多く，細胞外液にはNa^+，Cl^-，HCO_3^-が多い．血漿と間質液とではイオン組成はきわめて類似するが，タンパク質の含量は血漿が多い．
- **浸透圧**はイオンや非解離の分子などの粒子の濃度に比例する．細胞内液と細胞外液とでは組成に違いはあるが，浸透圧に有効な濃度（**オスモル濃度**）はほぼ等しく，浸透圧はほぼ同じである．0.9％食塩水の浸透圧は血漿のそれとほぼ同じ（等張）であり，**生理的食塩水**といわれる．
- 体液の浸透圧の調節は水の摂取量と排泄量の両面でなされるが，前者はかなり大まかで，精細な調節は後者でなされる（**b**）．
- 血漿の浸透圧が上昇すると，視床下部の**浸透圧受容器**で感知され，渇きの感覚を起こし水の摂取を増加させる．
- 浸透圧受容器で感知された情報は下垂体後葉に伝達され，バソプレッシン（70頁）の分泌が調節される．**バソプレッシン**は腎の遠位尿細管や集合管での水の再吸収を調節して浸透圧を調節する．
- 細胞外液のNa^+は，Cl^-とともに浸透圧を形成する主な成分である．副腎皮質から分泌される**アルドステロン**（72頁）は腎の遠位尿細管でのNa^+の再吸収を促進する作用をもち，浸透圧の維持に深くかかわっている．

D 体液のpH調節（酸塩基平衡）

- 体液は種々の**緩衝作用**によってpHが常に一定に保たれている．なかでも，健常人の血漿のpHは7.4±0.05と変動幅がきわめて小さい．
- 血漿の緩衝作用で最も大きく，かつ重要なのは**炭酸-重炭酸系**である．炭酸は$H_2CO_3 \rightleftharpoons H^+ + HCO_3^-$と解離するが，血漿中で$HCO_3^-$と$H_2CO_3$の濃度比は20：1と一定である．
- 血漿中の酸が増加し，H^+が増えても前記反応式が右方向に進みH^+の濃度（pH）はほとんど変化せず，H_2CO_3が増える．増加したH_2CO_3はCO_2となり呼気に排出される（**c**）．
- 逆に，塩基が増加し，H^+が減少すると前記反応式は左方向に進みpHは変わらない．その際呼吸は抑制され，腎尿細管でのHCO_3^-の再吸収が促進され，尿はアルカリ性に傾く．
- このように，血漿のpH維持には肺と腎臓が密接にかかわっている．
- 血漿のpH維持には上記炭酸-重炭酸系のほか**リン酸緩衝系**（$H_2PO_4^- - HPO_4^{2-}$系）や血漿タンパク質の緩衝作用も関与している．
- 血漿の緩衝作用を越えて，血漿のpHが酸性に傾いた状態を**アシドーシス**（酸血症），アルカリ性に傾いた状態を**アルカローシス**という．
- アシドーシスやアルカローシスを呈する原因には呼吸性のものと代謝性のものがある．

(a) 体液中の主な電解質の濃度（mEq/l）

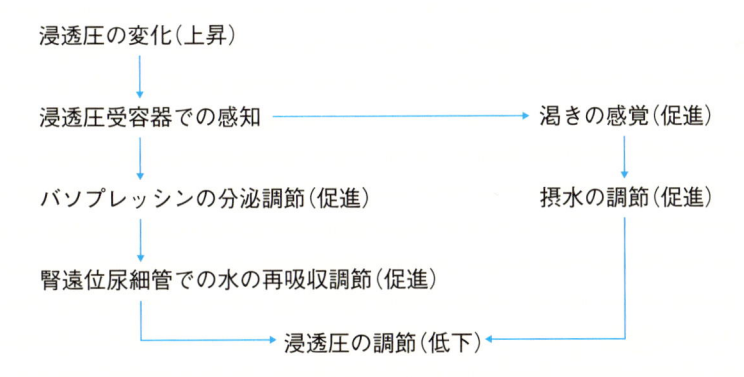

電解質		細胞内液	細胞外液	
			血漿	組織液
陽イオン	Na^+	10	140	140
	K^+	150	4	4
	Ca^{2+}	0.001	4.6	4.6
	Mg^{2+}	40	1.6	1.6
陰イオン	Cl^-	7	103	120
	HCO_3^-	10	24	24
	HPO_4^{2-}	100	2.2	2
	SO_4^{2-}	3	1	1
タンパク質		67	14	1

浸透圧の変化（上昇）
↓
浸透圧受容器での感知 ──────→ 渇きの感覚（促進）
↓ ↓
バソプレッシンの分泌調節（促進） 摂水の調節（促進）
↓ ↓
腎遠位尿細管での水の再吸収調節（促進）
↓ ↓
→ 浸透圧の調節（低下）←

(b) 血漿浸透圧の調節の仕組み

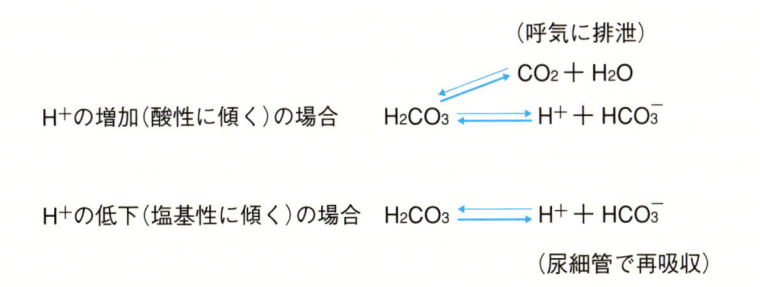

H^+の増加（酸性に傾く）の場合　　　　　（呼気に排泄）
　　　　　　　　　　　　　　　$CO_2 + H_2O$
　　　　　　　　　　　　　　　↑↓
　　　　　　　　　　　　　　　$H_2CO_3 \rightleftharpoons H^+ + HCO_3^-$

H^+の低下（塩基性に傾く）の場合　$H_2CO_3 \rightleftharpoons H^+ + HCO_3^-$
　　　　　　　　　　　　　　　　　　　　　　　（尿細管で再吸収）

(c) 炭酸-重炭酸系での pH 調節

II 無機質の代謝

　人体の構成元素のうち，水と有機化合物を構成している酸素，炭素，水素，窒素以外のものを**無機質（ミネラル）**という．人体には体重の約4%の無機質が含まれており，その中には体重の1%を超えるものから，痕跡程度しか存在しないものまである．また，生理的役割が明らかなものもあるが，不明なものもある．ここでは生理的に重要と思われるものについて記す．

A 無機質の種類と生理的役割

■種類と含量（a）
- 無機質は，比較的含有量の多い**多量無機質（マクロミネラル）**と，含有量が鉄以下の**微量無機質（ミクロミネラル）**に大別される．
- マクロミネラルにはカルシウム，リン，カリウム，硫黄，塩素，ナトリウム，マグネシウムの7種があり，これらで全無機質の90%以上を占める．
- ミクロミネラルには鉄，フッ素，亜鉛，マンガン，銅，ヨウ素，コバルト，モリブデン，クロムなどがある．

■生理的役割（b）
- 無機質の役割は，（1）骨や歯などの硬組織の構成成分として，（2）体液の浸透圧の維持，酸塩基平衡の維持，水分量の維持など，（3）種々のタンパク質，ビタミン，ホルモンなどの活性発現やその調節などの3つに大別できる．

B 個々の無機質の代謝と役割

■ナトリウムとカリウム
- ナトリウムは食塩（NaCl）として摂取され，小腸ではほぼ完全に吸収される．
- **ナトリウムイオン**（Na^+）は細胞外液の主な陽イオンであり，塩素イオン（Cl^-）とともに細胞外液の浸透圧の維持に関与している．また，一部は重炭酸塩（$NaHCO_3$）としてpHの維持にも重要な役割をする．
- Na^+は腎糸球体で濾過され，その約80%は近位尿細管で再吸収される．この再吸収に伴って水も再吸収されるのでNa^+は水分の保持にも深くかかわっている（c）．
- 糸球体濾液中のNa^+の残りは遠位尿細管で再吸収される．この再吸収は副腎皮質ホルモンの1つである**アルドステロン**によって調節されている（72頁）．
- **カリウムイオン**（K^+）は細胞内液の主な陽イオンであり，細胞内液の浸透圧やpHの維持にかかわっている．
- K^+は酵素活性の発現にも重要な役割もしている．例えば，骨格筋や心筋のアクトミオシン系での収縮にはK^+が不可欠である．
- Na^+とK^+は神経細胞内での活動電位の発生にも関与している（66頁）．
- K^+の尿への排泄は，アルドステロンの遠位尿細管での分泌促進作用によって，調節されている．

(a) 人体の無機質

マクロミネラル		ミクロミネラル**	
無機質	含有量(g)*	無機質	含有量(g)*
カルシウム(Ca)	1,300	鉄(Fe)	4〜5
リン(P)	660	亜鉛(Zn)	2〜3
硫黄(S)	200	銅(Cu)	0.1〜0.2
ナトリウム(Na)	150	ヨウ素(I)	0.03
カリウム(K)	150	マンガン(Mn)	0.02
塩素(Cl)	100	モリブデン(Mo)	0.02
マグネシウム(Mg)	20	フッ素(F)	1〜2

*含有量は体重65 kgの成人の体内に含まれるおおよその値
**ミクロミネラルとしては表の他に,コバルト(Co),クロム(Cr),セレン(Se)などが確認されている

(b) 無機質の役割

役割	関与する無機質
骨や歯などの硬組織の構成成分	カルシウム,マグネシウム,リンなど
体液の浸透圧,pH,水分量などの維持	ナトリウム,カリウム,リン,塩素など
タンパク質(酵素)の活性発現とその調節	カルシウム,マグネシウム,鉄,リン,カリウム,銅,マンガン,亜鉛など
ビタミンやホルモンの構成成分	硫黄,コバルト,ヨウ素など

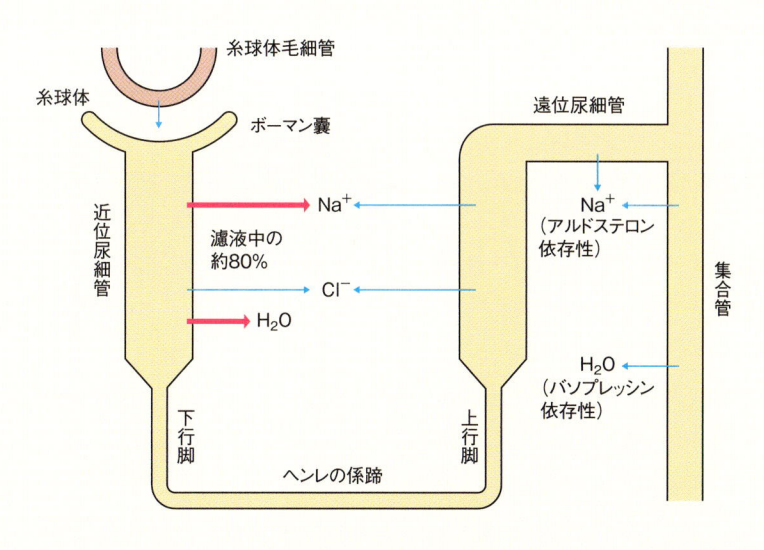

(c) 尿細管の各部位でのNa$^+$の再吸収

■カルシウム

- **カルシウム**は体内に最も多く含まれる無機質で，成人男性では1kgにも及ぶ．そのうち，99％以上が骨や歯などの硬組織に存在し，残りの1％が体液に含まれる．
- カルシウムは小腸で吸収され，それにはビタミンDの働きが必要である（40頁）．ビタミンDはリンの吸収にも働くので，カルシウムの吸収には，摂取するカルシウムとリンの比が1：2から2：1程度がよいとされている．
- カルシウムの吸収率は通常30％前後であり，吸収されたもののうち少量が体液中にとどまり，多くは骨に沈着する（**a**）．
- 骨中のカルシウムはヒドロキシアパタイト（$Ca_{10}(PO_4)_6(OH)_2$）の形で存在し，骨の硬度を保つばかりでなく，カルシウムの貯蔵としても役立つ．
- カルシウムの骨への沈着（**骨形成**）と骨からの溶出（**骨吸収**）は常時行われており，それは種々のホルモンや活性ビタミンDによって調節されている（**b**）．
- 体液中のカルシウムは主に**カルシウムイオン**（Ca^{2+}）の形で，一部はタンパク質に結合して存在する．タンパク質のなかには活性発現や安定化にCa^{2+}を不可欠とするものもある．例えば，血液凝固でのプロトロンビンからのトロンビンへの活性化や，フィブリン塊の形成にはCa^{2+}が必要である（216頁）．
- 細胞内液のCa^{2+}濃度は細胞外液に比べ1/1,000以下に保たれている（167頁）．ホルモンなどの細胞間情報伝達物質の刺激によって細胞内Ca^{2+}が上昇すると種々のタンパク質にCa^{2+}が結合し，種々の生理作用が発現する．
- すなわち，Ca^{2+}は情報伝達においてセカンドメッセンジャーの役割をする（68頁）．例えば骨格筋ではトロポニンCに，平滑筋ではカルモジュリンに結合し，筋収縮の引き金になる（226頁）．また，プロテインキナーゼCを活性化し種々のタンパク質をリン酸化する（68頁）．
- 血漿中のカルシウムは10 mg/100 ml前後に保たれている．これはカルシウムの小腸での吸収，骨への沈着，骨からの溶出，尿中への排泄が，副甲状腺ホルモン，カルシトニン，成長ホルモン，活性ビタミンDなどによって制御されているからである（**b**）．

■リン

- 生体の**リン**の約80％は骨や歯などの硬組織にカルシウム塩（ヒドロキシアパタイト）やマグネシウム塩として存在する．残りのほとんどはリン酸エステルの形で，あるいはリン酸イオンとして存在する（**c**）．
- **リン酸エステル**の約半分はリン脂質，核酸，リンタンパク質の構成成分として，残り半分はグルコース6-リン酸などの代謝中間物質，ATPなどのヌクレオチド，チアミン二リン酸などの補酵素の成分として重要な役割をしている．
- **リン酸イオン**は細胞内液の主な陰イオンで，pHや浸透圧の維持にかかわっているほか，酸化的リン酸化でのATP産生（92頁）に利用される．

Ⅱ 無機質の代謝

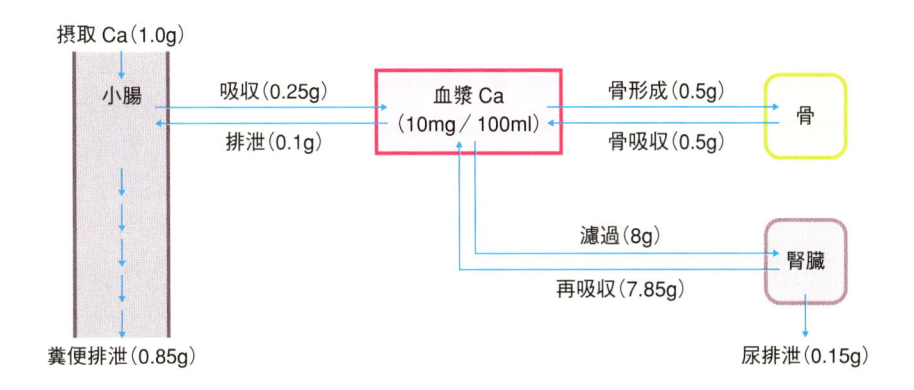

```
摂取Ca(1.0g)
     ↓
   小腸  ──吸収(0.25g)──→  血漿Ca     ──骨形成(0.5g)──→  骨
        ←─排泄(0.1g)───  (10mg/100ml)  ←─骨吸収(0.5g)──
     ↓
                              ↑ 濾過(8g) →  腎臓
                              └─再吸収(7.85g)─
   糞便排泄(0.85g)                            尿排泄(0.15g)
```

(a) 生体内でのカルシウムの動態(1日当りのおおよその量)

(b) カルシウム代謝に及ぼすホルモンの影響

ホルモン	作用	血中Ca濃度
副甲状腺ホルモン	骨吸収（骨からの動員）促進 腎での再吸収促進 腸管での吸収促進	増加
カルシトニン	骨吸収（骨からの動員）抑制	減少
成長ホルモン	骨形成促進	
活性ビタミンD	腸管での吸収促進 骨形成の促進 腎での再吸収促進	増加

(c) リンの体内での存在様式と役割

存在様式	役割
リン酸塩(80%)	カルシウム塩やマグネシウム塩として硬組織の強度を維持
リン酸エステル(20%)	ATPなどのヌクレオチド，グルコース6-リン酸などの代謝中間物，ピリドキサールリン酸などの補酵素・核酸・リン脂質・リン酸化タンパク質などの構成成分
リン酸イオン(1%以下)	細胞内液の主な陰イオンとして，浸透圧やpHの維持 無機リン酸を基質とする酵素反応，特に酸化的リン酸化でのATP産生に重要

■鉄

- 人体には3～4gの鉄が含まれており，ほとんどはタンパク質に結合している．そのうち約3/4はヘモグロビン，ミオグロビン，種々の**ヘム酵素**や**非ヘム鉄酵素**の補欠分子族として重要な役割をになっている（**機能鉄**）．残りは**フェリチン**やヘモジデリンの成分として貯蔵されたり（**貯蔵鉄**），**トランスフェリン**の成分として輸送中のものである（**輸送鉄**）（a）．
- 鉄は小腸上部で吸収されるが，摂取した鉄の約10％が吸収されるにすぎない．特に**非ヘム鉄**の吸収率（約5％）は**ヘム鉄**の吸収率（20～30％）よりかなり悪い．また，3価鉄（Fe^{3+}）の吸収率は2価鉄のそれの半分以下である．
- 吸収されたFe^{2+}は粘膜細胞でFe^{3+}となり，一部はフェリチンの成分として貯蔵されるが，残りはトランスフェリンの成分となり血中を輸送される（b）．
- 各組織に運ばれた鉄はヘモグロビン，ミオグロビン，カタラーゼ，シトクロームcなどの生成に必要なヘムの合成（158頁）や，鉄-硫黄タンパク質の生成に利用され，残りはフェリチンの成分として貯蔵される（b）．
- ヘモグロビンのヘムの分解（160頁）に際して遊離した鉄の多くは，トランスフェリン鉄として輸送され再利用される．

■マグネシウム

- 人体の**マグネシウム**の約2/3はリン酸マグネシウムとして硬組織に存在する．**マグネシウムイオン**（Mg^{2+}）は細胞内液でK^+に次いで多い陽イオンで，細胞外液より高濃度に保たれている（167頁）．
- Mg^{2+}は多くの酵素活性の発現や，神経系での情報伝達などに関与している．特に，ATPのγ-位のリン酸を転移するキナーゼの反応や，ATPをADPにするATPアーゼの反応にはMg^{2+}が不可欠である．

■その他の無機質

- **塩素**は**塩素イオン**（Cl^-）として細胞外液の主な陰イオンで，浸透圧の維持や水分平衡にかかわっている．また，胃液の塩酸の成分として，あるいは好中球の殺菌作用に必要である．
- **硫黄**（S）は含流アミノ酸（システイン，メチオニン），ビタミン（チアミン，ビオチン），グリコサミノグリカン（コンドロイチン硫酸など），補酸素Aなどの構成成分として存在する．
- **亜鉛**（Zn）は鉄に次いで多いミクロミネラルで，炭酸デヒドラクターゼやアルコールデヒドロゲナーゼなど，多くの酵素の補助因子として働く（c）．また，インスリンは膵B細胞の分泌顆粒中ではZnと統合し安定化されている．
- **銅**（Cu）は**セルロプラスミン**の成分として，また，アミン酸化酵素やシトクロームc酸化酵素などの補助因子として働く．
- **ヨウ素**（I）は甲状腺ホルモン（チロキシン，トリヨードチロニン）の構成成分であり，摂取不足により甲状腺腫を起こすことがある．
- **マンガン**（Mn）はピルビン酸カルボキシラーゼやミトコンドリア型のスーパーオキシドジスムターゼなどの構成成分となるほか，アルギナーゼなどいくつかの酵素の賦活剤として働く．

(a) 人体の鉄の分類と分布

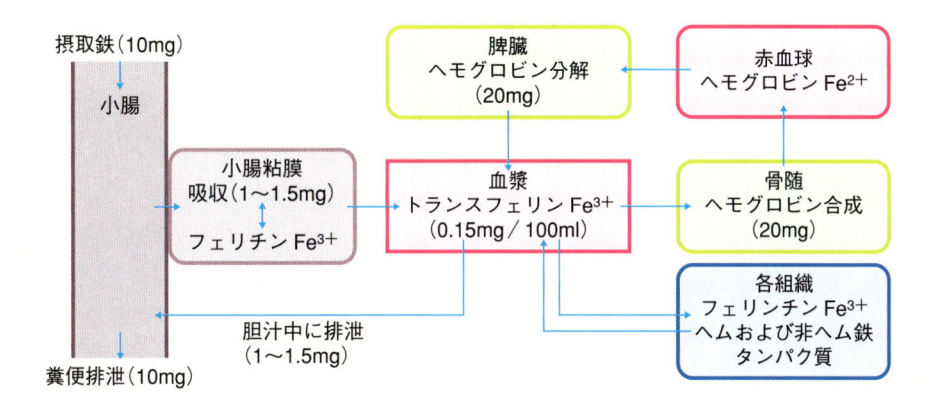

分類	鉄を含むタンパク質	鉄の量*（％）	分布
機能鉄	ヘモグロビン	2,650 mg（66％）	赤血球
	ミオグロビン	200 mg（5％）	筋肉
	ヘム酵素	50 mg（1％）	各組織
	非ヘム鉄酵素	300 mg（8％）	各組織
貯蔵鉄	フェリチン	800 mg（20％）	各組織
輸送鉄	トランスフェリン	4 mg（0.1％）	血漿

*体重60 kgの男性で4 gの鉄が存在すると仮定したときの各タンパク質鉄の総量，（％）は全体に占める割合

(b) 体内での鉄の動態（1日当りのおおよその量）

摂取鉄（10mg）→ 小腸 → 小腸粘膜吸収（1〜1.5mg）フェリチン Fe^{3+} → 血漿 トランスフェリン Fe^{3+}（0.15mg/100ml）

脾臓 ヘモグロビン分解（20mg）→ 赤血球 ヘモグロビン Fe^{2+}

骨髄 ヘモグロビン合成（20mg）

各組織 フェリチン Fe^{3+} ヘムおよび非ヘム鉄タンパク質

胆汁中に排泄（1〜1.5mg）

糞便排泄（10mg）

(c) 亜鉛，銅，マンガンを構成成分とする酵素

	代表的な酵素
亜鉛（Zn）	炭酸デヒドロゲナーゼ，アルコールデヒドロゲナーゼ，カルボキシペプチダーゼA，スーパーオキシドジスムターゼ★
銅（Cu）	シトクロームcオキシダーゼ，モノアミン酸化酵素，チロシナーゼ，フェロオキシダーゼ（セルロプラスミン），スーパーオキシドジスムターゼ★
マンガン（Mn）	ピルビン酸カルボキシラーゼ，スーパーオキシドジスムターゼ★

★スーパーオキシドジスムターゼ（SOD，240頁）には，CuとZnをもつ細胞質型とFeとMnをもつミトコンドリア型酵素がある．

栄養士に必要な豆知識

骨粗鬆症とくる病・骨軟化症

骨粗鬆症

骨形成と骨吸収のバランスが崩れ，骨塩量が絶対的に減少し，骨強度が低下した状態を骨粗鬆症という．カルシウムや骨タンパク質は減少しているが，骨組織の細胞成分には変化はない．

骨粗鬆症は閉経や加齢に伴って起こる原発性骨粗鬆症と，副甲状腺機能亢進症，血液疾患，アルコール中毒などに続発した二次性骨粗鬆症に分類される．栄養士として重要なのは前者である．

原発性のものはさらに低回転性と高回転性に分けられる．前者は骨形成も骨吸収も減少しているが骨形成がより減少しているもので，老人性骨粗鬆症はこれに相当する．これは骨芽細胞の機能低下に基づく骨形成の抑制や活性型ビタミンDの低下に基づく腸管からのカルシウム吸収の減少などが原因となる．

高回転性骨粗鬆症は骨形成も骨吸収も増加しているが，骨吸収がより増加しているもので，閉経後のエストロゲン低下による骨粗鬆症はこれに相当する．エストロゲンの分泌減少は骨吸収を促進するサイトカインの産生を促し，骨形成を促進する因子の産生を抑制するからだと考えられている．

自覚症状として腰痛，背部痛がみられ，進行すると椎体骨の圧迫骨折や大腿部骨折を起こし，日常生活の質（QOL）が著しく障害される．診断は骨密度の測定によって行われる．正確な測定には二重エネルギーX線吸収法が用いられるが，超音波法によっても簡便に踵骨や橈骨の骨密度が測定できる．

薬物療法としてカルシウム剤，活性ビタミン，ビタミンK，カルシトニンなどの投与，また，閉経後骨粗鬆症にはエストロゲンも使用される．しかし，大切なのは予防であり，適正な食事と運動によって，20歳代での最大骨量をなるべく多くし，その後も骨密度を維持することである．

くる病・骨軟化症

石灰化障害によって，骨の無機質成分が減少し類骨（非石灰化基質）が増加する疾患で，小児期までに発症したものをくる病，骨端線閉鎖後の成人に発症するものを骨軟化症という．

いずれもビタミンDの作用不足によって起こるものが最も多いが，腎臓でのリンの再吸収障害による低リン血症に伴って起こるくる病・骨軟化症もある．

くる病は乳児に多く，頭蓋骨，脊椎，足などの変化や彎曲，歯の発育不良などがみられ，また，低カルシウム血症によるテタニー症状を呈することがある．

くる病でのビタミンD作用不足の原因には摂取不足，腸管吸収不全症候群，日光（紫外線）照射不足によって起るビタミンDの欠乏のほか，ビタミンDの活性化過程の酵素の先天的異常が知られている（204頁）．

薬物療法としては活性型ビタミンDの投与を行う．また，カルシウムの低下に対してはカルシウム剤の補給も行う．

14 遺伝情報の発現と伝達

　遺伝情報はDNAの塩基配列として保管されている．細胞は必要に応じてDNAの情報をmRNAに写しとり（転写），それに従ってタンパク質を合成し（翻訳），形質や生命活動を発揮する．この過程を遺伝情報の発現という．一方，細胞分裂に際してはDNAを合成（複製）し，母細胞は娘細胞に情報を忠実に伝える．この過程を遺伝情報の伝達という．DNAは他の高分子化合物に比べ安定ではあるが，種々の原因で変異が起こり病気を引き起こすことがある．この章では遺伝情報の発現や伝達の仕組みと，突然変異，遺伝子操作について概説する．

I 遺伝情報

遺伝情報とは"**遺伝子**"がもっている情報のことで，DNAの塩基配列として保管されている．細胞はその情報に従ってタンパク質を合成し形質や生命活動を発揮する（**遺伝情報の発現**）．また，遺伝情報は細胞分裂に際して母細胞から娘細胞に忠実に伝えられる（**遺伝情報の伝達**）．

■ヒト・ゲノム
- 卵子や精子は1セットの，体細胞は2セットの遺伝情報をもつ．1セットがもつすべての遺伝情報（全DNA）を**ゲノム**とよぶ．ヒトのゲノムには**核ゲノム**と**ミトコンドリアゲノム**がある．
- 核ゲノムDNAはヒストンおよび非ヒストンタンパク質と複合体を形成し，通常は**クロマチン**として核内に網目状に散在しているが，細胞分裂の中期には凝集し**染色体**として観察される（34頁）．
- ヒトには22対の常染色体と1対の性染色体が存在し，核ゲノムDNAの総塩基対数は30億（3×10^9）で，これに約2万種の"遺伝子"が存在すると推定されている．
- ミトコンドリアには16.6×10^3塩基対の環状DNA（32頁）があり，これに37種の"遺伝子"がぎっしり並んでいる．

■遺伝情報の流れ（a）
- DNAの情報はまずmRNAの塩基配列として写しとられ（**転写**），それをもとにタンパク質が合成される（**翻訳**）．
- この「遺伝情報はDNA→RNA→タンパク質の方向に流れ，けっして逆方向には流れない」ということは，疑ってはならないこととして，**セントラルドグマ**といわれる．

■遺伝子領域と非遺伝子領域（b）（c）
- 核DNAの全部が"遺伝子"ではない．遺伝子の領域は全DNAの30%位で，残りは非遺伝子領域である．
- **遺伝子領域**はさらにRNAに転写される**転写領域**と，されない**非転写領域**に区別される．
- 転写領域にはタンパク質の一次構造の情報をもつ**コード領域**のほかに，翻訳に際して不可欠な**非コード領域**や，情報発現に無関係なイントロンがある．
- コード領域，すなわち"構造遺伝子"の部分はDNA全体の3%にすぎない．
- 非転写領域は転写に不可欠な領域で，転写酵素が結合する**プロモーター**や転写制御因子が結合する**エンハンサー**および**サイレンサー**（186頁）が存在する．
- 非遺伝子領域は"遺伝子"を連結している部分で，反復配列が多い．この領域の配列には個人差があるので，犯罪捜査などでのDNA鑑定にこの領域が利用される．
- 遺伝情報の多くはタンパク質として発現するが，tRNAやrRNAの情報をもつ**tRNA遺伝子**や**rRNA遺伝子**もある．

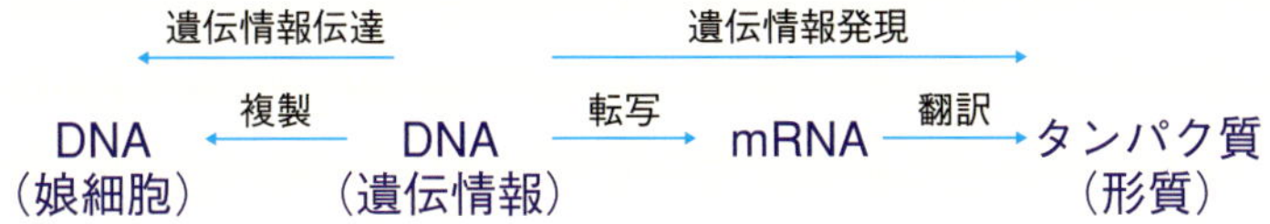

```
      遺伝情報伝達         遺伝情報発現
    ←―――――――→    ←―――――――――→
    DNA  ←複製― DNA  ―転写→ mRNA ―翻訳→ タンパク質
   （娘細胞）   （遺伝情報）                （形質）
```

(a) 遺伝情報の流れ

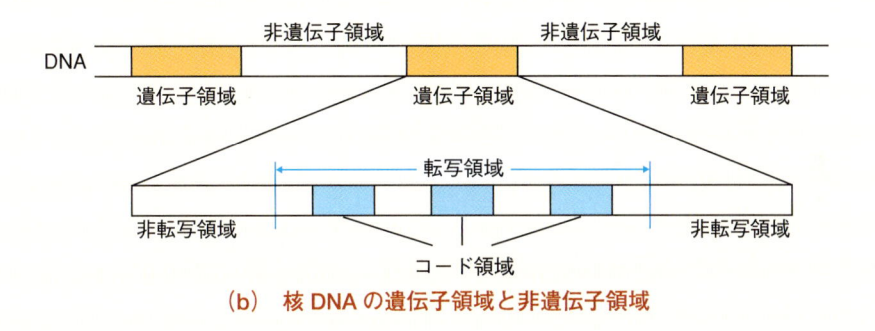

(b) 核DNAの遺伝子領域と非遺伝子領域

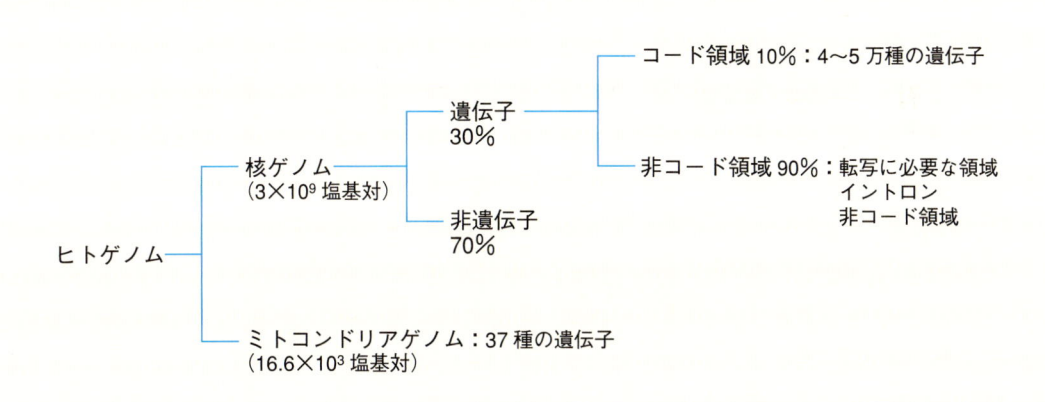

```
                               ┌─ コード領域 10%：4〜5万種の遺伝子
                    ┌─ 遺伝子 ─┤
                    │   30%    │
          ┌─ 核ゲノム ┤          └─ 非コード領域 90%：転写に必要な領域
          │ （3×10⁹塩基対）                           イントロン
ヒトゲノム ┤        └─ 非遺伝子                        非コード領域
          │            70%
          │
          └─ ミトコンドリアゲノム：37種の遺伝子
             （16.6×10³塩基対）
```

(c) ヒト・ゲノムの構成

II 遺伝情報の発現

DNAの情報はまずmRNAに写し取られ，それに従ってポリペプチドが合成される．新生ポリペプチドは種々の加工を受け，働くべき場所に輸送されて機能をもつタンパク質になる．

A mRNAの生成

■RNAポリメラーゼ

- DNAの塩基配列をもとに（**DNAを鋳型として**），**塩基対の規則**（32頁）に従ってRNAを合成する酵素を**RNAポリメラーゼ**という．
- RNAポリメラーゼは1本のDNA鎖を鋳型，リボヌクレオシド三リン酸（NTP：ATP，GTP，CTP，UTP）を基質にして，鋳型DNA鎖を3′末端から5′末端に向けて読み，新生RNA鎖を5′末端から3′末端に向けて伸長する（a）．
- 核には転写に関与するRNAポリメラーゼが3種類あるが，mRNAの生成に関与しているのはRNAポリメラーゼIIである（b）．

■mRNA前駆体の生成（c）

- 転写はDNA上の**プロモーター**とよばれる部位に，種々の**転写基本因子**の助けを借りて，RNAポリメラーゼIIが結合することで始まる．
- RNAポリメラーゼIIは2本のDNA鎖のうち3′→5′向きの鎖を鋳型とし，転写開始点から転写終結点まで，塩基対の規則に従ってRNAを合成する．
- したがって，新生されたRNA鎖の配列は**鋳型鎖**の配列に相補的であり，DNAの片方の鎖（**情報鎖**という）の配列と同じである（DNAのチミンはRNAではウラシルとなっている）．
- 合成されたRNAは**mRNA前駆体**とか転写産物とよばれ，mRNAとしての機能をもたない．

■mRNA前駆体の加工（c）

- mRNA前駆体は核内で以下の加工（プロセッシング）を受け機能をもつmRNAになる．
- **キャップの形成**（キャッピングとかキャップ付加ともいわれる）：RNA合成が始まるとすぐに新生RNA鎖の5′末端にGTPが結合し，さらにグアニンがメチル化される．この7-メチルグアニル酸（35頁）をキャップといい，ポリペプチド合成に際してmRNAがリボソームに結合するときの目印の役割をする．
- **ポリA尾部の形成**（ポリA付加ともいう）：RNA合成がポリA付加シグナルを過ぎるとまもなく，新生RNA鎖の3′末端部分が切断され，そこにアデニル酸ポリメラーゼによって100〜200個のポリアデニル酸が順次形成される．ポリA尾部はmRNAの核から細胞質への移動や，mRNAの安定化にかかわっている．
- **スプライシング**：mRNA前駆体にはmRNAには不必要な**イントロン**も含まれている．このイントロンを切り捨て，必要な**エキソン**のみを連結する加工をスプライシングという．これはスプライソソームとよばれる小型のRNA（snRNA，34頁）とタンパク質で構成されている顆粒で行われる．

鋳型鎖DNAを3′→5′方向に読む

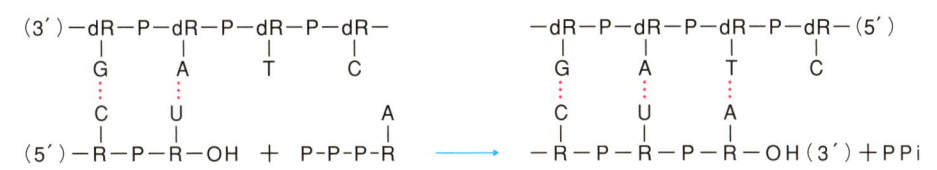

(3′)−dR−P−dR−P−dR−P−dR−　　　−dR−P−dR−P−dR−P−dR−(5′)
　　　　G　　A　　T　　C　　　　　　　G　　A　　T　　C
　　　　⋮　　⋮　　⋮　　⋮　　　　　　　⋮　　⋮　　⋮　　⋮
　　　　C　　U　　　　A　　　　　　　C　　U　　　　A
(5′)−R−P−R−OH ＋ P-P-P−R　　⟶　　−R−P−R−P−R−OH(3′)＋PPi

RNA鎖を，ヌクレオシド三リン酸を基質にして，5′→3′方向に伸ばす

(a) RNAポリメラーゼの反応

(b) 核に存在するRNAポリメラーゼの役割

種類	役割
RNAポリメラーゼ I	rRNA前駆体の合成
RNAポリメラーゼ II	mRNA前駆体の合成
RNAポリメラーゼ III	tRNAおよび5S rRNAの前駆体の合成

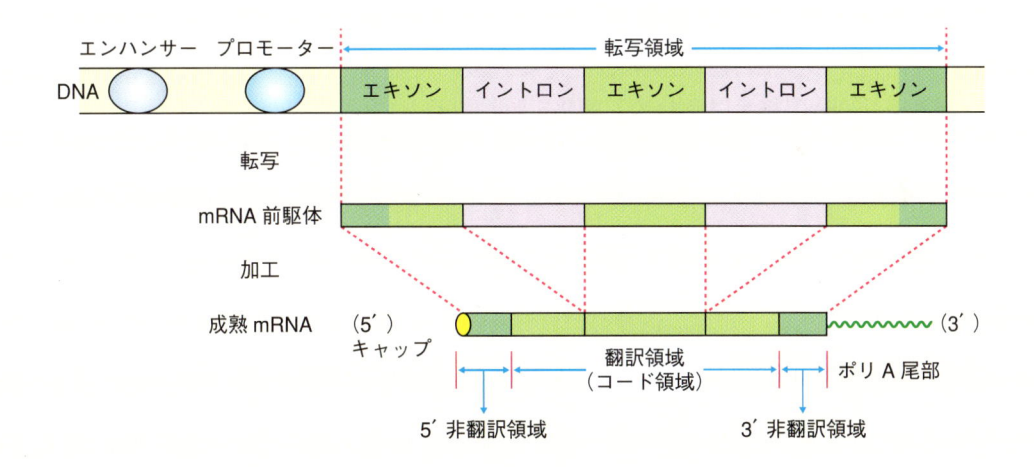

(c) mRNAの生成とmRNAの領域区分

B ポリペプチド合成に関与する分子

■mRNAと遺伝暗号（a）

- ポリペプチド合成の設計図となる**mRNA**は5′末端からキャップ，5′非翻訳領域（非コード領域），開始コドンに始まり終止コドンで終わる翻訳領域（コード領域），3′非翻訳領域，ポリA尾部に区分される（前頁の**c**）．
- 翻訳領域には**遺伝暗号**（**コドン**）が連続して並んでいる．コドンはトリプレット（3文字配列）であり，64通りある．
- 64個のコドンのうち61個は20種のアミノ酸のいずれかに対応するが（センスコドン），3個はどのアミノ酸にも対応しない（ナンセンスコドン）．
- センスコドンのなかには配列は違うが同じアミノ酸に対応するものも多く，それらは**同義語コドン**といわれる．また，同義語コドンがあることをコドンの縮重という．
- AUGはメチオニンのコドンであるが，キャップから最初に出現するものは**開始コドン**として働く．
- 3個の**ナンセンスコドン**（UAA，UAG，UGA）は**終止コドン**として働く．

■アミノアシルtRNA（b）

- ポリペプチド合成の材料になる**アミノ酸**は**tRNA**（35頁）に結合し，リボソームに運ばれる．アミノ酸を結合したtRNAを**アミノアシルtRNA**という．
- アミノアシルtRNAの生成は，細胞質ゾルで，**アミノアシルtRNA合成酵素**によって行われる．この生成反応にはATPが必要である．
- tRNAもアミノアシルtRNA合成酵素も各アミノ酸に対応する少なくとも20種類以上存在し，各アミノ酸と各tRNAの結合はきわめて厳格に行われる．
- tRNAのアンチコドンループには，mRNAのコドンと対合する**アンチコドン**があり，tRNAはコドンとアミノ酸のアダプターとなる．すなわち，tRNAは遺伝暗号の解読の役割をする．
- mRNAのコドンとtRNAのアンチコドンは塩基対の規則にしたがって対合する．この場合，1文字目と2文字目の対合は厳格であるが，3文字目の対合は比較的ルーズである（**c**）．

■リボソーム

- ポリペプチド合成機器である**リボソーム**は大小2個の亜粒子からなり，いずれもタンパク質とリボソームRNA（**rRNA**）でできている（35頁）．
- リボソームにはポリペプチド合成においてtRNAを結合する2つの部位がある．1つはアミノアシルtRNAを結合する**A部位**，もう1つは合成開始用のメチオニルtRNAあるいはペプチジルtRNAを結合する**P部位**である．
- リボソームには小胞体に付着した**結合リボソーム**と，遊離して細胞質ゾルに存在する**遊離リボソーム**がある．前者では分泌タンパク質や膜タンパク質などのポリペプチドが，後者では核，ミトコンドリア，細胞質ゾルで働くタンパク質のポリペプチドが合成される．

		2文字目				
		U	C	A	G	
1文字目（5'末端）	U	UUU ⎤ Phe UUC ⎦ UUA ⎤ Leu UUG ⎦	UCU ⎤ UCC ⎥ Ser UCA ⎥ UCG ⎦	UAU ⎤ Tyr UAC ⎦ UAA 終止 UAG 終止	UGU ⎤ Cys UGC ⎦ UGA 終止 UGG Trp	U C A G	3文字目（3'末端）
	C	CUU ⎤ CUC ⎥ Leu CUA ⎥ CUG ⎦	CCU ⎤ CCC ⎥ Pro CCA ⎥ CCG ⎦	CAU ⎤ His CAC ⎦ CAA ⎤ Gln CAG ⎦	CGU ⎤ CGC ⎥ Arg CGA ⎥ CGG ⎦	U C A G	
	A	AUU ⎤ AUC ⎥ Ile AUA ⎦ AUG Met	ACU ⎤ ACC ⎥ Thr ACA ⎥ ACG ⎦	AAU ⎤ Asn AAC ⎦ AAA ⎤ Lys AAG ⎦	AGU ⎤ Ser AGC ⎦ AGA ⎤ Arg AGG ⎦	U C A G	
	G	GUU ⎤ GUC ⎥ Val GUA ⎥ GUG ⎦	GCU ⎤ GCC ⎥ Ala GCA ⎥ GCG ⎦	GAU ⎤ Asp GAC ⎦ GAA ⎤ Glu GAG ⎦	GGU ⎤ GGC ⎥ Gly GGA ⎥ GGG ⎦	U C A G	

AUGは開始コドンとしても働く

(a) mRNAの遺伝暗号（コドン）

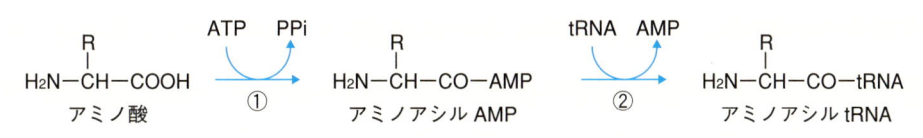

$$\underset{\text{アミノ酸}}{\text{H}_2\text{N}-\overset{\text{R}}{\underset{|}{\text{CH}}}-\text{COOH}} \xrightarrow[①]{\text{ATP} \quad \text{PPi}} \underset{\text{アミノアシル AMP}}{\text{H}_2\text{N}-\overset{\text{R}}{\underset{|}{\text{CH}}}-\text{CO}-\text{AMP}} \xrightarrow[②]{\text{tRNA} \quad \text{AMP}} \underset{\text{アミノアシル tRNA}}{\text{H}_2\text{N}-\overset{\text{R}}{\underset{|}{\text{CH}}}-\text{CO}-\text{tRNA}}$$

①と②の反応はアミノアシルtRNA合成酵素で行われる

(b) アミノアシル tRNA の生成

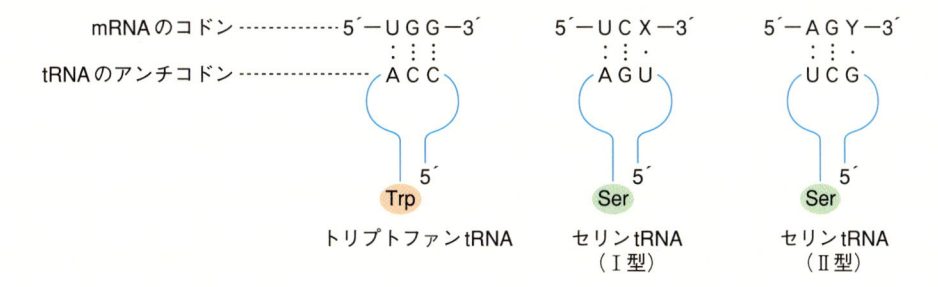

mRNAのコドン ……… 5'-UGG-3'　　5'-UCX-3'　　5'-AGY-3'
tRNAのアンチコドン ……… ACC　　　　AGU　　　　UCG

トリプトファンtRNA（Trp）　セリンtRNA（I型）（Ser）　セリンtRNA（II型）（Ser）

コドンのXはA,G,C,Uのいずれかを，YはU,Cのいずれかを示す

(c) mRNA のコドンと tRNA のアンチコドンの対合（例）

■合成因子と高エネルギー化合物

- ポリペプチド合成にはmRNA，アミノアシルtRNA，リボソームのほか，種々の役割をもつタンパク質性の因子が関与する(a)．
- 合成にはエネルギーが必要であり，それにはATPのほかGTPの高エネルギーが使われる．

C ポリペプチド合成の機序(a)

- ポリペプチドの合成は開始反応，伸長反応，終結反応の３つの過程に分けられる．

■開始反応

- 開始反応はリボソームが大小の亜粒子に解離することで始まる(a，①)．
- 次いで，メチオニルtRNAi（メチオニンが結合した開始用tRNA）が小亜粒子のP部位に結合する(a，②)．この結合反応にはGTPが必要である．
- これに，キャップ結合タンパク質の働きによって，mRNAが結合する(a，③)．この反応にはATPが必要である．
- この状態ではmRNAの開始コドンとメチオニルtRNAiのアンチコドンは対合していないが，小亜粒子の高次構造が変化し，対合するよう設定される(a，④)．このmRNAの相対的移動はスキャニングといわれる．
- この小亜粒子，mRNA，メチオニルtRNAiの三者複合体に大亜粒子が結合して，安定な開始複合体が形成される(a，⑤)．

■伸長反応

- P部位にペプチジルtRNA（初回はメチオニルtRNAi）が結合しているリボソームのA部位に，mRNAのコドンに対合するアミノアシルtRNAが結合する(a，⑥)．この結合にはGTPが必要である．
- P部位のペプチジルtRNAのペプチド（初回はメチオニン）がA部位のアミノアシルtRNAのα-アミノ基に転移し，ペプチド結合が形成される(a，⑦)．この反応はリボソームに内蔵されているペプチジルトランスフェラーゼ活性によって触媒され，高エネルギー化合物を必要としない．
- P部位のtRNAがリボソームから離れ，A部位の１残基伸長されたペプチジルtRNAがP部位に移動し，mRNAも１コドン分移動する(a，⑧)．これらの移動は一括してトランスロケーションといわれ，GTPを必要とする反応である．
- トランスロケーションで空いたA部位に次のアミノアシルtRNAが結合して，伸長反応が繰り返される．

■終結反応

- ３種の終止コドンのいずれかがA部位に現われると，終結因子(RF)がリボソームに結合する(a，⑨)．
- 終結因子の結合によってリボソーム内のペプチジルトランスフェラーゼ活性が加水分解活性に変化し，P部位のペプチジルtRNAのポリペプチドが切り離され，合成が終了する(a，⑩)．

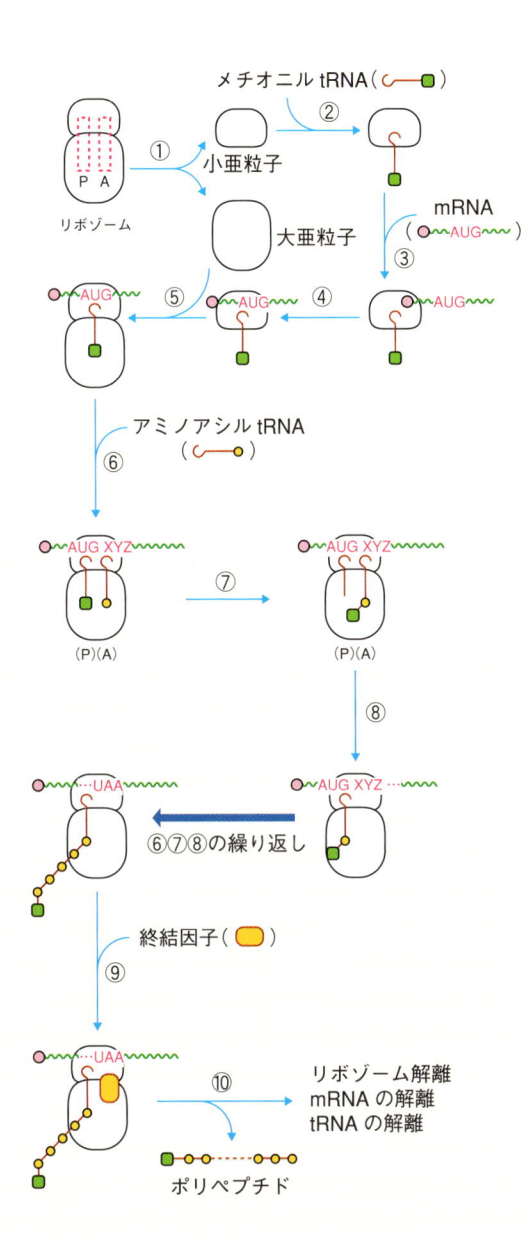

開始反応

反応	因子，高エネルギー化合物
①リボゾームの解離	eIF3, 4C, 6
②メチオニルtRNAの結合	eIF2, GTP
③mRNAの結合	eIF4A, 4B, 4D, 4E ATP
④スキャニング	
⑤開始複合体の形成	eIF5

eIF：eucaryotic initiation factor

伸長反応

反応	因子，高エネルギー化合物
⑥アミノアシルtRNAの結合	EF1, GTP
⑦ペプチド結合の形成	ペプチジルトランスフェラーゼ
⑧トランスロケーション	EF2, GTP

EF：elongation factor

終結反応

反応	因子，高エネルギー化合物
⑨終結因子の結合	RF
⑩ポリペプチドの遊離	本文参照，GTP

RF：release factor

(a) ポリペプチド合成の機序

■ポリゾームでの合成（a）

- 前頁の合成機序からわかるように，ポリペプチド合成では，mRNAのコドンは5′末端から3′末端に向けて読まれ，新生ペプチドはN末端からC末端に向けて伸長される．
- 通常の合成では伸長反応がある程度進むと別のリボソームがmRNAに結合し合成が開始され，mRNAが効率よく利用される．
- このように1本のmRNAに複数個のリボソームが結合して同時に合成が進むことを**ポリゾーム**での合成という．

D 新生ポリペプチドの加工と輸送

- リボソームで合成されたポリペプチドは一定の高次（立体）構造が形成されたのち，種々の化学的加工を受け，さらに働くべき場所に輸送されタンパク質としての機能を発揮する．

■高次構造の形成（b）

- それぞれのタンパク質の機能を決定づけている固有の高次構造は，その一次構造，すなわち遺伝情報によって規定されるが，その形成には**分子シャペロン**と呼ばれる一群のタンパク質の介添が必要である．
- リボソームでのペプチド合成が進むと，合成途上のポリペプチド部分に分子シャペロンが結合し，誤った高次構造が形成されるのを防ぎ，合成が完全に終わってから正しい高次構造が形成される．

■化学的加工

- 化学的加工にはペプチド結合の切断とアミノ酸側鎖の化学修飾（**翻訳後修飾**）がある．
- ペプチド結合の切断の例としてインスリンの生成過程（cとd），新生ポリペプチドのN末端メチオニンの除去，キモトリプシノーゲンなどの酵素前駆体の活性化（61頁）などがある．
- アミノ酸側鎖の化学修飾の例にはコラーゲンでのプロリンやリシンのヒドロキシル化（220頁），ミオシンでのヒスチジンのメチル化，プロトロンビンでのグルタミン酸のγ-カルボキシル化（42頁）がある．また，N末端のα-アミノ基のアセチル化やC末端のα-カルボキシル基のアミド化も頻々みられる．
- 糖タンパク質の糖鎖はポリペプチド中のセリンやスレオニンのヒドロキシル基，あるいはアスパラギンのアミド基に，糖ヌクレオチドの単糖（108頁）が順次転移して形成される．

■輸送

- 小胞体，ゴルジ装置，リソソーム，生体膜などや細胞外に分泌されるポリペプチドは，結合リボソームで合成され，N末端部にあるシグナル配列（**シグナルペプチド**）に先導されて小胞体内に移行する．
- 小胞体でシグナル配列が切断・除去され，立体構造が形成されたのち，種々の加工を受けてゴルジ装置に輸送される．
- ゴルジ装置でさらなる加工を受け，どこに輸送するか選別され，輸送小胞で定められた場所に輸送される．

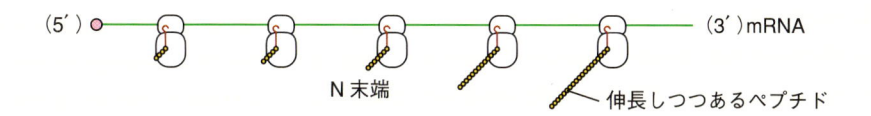

(a) ポリゾームでのポリペプチド合成

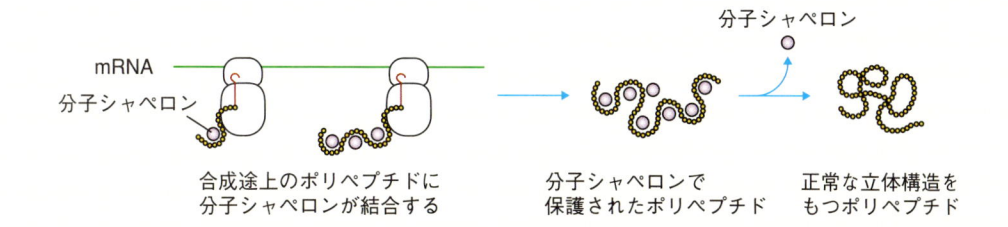

(b) 新生ポリペプチドの立体構造の形成（分子シャペロンの介添）

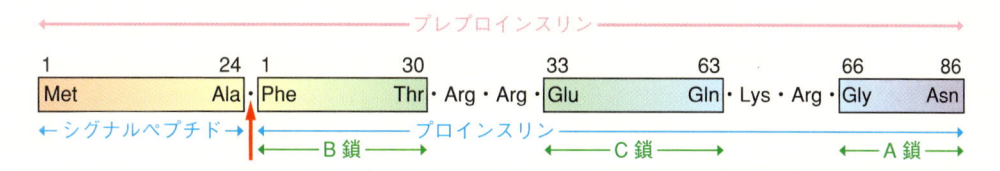

```
     1        24  1         30      33          63    66         86
    Met      Ala  Phe       Thr・Arg・Arg・Glu       Gln・Lys・Arg・Gly       Asn
   ←シグナルペプチド→  ←――――――――プロインスリン――――――――→
                    ←― B鎖 ―→      ←―― C鎖 ――→       ←― A鎖 ―→
```
←――――――――――プレプロインスリン――――――――――→

結合リボゾームで合成されたプレプロインスリンは，シグナルペプチドに先導され小胞体内に移行すると，シグナルペプチドはシグナルペプチダーゼで切断される．プロインスリンは小胞体で立体構造が形成され，ゴルジ体に運ばれ，31Arg, 32Arg, 64Lys, 65Arg が切断除去され，A鎖とB鎖がS-S結合したインスリンが完成され(d)，エキソサイトーシスで血中に放出される．

(c) プレプロインスリンからのインスリンの生成と輸送

```
        N末端          S-S                       C末端
A鎖 G-I-V-E-Q-C-C-T-S-I-C-S-L-Y-Q-L-E-N-Y-C-N
    1            10                          21
              S                          S
              S                          S
B鎖 F-V-N-Q-H-L-C-G-S-H-L-V-E-A-L-K-L-V-C-G-E-R-G-F-F-Y-T-P-K-T
    1           10                    20                      30
```

(d) インスリンの一次構造（アミノ酸の一文字表記，24頁参照）

E 遺伝情報発現の調節

- すべての細胞は同じ遺伝情報（遺伝子）をもつが，その発現は発生・成長，細胞の種類，活動状況などによって異なる．すなわち，遺伝情報発現の調節は発生，分化，細胞活動などの根幹にかかわることである．

■遺伝情報発現過程と調節（a）

- 遺伝情報発現はmRNAの生成（広義の転写）とタンパク質合成（広義の翻訳）からなり，前者での調節を **転写レベルでの調節**，後者での調節を **翻訳レベルでの調節** という．
- 調節の多くは転写レベルで行われ，ヒトでは翻訳レベルでの調節は少ない．
- mRNAの生成は，さらにmRNA前駆体の合成（狭義の転写）とその加工の過程に分けられるが，調節の多くは前者で行なわれ，その調節を **転写調節** という．

■転写調節（b）

- 転写はDNA上のプロモーター領域に種々の基本転写因子とRNAポリメラーゼが結合し，転写開始複合体が形成されることで始まるが，転写調節のほとんどはこの段階で行われる．
- 転写開始複合体の形成は，DNA上の転写制御因子結合領域（**応答配列**，**シスエレメント**）に **転写制御因子**（調節因子，**トランスエレメント**）が結合して，制御される．
- 転写制御因子には組織に特異的なものと非特異的なものがあり，前者の多くは遺伝子特異的で，後者には複数の遺伝子に共通なものが多い．
- 転写制御因子には促進因子と抑制因子があり，前者が結合するDNA上の部位を **エンハンサー**，後者のそれを **サイレンサー** という．
- 遺伝子特異的な転写促進因子の多くは，通常は不活性型として細胞質に存在するが，ホルモンなどの細胞間情報伝達物質（66頁）の作用で活性型となり，核に移行して応答配列に結合し転写を促進する．
- 転写制御因子のなかには応答配列に結合し転写開始複合体の形成を直接制御するものもあるが，多くは **仲介因子** を介して制御する．仲介因子にも促進因子と抑制因子がある．

■翻訳レベルでの調節（c）

- ポリペプチド合成の調節は，mRNAの活性と安定性の制御によってなされるが，転写調節に比べるとはるかに少ない（大腸菌などでは多くみられる）．
- mRNAの活性制御の例に，鉄の貯蔵に関与しているアポフェリチンmRNAがある．このmRNAには5′非翻訳領域に鉄応答性配列（IRE）があり，細胞内の鉄濃度が低いときにはIREにIRE結合タンパク質が結合しアポフェリチンの合成を抑制しているが，鉄濃度が高くなると鉄がこのタンパク質と結合し，IREからこれを解離させ，アポフェリチンの合成を促進する．
- mRNAの安定性の制御の例として，鉄の細胞内への取り込みに関与しているトランスフェリン受容体mRNAがある．このmRNAには3′非翻訳領域にIREがあり，鉄濃度が低いときにはIRE結合タンパク質で安定化されているが，鉄濃度が高くなるとこれが離れ，mRNAは不安定になり受容体合成が減少し，結果的に鉄の取り込みが減少する．

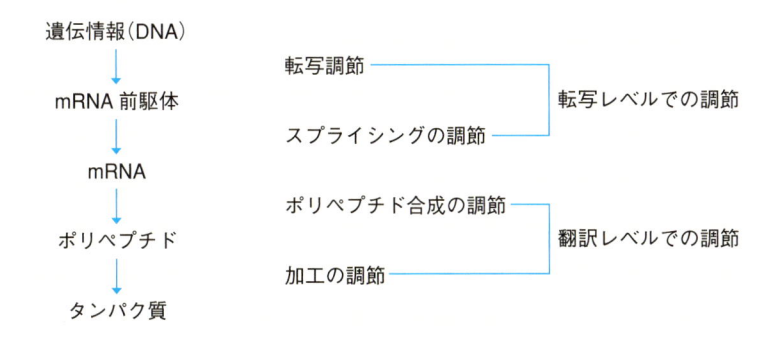

Ⅱ 遺伝情報の発現

```
遺伝情報（DNA）
    ↓
 mRNA 前駆体         転写調節
    ↓                              ┐ 転写レベルでの調節
  mRNA            スプライシングの調節 ┘
    ↓
ポリペプチド         ポリペプチド合成の調節 ┐
    ↓                                    ┘ 翻訳レベルでの調節
 タンパク質          加工の調節
```

(a) 遺伝情報の発現過程とその調節

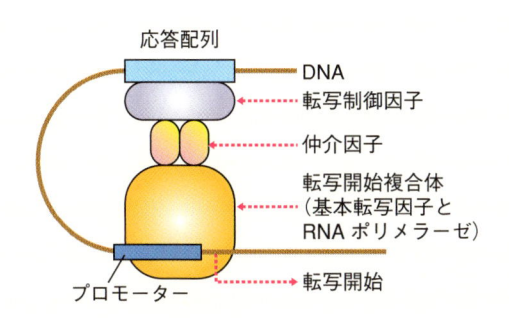

応答配列 — DNA
転写制御因子
仲介因子
転写開始複合体（基本転写因子とRNAポリメラーゼ）
プロモーター — 転写開始

応答配列に転写促進因子が結合すると、仲介因子を介して転写開始複合体が形成され転写が始まる。
転写制御因子には、この開始複合体の形成を阻害する抑制因子もある。

(b) 転写調節の仕組み

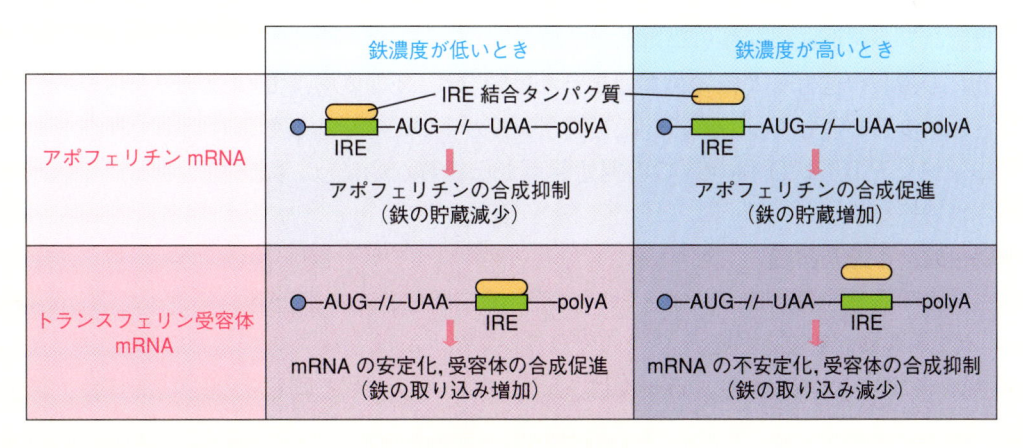

	鉄濃度が低いとき	鉄濃度が高いとき
アポフェリチン mRNA	IRE 結合タンパク質 ●—IRE—AUG—//—UAA—polyA ↓ アポフェリチンの合成抑制 （鉄の貯蔵減少）	●—IRE—AUG—//—UAA—polyA ↓ アポフェリチンの合成促進 （鉄の貯蔵増加）
トランスフェリン受容体 mRNA	●—AUG—//—UAA—IRE—polyA ↓ mRNA の安定化、受容体の合成促進 （鉄の取り込み増加）	●—AUG—//—UAA—IRE—polyA ↓ mRNA の不安定化、受容体の合成抑制 （鉄の取り込み減少）

(c) 翻訳レベルでの調節の例

III 遺伝情報の伝達

体細胞は分裂に先立って2セットのDNAを4セットに倍加し，娘細胞にそれぞれ2セットずつ分配し，全く同じ遺伝情報を伝達する．このときのDNAの倍加（合成）を複製という．一方，卵子や精子形成時にみられる減数分裂では複製は起こらず，相同染色体の独立した分配とDNA間の組換えが生じ，娘細胞に1セットずつ分配される．したがって，卵子や精子は卵母細胞や精母細胞とは異なる遺伝子構成をもつ．

A 複製の概要

■細胞周期とDNA量（a）

- 体細胞は分裂に先立って**複製**を行うが，このDNA合成期間を**細胞周期**では**S期**といい，哺乳類の細胞では合成が完全に終わるまで約7〜8時間かかる．
- 細胞は，分裂してからS期までの間（G_1期）には2セットのDNAを含む（2倍体）が，合成が終わってから分裂が終わるまでの間（G_2期と分裂期）は4セットのDNAを含む（4倍体）．

■半保存的複製（b）

- DNA合成では2本のDNA鎖のそれぞれが鋳型となり，新しいDNA鎖が合成される．したがって新生DNAは1本が鋳型鎖となった合成前のDNA鎖で，もう1本が新生されたDNA鎖からなる．このようなDNA合成の仕組みを**半保存的複製**という．
- 複製は半保存的に行われるので，母細胞の2本のDNA鎖は娘細胞にそれぞれ1本ずつが必ず引き継がれることになる．

■複製単位と複製の方向（c）

- 核DNAには多数の**複製単位**（**レプリコン**）があり，複製はそれぞれの複製起点（複製開始点）から，**複製バブル**を形成しながら両方向に進む．
- それぞれの複製単位は一斉に複製が始まるわけでなく，S期の初期に始まるものもあれば6〜7時間後に始まるものもあり，最終的に複製バブルが1つになり複製が終わる．
- ミトコンドリアの環状DNAは1つの開始起点から複製が始まり，両方向に進んで両端がつなぎ合わされて終わる．

■連続合成と不連続合成

- 複製バブルの両端を**複製フォーク**といい，ここで二重らせんをほどき，それぞれのDNA鎖を鋳型にしてDNA鎖が新生される．
- DNA鎖を合成する**DNAポリメラーゼ**は，RNAポリメラーゼと同じように（178頁），鋳型を3′→5′方向に読み新生DNA鎖を5′→3′方向にしか伸ばせない．したがって，
- 5′→3′向きの鎖を鋳型にする合成では，複製フォークの進行方向と同じ向きにDNA鎖が合成される（**連続合成**）が，3′→5′向きの鎖を鋳型にする場合には，複製フォークの進行方向とは逆向きに，短いDNA断片（**岡崎フラグメント**）が合成され，これがつなぎ合わされる（**不連続合成**）．

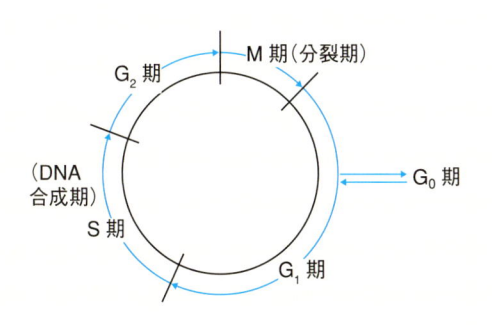

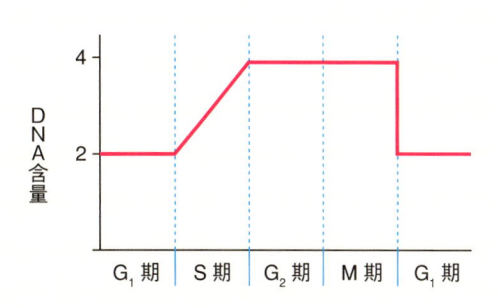

(a) 細胞周期とDNA含量

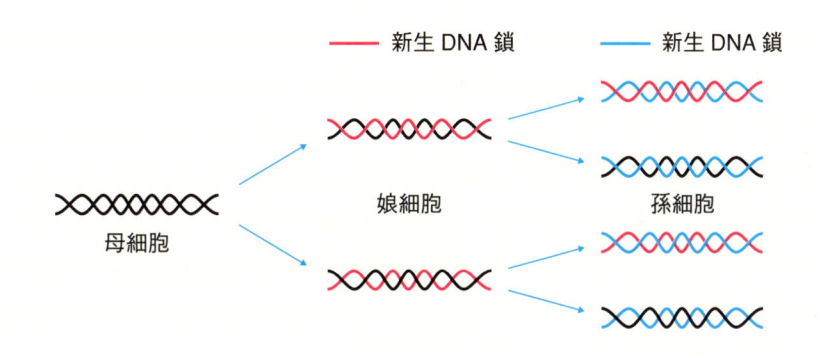

(b) 半保存的複製

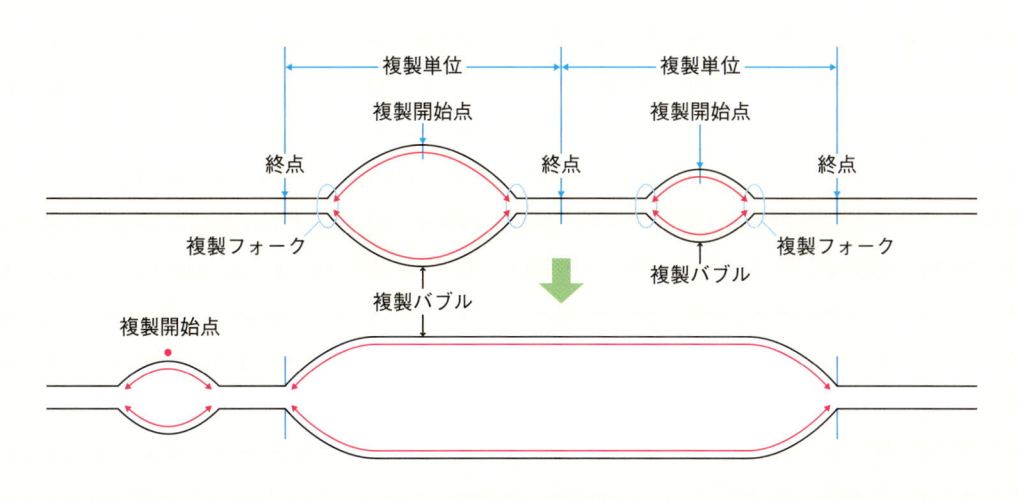

(c) 複製単位と複製方向

- 連続合成されるDNA鎖は**リーディング鎖**（先導鎖），不連続合成される鎖は**ラギング鎖**（後続鎖）とよばれる．

B 複製の分子機序

■複製フォークの形成（a）

- 複製起点にトポイソメラーゼが作用し，二重らせんの"縒り"が戻され，そこに**ヘリカーゼ**が結合して二重らせんがときほぐされて複製フォークが形成される．
- ときほぐされたDNA鎖に**単鎖結合タンパク質**が結合し安定化され，それぞれの鎖が鋳型になる．

■リーディング鎖の合成（連続合成）（a）

- 複製の主役を演ずる**DNAポリメラーゼ**は，合成の方向性があるほか，DNA鎖を伸長する際にDNA鎖かRNA鎖を**プライマー**として必要とする．
- 5′→3′向きの鎖を鋳型にする連続合成では，最初に**プライマーゼ**とよばれるDNA依存性のRNA合成酵素によって，短いRNAがつくられ，これをプライマーとしてDNA鎖が複製フォークの進行と同じ向きに合成される．
- 哺乳類の細胞にはα，β，γ，δ，εの5種のDNAポリメラーゼがあり，リーディング鎖の合成に関与しているのはδである（b）．

■ラギング鎖の合成（不連続合成）（c）

- 3′→5′向きの鎖を鋳型とするラギング鎖は，複製フォークの進方向とは逆向きにDNA断片がつくられ，それらが連結されて合成される．
- DNA断片の合成はDNAポリメラーゼαで行われる．この酵素はプライマーゼ活性ももっており，各断片ごとにプライマーRNA（10ヌクレオチド前後のRNA）を合成してからDNA鎖を伸長する．
- DNA鎖が前につくられた断片の近くまで伸びると，前の断片のプライマーRNA部分がDNAポリメラーゼδがもつエキソヌクレアーゼ活性で除去され，新しい断片を伸長してその部分を埋める．
- 最後に**DNAリガーゼ**によって断片が連結される．

C 複製エラーの校正

■複製エラーの発生

- 核DNAの2セットを複製するには60億もの塩基（ヌクレオチド）を正しく配列しなければならない．このように多数の塩基を並べる過程では誤ちは避けられない．
- 鋳型は塩基対の規則に従って読まれるが，アデニンとチミン間と，アデニンとグアニンあるいはシトシン間の結合エネルギーの差はせいぜい2〜3 kcal/molであり，100回に1回は誤塩基対（ミスマッチ）が形成されるらしい．
- グアニンあるいはシトシンが多数連続して並んでいる部位では，1個抜けたり（欠失）追加されたり（挿入）することがある．

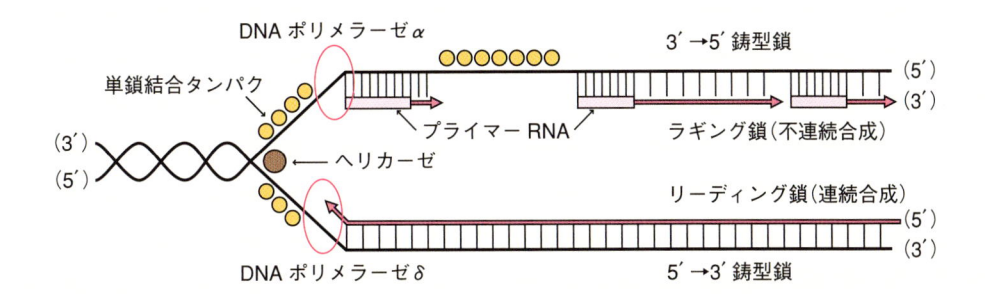

(a) 複製フォークでのDNA鎖の合成

(b) DNAポリメラーゼの種類と役割

種類	α	β	γ	δ	ε
局在	核	核	ミトコンドリア	核	核
役割	ラギング鎖とプライマーの合成	DNA修復	ミトコンドリアDNAの合成	リーディング鎖の合成	DNA修復
エキソヌクレアーゼ活性	(−)	(−)	(+)	(+)	(+)

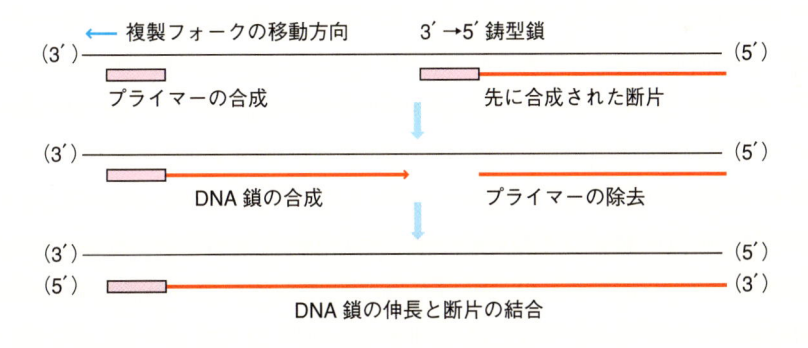

(c) 不連続合成の仕組み

■エラーの修復（a）

- 誤塩基対の形成や欠失・挿入が起こる頻度は1％にも及ぶと推定されるが，実際に1回の複製で認められるのはその$1/10^6$以下であるといわれている．これは，正確さをチェックする校正機能をもつからである．
- 最も頻々みられる校正は**除去修復**で行われる．これは，誤って合成された所から数個以上合成が進むと，ミスマッチが認識され，DNAポリメラーゼがもつ$3'→5'$エキソヌクレアーゼ活性によって，誤った所の少し上流までヌクレオチドが除去され，あらためて合成される仕組みである．

D 生殖細胞の遺伝情報伝達

- 卵子や精子が形成されるときに起こる**減数分裂**では，相同染色体のそれぞれは独立して娘細胞に分配され，また，相同染色体のDNA間で組換えが生ずるので，娘細胞のDNAは母細胞のものとは同じではない．

■精子と卵子の形成過程（b）

- 精原細胞から分化した2セットのDNAをもつ一次精母細胞（2倍体）は，複製を伴わない第1減数分裂で二次精母細胞（1倍体）となり，引き続いて複製を伴う第2減数分裂で精子（1倍体）になる．
- 卵子も精子と同じような過程で形成されるが，2回の分裂では細胞質が均等に娘細胞に分配されず，1個の一次卵母細胞から1個の卵子と3個の極体が形成される．

■相同染色体の分配とその独立性（c）

- 第1減数分裂は複製が伴われない還元的な分裂で，ペアをなす相同染色体の1つが一方の娘細胞に，1つが片方の娘細胞に分配される．この分配は個々の染色体で，全く任意で，独立して行われる．
- 相同染色体といえども，父方由来のものと母方由来のものとでは遺伝情報に違いがあるので，精子や卵子がもつ全染色体の遺伝的バリエーションは膨大なものとなる．
- ヒトは23対の染色体をもつので，相同染色体の独立した分配だけで，2^{23}（約840万）とおりの遺伝的に異なる精子あるいは卵子を作ることができると計算される．

■相同染色体間のDNA組換え（d）

- 第1減数分裂に際しては，両親に由来した各相同染色体DNAがそのまま娘細胞に分配されることはなく，相同染色体DNA間でその一部が互いに交換されたのち分配される．このDNAの組換えは**普遍的組換え**といわれる．
- 普遍的組換えは一次精（卵）母細胞で複製された相同染色体DNA間で**乗換え**（**交差**）が生じて起こるが，その分子機構は不明である．
- 相同染色体の独立した配分に加え，普遍的組換えが起こるので，精子や卵子がもつ遺伝的バリエーションはさらに膨大になる．
- 親から子への遺伝情報の伝達は，この膨大なバリエーションをもつ精子と卵子の唯一個ずつが合体するという神秘的なことである．

(a) 複製エラーの除去修復

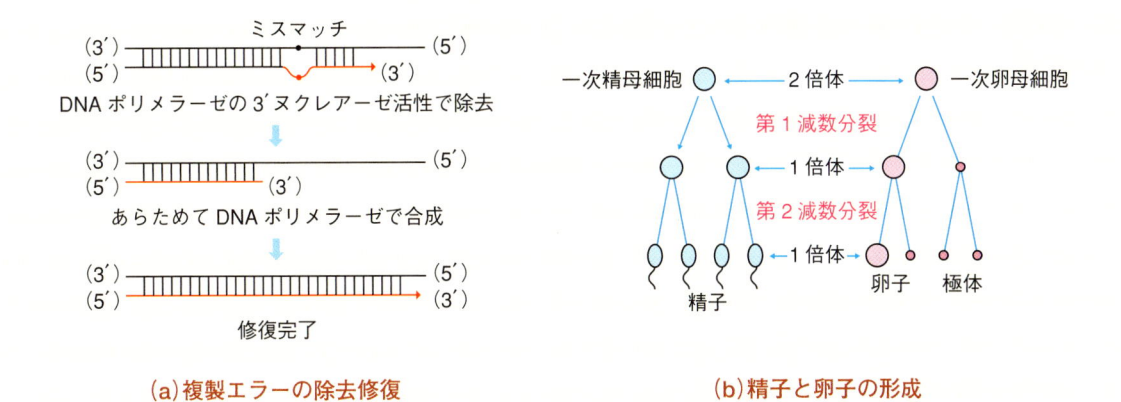

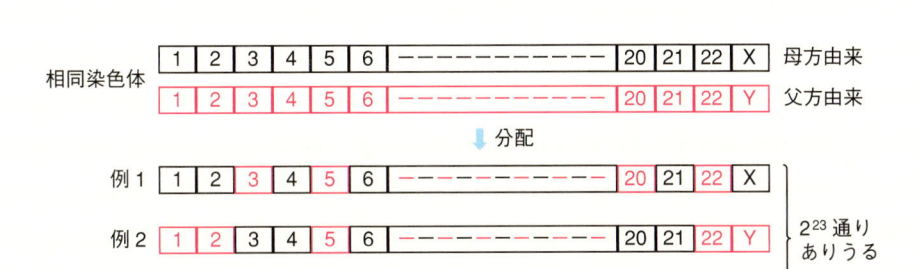

(b) 精子と卵子の形成

(c) 減数分裂に際しての相同染色体の独立しての分配例

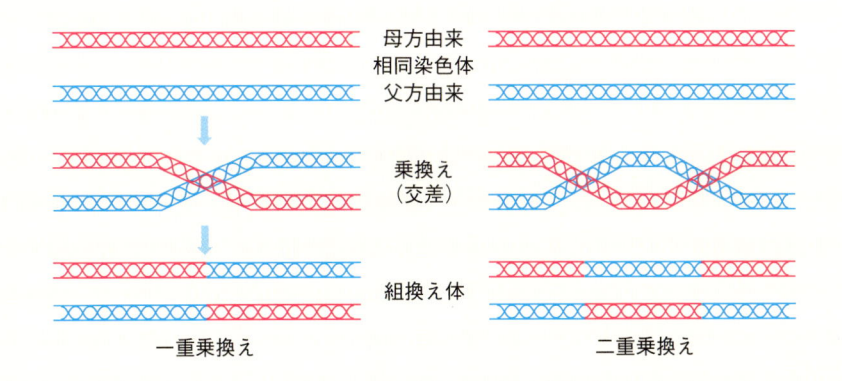

2^{23} 通りありうる

(d) 普遍的 DNA 組換え

IV 突然変異と遺伝子修復

　遺伝子の変異によって形質が変わることを**突然変異**という．突然変異には先天的なものと後天的なものがあり，前者は変異したDNAを精子あるいは卵子から受け継いだり，受精時や初期胚でDNAが変化したりして起こり遺伝病の原因になる．一方，後者は体細胞の変異で生じ，その影響は個体の一代かぎりである．突然変異は病気の原因になるという悪い面もあるが，生物進化の要因にもなっている．

A DNA変異の種類

- DNAの変異には，**染色体異常**として顕微鏡で観察できるほど広範囲なものから，**点突然変異**といわれる1〜数個の塩基の変異まで，大小さまざまがある．

■染色体異常

- 先天性の染色体異常は全身の細胞でみられ，後天性のものは1つの組織あるいは小さな細胞集団で，正常な細胞に混在してみられる．
- 染色体異常では遺伝子の欠失，重複，逆位，挿入，転座などが認められる（a）．

■点突然変異

- 先天性代謝異常症（202頁）などの単一遺伝子病のほとんどは点突然変異に起因する．
- 点突然変異には塩基の置換，欠失，挿入などがある．点突然変異は，遺伝子領域のどの部分で起きたかによって，影響は著しく異なる．
- **塩基の置換**が起こる原因の1つに**互変異性体**の存在がある．例えば，アデニンのほとんどはアミノ型であるが，イミノ型のものも$1/10^5$程度存在し，この型はシトシン（アミノ型）と塩基対を形成するので（b），複製に際して塩基置換を起こす．このような避けられない変異は**自然突然変異**といわれる．
- コード領域で1あるいは2個の**塩基の欠失**（挿入）が生じると，トリプレットの読み枠がずれ（**フレームシフト**），機能をもたないタンパク質が合成される．一方，塩基が3個連続して欠失（挿入）すると，アミノ酸が1個欠失（挿入）したタンパク質が合成される．
- 塩基の変異は，互変異性体によるもののほか，塩基の脱アミノ化，ヒドロキシル化，アルキル化などを行う**塩基修飾剤**，5-ブロモウラシルなどの**塩基類似体**，紫外線や放射線などの物理的要因で引き起こされる．

B DNAの修復（c）

- 細胞にはDNAが損傷を受けるとそこを修復する仕組みが備っている．**突然変異はその修復機構が十分に機能できなかった結果**である．
- **除去修復**は頻々みられる修復機構で，DNAの損傷部位の十数個のヌクレオチドを切り離し，そこを正常な配列に戻す仕組みである．
- 損傷部分は複製時に鋳型にならず，そこのギャップは正常なDNA鎖と組換えによって修復する**組換え修復**の仕組みもある．

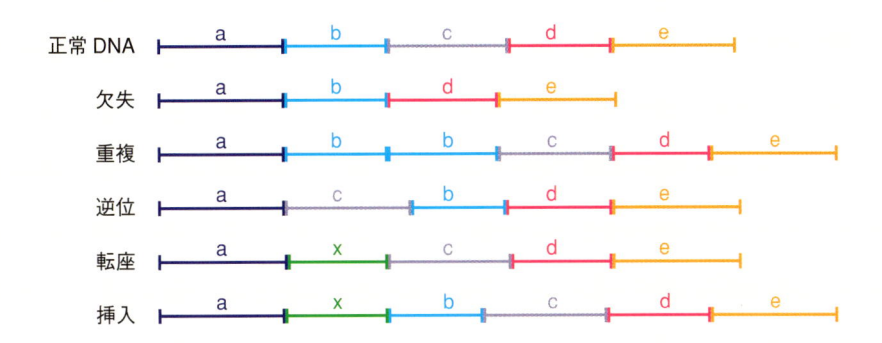

(a) 染色体異常でみられる広範囲の DNA 変異

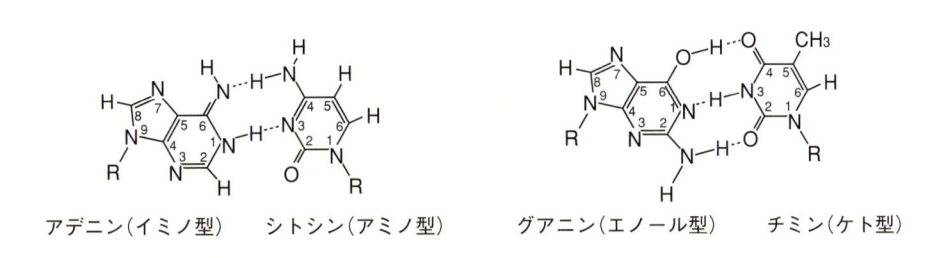

(b) 互変異性による誤塩基対の例

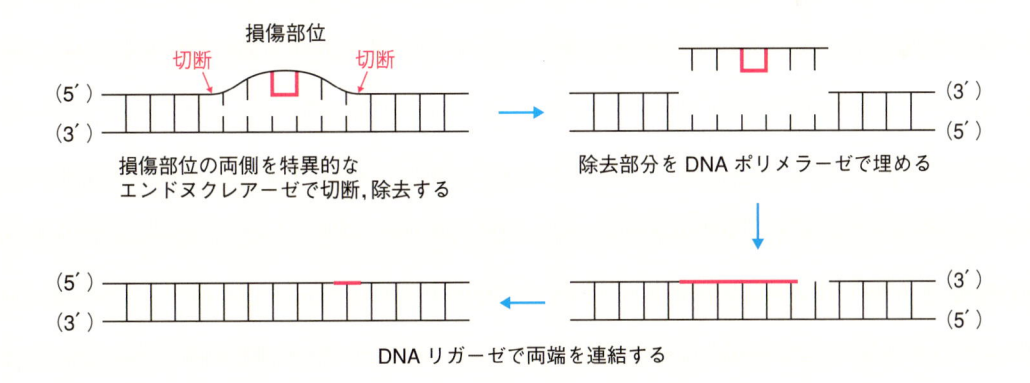

アデニン(イミノ型)　シトシン(アミノ型)　　グアニン(エノール型)　チミン(ケト型)

(c) DNA 損傷部位の除去修復過程

損傷部位の両側を特異的なエンドヌクレアーゼで切断, 除去する

除去部分を DNA ポリメラーゼで埋める

DNA リガーゼで両端を連結する

V 遺伝子操作

　特定な遺伝子DNAを単離,増幅し,その生物的,化学的,物理的な諸性質を解析したり,遺伝子を人工的に改変することを**遺伝子操作**という.その技術を応用することによって,インスリンなど有用な物質を大量生産する遺伝子工学,動植物の品種改良などを行う細胞工学,遺伝子診断や治療などの医学への応用が急速に進展している.

A 遺伝子DNAの単離と増幅

- 特定な遺伝子DNAを単離しそれを増やす方法には,DNAライブラリーから特定なものをもつ宿主細胞を選び出す**クローニング法**と,特定なDNA領域だけを増幅させる**PCR法**があるが,ヒト・ゲノム計画(全DNAの塩基配列を決定する計画)がほぼ完了した現在ではPCR法が多く利用される.

■ PCR(ポリメラーゼ連鎖反応)法(a)

- PCR法では増幅したいDNA領域の両端部分と相補的な短いDNA鎖をプライマーとして用意し,これを抽出した全DNAとアニーリング(32頁)し,次いでdNTPを基質として耐熱性のDNAポリメラーゼ(Taq DNAポリメラーゼ)によって新しいDNA鎖を伸長する.この操作を25～30回繰り返すことによって,**目的とするDNA領域が数億倍に増幅される**.
- PCR法を自動化した機器も販売されており,それで増幅されたDNAは,基礎的研究に用いられるばかりでなく,遺伝子診断やDNA鑑定などに幅広く利用される.

■ DNAライブラリー

- 細胞から抽出した全DNAを**制限エンドヌクレアーゼ**(特異的塩基配列をもつDNA部分のみを切断する酵素,ヒトには存在しない)で切断し,そのすべての断片に適切な**ベクター**(運び屋DNA)を連結した**組換え体DNA**を移入した宿主の集団を**DNA(遺伝子)ライブラリー**という.
- 1個の宿主細胞には通常1個の組換え体DNAのみが移入される.特定の遺伝子DNAを含む宿主細胞をさまざまな手段を駆使して選択し,増殖させるクローニング法は基礎的研究分野では行われるが,実用にはほとんど利用されない.

B cDNAの作製(b)とその利用

- mRNAは,イントロンが除かれているので,鋳型DNAと相補的な配列をもつわけではない(178頁).**mRNAに相補的塩基配列をもつDNAをcDNA(相補的DNA)**という.
- cDNAを作製するにはまずその遺伝子が多く発現している細胞(臓器)からすべてのmRNAを分離する.mRNAの3′末端部にはポリA尾部があるので,オリゴチミジル酸をプライマーとして**逆転写酵素**(RNAを鋳型とするDNAポリメラーゼ,RNAウィルスがもっている)で,RNA鎖とDNA鎖の混成体を合成する.次いで,RNA鎖を分解し,DNA鎖をDNAポリメラーゼで合成し2本鎖のcDNAを作る(b).

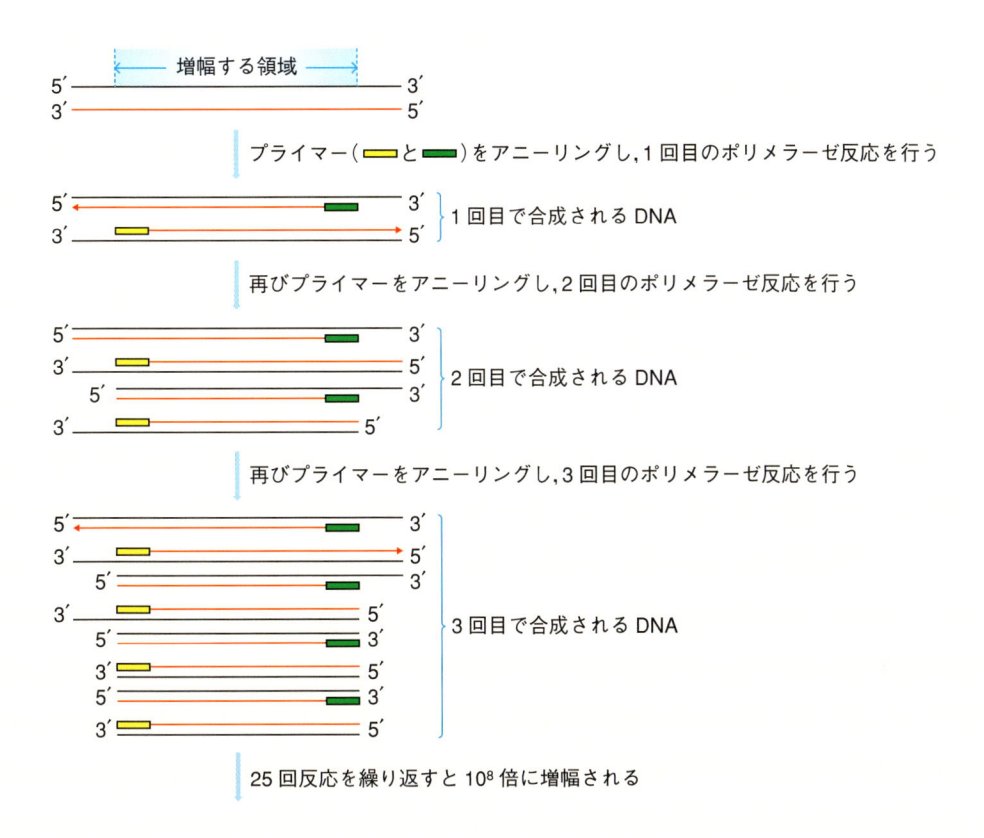

(a) PCR（ポリメラーゼ連鎖反応）法の原理

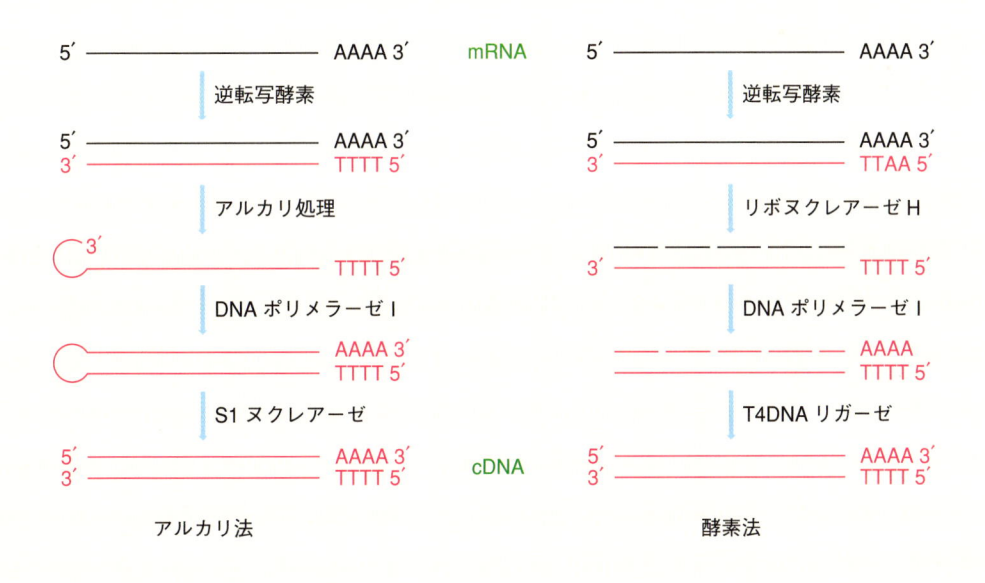

(b) cDNA 作成の概略

- 特定なcDNAを得るには，DNAライブラリー作製と同様な方法で**cDNAライブラリー**を作製（臓器によって異なる）し，クローニングする方法もあるが，PCR法で特定なものを増幅するのが比較的容易である．
- 特定なcDNAを得ることは，イントロンとエキソンの接合部を知ることのほか，遺伝子工学でタンパク質を生産するのに必須である．

C 組換えDNA実験

- 試験管内で異種DNAの組換え分子（組換えDNA）を作製し，それを生細胞（宿主）に移入し，増殖させる実験を**組換えDNA実験**という．その際，宿主に異種DNAを運び込む役割をするDNAを**ベクター**という．
- クローニングを目的とする実験では，移入されたDNAが安定に維持され，かつ，複製されることが必要である．このため設計されたベクターを**クローニングベクター**といい，大腸菌を宿主とする場合にはプラスミドやバクテリオファージ由来のDNAが利用される（a）．
- 移入したDNAを宿主内で発現させタンパク質を合成することを目的とした実験では，転写され，リボソームでポリペプチド合成が起こるように設計された**発現ベクター**を用いる．例えば，大腸菌で発現させる場合には，バクテリオファージDNAのプロモーター領域，リボソームとの結合領域，ターミネーターなどを含む発現ベクターに，目的とするタンパク質のcDNAのコード領域を組み込んだ組換えDNAを大腸菌に移入する（b）．
- ベクターと異種DNAの連結（組換えDNAの作製）はDNAリガーゼで行われる．
- 組換えDNAを宿主へ移入する方法にはリン酸カルシウム法，試験管内パッケージ法，エレクトロポレーション法などがあるが，どんなベクターを用いたかによって使い分けられる．

D ハイブリッド形成試験（c）

- **ハイブリッド形成試験**（ハイブリダイゼーションテスト）は，DNAあるいはRNAと**プローブ**（検出しようとするDNAあるいはRNAと相補的なDNAで蛍光色素などでラベルしたもの）をアニーリングし，形成されたハイブリッド体を検出して，特定なDNAあるいはRNAを同定する方法である．
- **サザンブロット法**はこの試験法の1つで，DNAの制限エンドヌクレアーゼ断片を電気泳動しニトロセルロース膜に移し取り，膜上でハイブリッド形成と検出を行う．この方法はクローニング，遺伝子診断，DNA鑑定などに使われる．
- 逆に，RNAを電気泳動し，膜に移し取り，ハイブリッド形成と検出を行う方法は**ノーザンブロット法**といわれ，どの細胞（臓器）でどの遺伝子が発現しているかを知るのに使われる．

> **メモ DNAフィンガープリント法**
>
> **DNAフィンガープリント法**（**DNA指紋法**）はDNA鑑定に用いられる手法である．ヒト染色体DNAには超可変ミニサテライトDNAとよばれる繰り返し配列があり，そこは普遍的組換え（192頁）が頻発する部位で個人差が大きい．このミニサテライトDNAをプローブとしてサザンブロット法を行い，出現する多数のバンドを比較して個人識別や親子鑑定ができる．

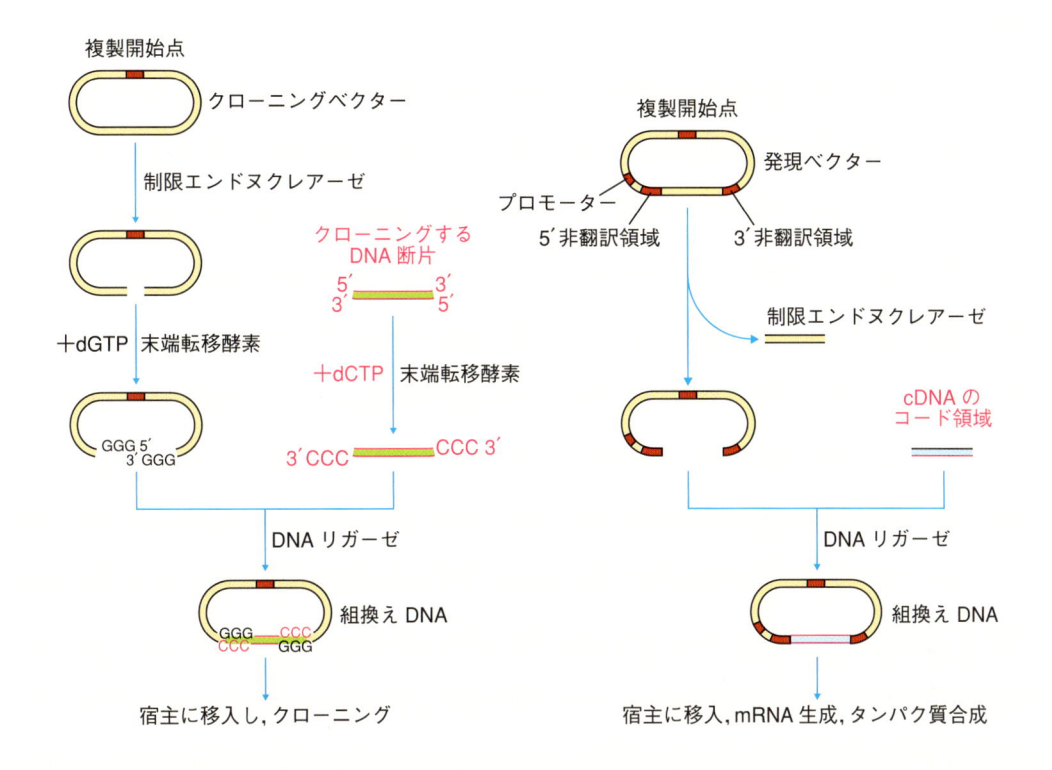

複製開始点
クローニングベクター

制限エンドヌクレアーゼ

クローニングする
DNA 断片

＋dGTP 末端転移酵素

＋dCTP 末端転移酵素

複製開始点
発現ベクター
プロモーター
5′非翻訳領域　3′非翻訳領域

制限エンドヌクレアーゼ

cDNA の
コード領域

DNA リガーゼ

DNA リガーゼ

組換え DNA

組換え DNA

宿主に移入し，クローニング

宿主に移入，mRNA 生成，タンパク質合成

(a) クローニングを目的とした組換え DNA 作製　　(b) タンパク質合成を目的とした組換え DNA 作製

DNA 断片
(RNA)

ゲル電気流動
DNA 断片(RNA)の大きさに従って泳動される．

ゲル

ブロッティング
ゲルをアルカリ処理し，DNA を 1 本鎖にしたのち，ナイロンあるいはニトロセルロース膜に移しとり，吸着させる．

ナイロン膜

ハイブリッド形成
検出しようとする DNA を特異的なプローブとアニーリングし，結合しなかったプローブを洗い落とす．オートラジオグラフィーや蛍光写真で検出する．

写真

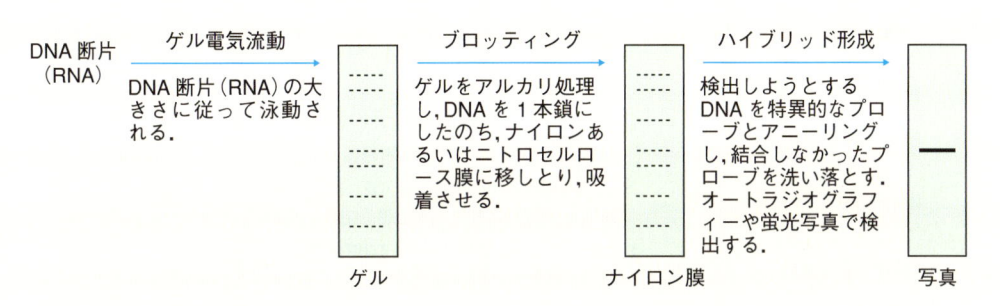

DNA をこの方法で検出するのをサザンブロット法，RNA を検出するのをノーザンブロット法という．

(c) ハイブリッド形成試験での特定な DNA 断片(RNA)の検出法

栄養士に必要な豆知識

癌遺伝子と癌抑制遺伝子

　癌の分子生物学の教えるところによれば，細胞の癌化は癌原遺伝子（原癌遺伝子，proto-oncogene）や癌抑制遺伝子（tumor suppressor gene）の突然変異によって引き起こされるが，これらの遺伝子のうち1個が変異しても癌化は起こらず，重要な5個ほどの遺伝子変異が積み重なり癌化するとされている．
　癌原遺伝子とは，変異が起こると癌化を引き起こすように働く遺伝子のことで，そのようになった変異遺伝子を**癌遺伝子**（oncogene）という．この場合，癌原遺伝子の対立遺伝子が片方だけ癌遺伝子に変異しても癌化が起こる．
　一方，**癌抑制遺伝子**は変異すると，その遺伝子産物が活性を失い，癌化を引き起こすように働く遺伝子のことである．この場合，正常な対立遺伝子が存在すると癌化は起こらず，両方に変異が生じたときにのみ癌化が起こる．
　これまでに多数の癌遺伝子が証明されているが，それらのもととなる癌原遺伝子のほとんどは，細胞の増殖や分化にかかわっている遺伝子である．それらは遺伝子産物の働きによって，細胞増殖因子とその受容体，細胞内情報伝達因子，核内転写因子などの遺伝子群に分類される（表1）．
　癌抑制遺伝子も数多く知られている．それらの正常なときの産物は，細胞周期の進行抑制，細胞内情報伝達因子の活性調節，転写抑制因子，細胞間接着因子の活性化，遺伝子修復などの働きをしている（表2）．これらの働きが遺伝子変異によって失われて癌化が起こる．
　前述のように，発癌は複数個の癌原遺伝子や癌抑制遺伝子が変異して起こる．変異の多くは化学物質，紫外線や放射線照射，ウイルス感染などによる後天的なものであるが，なかには先天的に変異した遺伝子を1～2個もつヒトもあり，これが発癌の遺伝的素因になる．

表1　癌遺伝子となりうる癌原遺伝子の分類と例

分類	癌原遺伝子の例
増殖因子群	Sis：血小板由来増殖因子（PDGF）遺伝子 TGFα：形質転換細胞増殖因子（TGFα）遺伝子
増殖因子受容体群	Erbβ：上皮成長因子受容体（EGFR）遺伝子 Met：肝細胞増殖因子受容体（HGFR）遺伝子
細胞内情報伝達因子群	H-ras, K-ras, N-ras：膜結性GTP結合タンパク質遺伝子 Src：非受容体型チロシンキナーゼ遺伝子
核内タンパク質群	Myc, N-myc, L-myc：特異的DNA結合タンパク質遺伝子 Fos, Jun：転写因子AP-1遺伝子

各群とも，上記のほか多数の原癌遺伝子が知られている

表2　癌抑制遺伝子の例

癌抑制遺伝子	遺伝子産物の機能	変異して起こる癌
RB遺伝子 （網膜芽細胞腫遺伝子）	細胞周期の進行抑制 （G_1期に作用）	乳癌，肺癌，膀胱癌，前立腺癌 など
p53遺伝子 （p53タンパク質遺伝子）	細胞周期の進行抑制 損傷細胞のアポトーシス誘発 DNAの修復	大腸癌，肺癌，骨肉腫，卵巣癌，肝癌 など

上記のほか，WT, DCC, MCCなど多数が知られている

15 先天性代謝異常症

　遺伝子の変異によって，代謝経路の酵素やそれに関連するタンパク質が異常をきたし，代謝障害が起こる先天性の疾患を先天性代謝異常症と総称する．この章では，先天性代謝異常症の概念を総論的に記すとともに，現在わが国で，新生児を対象にマス・スクリーニングが実施され，食事療法によって大きな治療成果が認められているフェニルケトン尿症，メープルシロップ尿症，ホモシスチン尿症，ガラクトース血症について各論的に記す．

I 先天性代謝異常症の概念

　遺伝子DNAの変異によって，特定の酵素あるいはタンパク質が異常をきたし，代謝障害が引き起こされる先天性の病気を**先天性代謝異常症**と総称する．代謝障害は代謝経路の酵素の異常のほか，物質の血中輸送や膜輸送にかかわっているタンパク質の異常によっても起こる．先天性代謝異常症の治療には遺伝子治療や酵素補充療法もあるが，現在のところ主に行われているのは食事療法（代謝物質レベルでの治療）である．

A 病因（a）

- 先天性代謝異常症の病因は，DNA変異に基づく酵素あるいはタンパク質の異常（発生機序）と，その結果起こる代謝障害に基づく症状の発現（発症機序）に分けると理解しやすい．

■発生機序

- 先天性代謝異常症の一次的病因であるDNA変異の多くは点突然変異（194頁）であり，タンパク質の異常は質的あるいは量的な異常として現れる．
- 質的異常は活性の低下ないし消失や安定性の減少として認められる．これらは遺伝子のコード領域（176頁）が変異し，タンパク質のアミノ酸の置換，欠失，挿入などが起こって生ずる．
- 量的異常は遺伝子のプロモーターやエンハンサー（186頁）の変異によって，mRNAの生成量が減少して起こることが多い．
- イントロンの内部やエキソンとの接合部位の変異によってスプライシングの異常をきたし，質的あるいは量的異常が起こる例も知られている．

■発症機序

- 代謝経路の特定な酵素が異常をきたすと，その酵素の基質や前駆物質が蓄積して特異的な症状が現れる．蓄積物質がどのような機序で症状を引き起こすかは，明確な場合もあるが，明らかにされていないことも多い．
- 逆に，酵素の異常によって産物あるいは経路の最終産物が不足し症状が現れる場合もある．不足物質が生理作用をもつ場合には，その作用不足として症状が現れる．
- 代謝障害は代謝経路の酵素異常ばかりでなく，それに利用される物質の血中輸送や膜輸送にかかわっているタンパク質の異常によっても起こる．

B 分類

- 先天性代謝異常症は代謝経路の酵素の異常で起こる**物質代謝異常症**と，物質の輸送にかかわるタンパク質の異常で起こる**物質輸送障害症**に分けられる．
- 物質代謝異常症は糖質，脂質，アミノ酸，ヌクレオチド，色素などの代謝異常症に大別され，それらはさらに細分類される（b）．

	病因	診断	治療

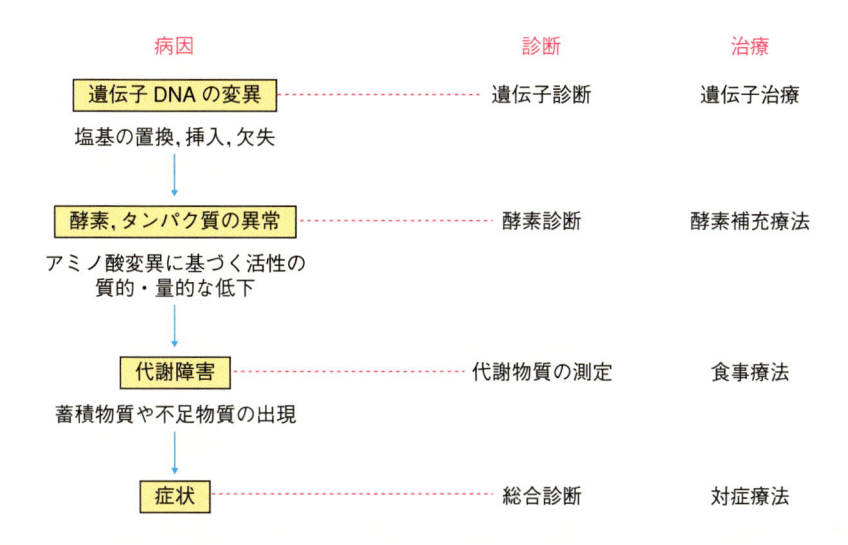

```
遺伝子DNAの変異 ………………… 遺伝子診断      遺伝子治療
    │
    │ 塩基の置換，挿入，欠失
    ▼
酵素，タンパク質の異常 ……………… 酵素診断      酵素補充療法
    │
    │ アミノ酸変異に基づく活性の
    │ 質的・量的な低下
    ▼
代謝障害 ………………………………… 代謝物質の測定   食事療法
    │
    │ 蓄積物質や不足物質の出現
    ▼
症状 ……………………………………… 総合診断       対症療法
```

(a) 先天性代謝異常症の概念

(b) 主な物質代謝異常症

糖質代謝異常症	・糖原病（グリコーゲン代謝異常）：ポンペ病，フォン・ギールケ病 ・ムコ多糖代謝異常：ハーラー症候群，ハンター症候群 ・二糖代謝異常：乳糖不耐症，ショ糖不耐症 ・単糖代謝異常：ガラクトース血症，ピルビン酸キナーゼ欠損症
脂質代謝異常症	・スフィンゴリピドーシス：ニーマンピック病，ガングリオシドーシス ・脂肪酸代謝異常：プロピオン酸血症 ・ステロイド代謝異常：ステロイド21-ヒドロキシラーゼ欠損症
アミノ酸代謝異常症	・分枝鎖アミノ酸代謝異常：メープルシロップ尿症 ・フェニルアラニンおよびチロシン代謝異常：フェニルケトン尿症 ・含硫アミノ酸代謝異常：ホモシスチン尿症，シスタチオニン尿症 ・尿素回路異常：高シトルリン血症，アルギナーゼ欠損症
ヌクレオチド代謝異常症	・プリン代謝異常：レッシュ-ナイハン症候群 ・ピリミジン代謝異常：オロト酸尿症
色素代謝異常症	・ポルフィリン代謝異常：骨髄性プロトポルフィリア ・ビリルビン代謝異常：UDP-グルクロン酸トランスフェラーゼ欠損症

- 輸送障害症はさらに輸送タンパク質障害症と膜の転送障害症に分けられる(a).

C 診断

- 先天性代謝異常症の症状はきわめて多彩であるが，ある種のものはきわめて特徴的な顔貌や体型，知的障害，運動失調などの症状と家族歴から診断できる場合もある．
- 診断の基本は蓄積あるいは不足物質の測定，生検での酵素活性の測定，さらには異常遺伝子を証明することである．
- 遺伝子操作技術（196頁）の急速な進展によって，**遺伝子診断**は比較的容易に行われるようになった．蓄積物質の測定や酵素の残存活性の測定は病態の把握や治療の進め方に不可欠な要件である．

D 治療

- 変異した遺伝子を正常なものに置き換える**遺伝子治療**が本質的な治療法であるが，現在の技術はそのレベルに達しておらず，限られた疾患に試みられているにすぎない．
- 正常な酵素あるいはタンパク質を補充する**酵素治療**も，種々の技術的制約から限られた疾患にしか適用されていない．
- 現在，主流を占め，かつ有効な治療法は食事療法である．その基本は蓄積物質を減し，不足物質を増すように食事成分を補正することである．
- 先天性代謝異常症のなかには，不可逆的な障害が起こる前に適切な食事療法を行うことにより発症を防止あるいは軽減できるものもある．
- わが国ではこの観点から**フェニルケトン尿症**，**メープルシロップ尿症**，**ホモシスチン尿症**，**ガラクトース血症**の４つの先天性代謝異常症について，新生児を対象にマス・スクリーニングを実施し，各疾患に対応した特殊ミルクを提供することによって，絶大な効果が認められている．

E ビタミン反応型の先天性代謝異常症(b)

- 先天性代謝異常症のなかには，生理的に必要とされる量のビタミン摂取では代謝障害が起こるが，大量に摂取すると発症を防止あるいは軽減できるものもある．それらは**ビタミン反応型**とか**ビタミン依存型**といわれる．
- ビタミン反応型の多くは，補酵素との結合部位にアミノ酸変異が生じ，酵素の補酵素との結合親和性が低下することに起因する．例えば，けいれんを主な症状とする**グルタミン酸デカルボキシラーゼ欠損症**（グルタミン酸から神経伝達物質であるγ-アミノ酪酸を生成する酵素の異常）にはビタミンB_6を大量投与すると症状が著しく軽減されるビタミンB_6反応型がある．
- ビタミン反応型にはビタミンの活性化過程の酵素異常や，ビタミンの輸送タンパク質異常に起因するものもある．

(a) 物質の輸送障害症の例

グルコース・ガラクトース吸収不全症	Na^+, K^+ATPアーゼと共役したグルコース輸送担体異常による小腸での吸収障害
ハートナップ病	中性アミノ酸輸送担体異常による小腸での吸収障害と腎尿細管での再吸収障害
原発性高キロミクロン血症	リポプロテインリパーゼ異常やアポリポタンパク質C-IIの異常によるVLDLやキロミクロン中のトリグリセリドの細胞内への移送障害
家族性高コレステロール血症	LDL受容体異常によるLDLの細胞内への移送障害，高コレステロール血症を呈する
トランスコバラミンII欠損症	トランスコバラミンIIの異常によるビタミンB_{12}の血中輸送障害，ビタミン反応型が多い
異常ヘモグロビン症	ヘモグロビン異常による酸素運搬障害（貧血），きわめて多数の変異が知られている

(b) ビタミン反応型先天性代謝異常症の例

酵素の補酵素との結合親和性の低下に基因するもの
・ビタミンB_1反応型メープルシロップ尿症：分枝鎖α-ケト酸デヒドロゲナーゼの異常（206頁）
・ビタミンB_6依存性けいれん：グルタミン酸デカルボキシラーゼの異常（本文）
・ビタミンB_6反応型ホモシスチン尿症：シスタチオニン合成酵素の異常（208頁）

ビタミンの活性化酵素の活性低下に基因するもの
・I型ビタミンD依存症：ビタミンDの活性化過程で25-ヒドロキシビタミンDの1位を水酸化するビタミンDα-1ヒドロキシラーゼの異常（42頁）
・ビタミンB_{12}依存性メチルマロン酸血症：メチルマロニルCoAムターゼの補酵素であるアデノシルコバラミン（48頁）の生成過程のデオキシアデノシルトランスフェラーゼの異常

ビタミンの輸送タンパク質の異常に基因するもの
・ビタミンB_{12}依存性トランスコバラミンII欠損症：ビタミンB_{12}との結合親和性の低下

メモ　体外受精・胚移植と着床前遺伝子診断

　体外受精・胚移植とは，女性の生殖器内で営まれる排卵，授精，卵割の過程を体外で行う不妊治療法で，まず成熟した卵子を採取し，培養液中で受精，8～32細胞期の胚にまで培養，それを子宮に移植・着床させる方法である．各階段での技術の進展に伴い，この方法で誕生する児はわが国でも年間13,000人を超すといわれている．

　8細胞期胚から1個の細胞を取り除いても，その後の胚の発生・分化，発育に影響を及ぼさない．このことを基に，移植前の胚から1個の細胞を取り出しそのDNAを検査するのが**着床前遺伝子診断**である．通常の体外受精・胚移植では，排卵促進剤を投与し同時に複数個の卵子を採取，受精，培養される．それぞれの胚のDNAを検査し，どの胚を移植するかは"遺伝子の選択"であり，生命倫理の根幹にかかわる問題である．体外受精・胚移植とタイアップした着床前遺伝子診断については，社会的・倫理的に十分に議論し，その実施には一定の制約が必要であろう．

II 新生児マス・スクリーニングが実施されている先天性代謝異常症

先天性代謝異常症には非常に多くの種類があるが，ここでは，新生児マス・スクリーニングが実施されている4つの疾患について概要を記す．

A フェニルケトン尿症（a）

- フェニルアラニンからチロシンを生成する**フェニルアラニン水酸化酵素**（144頁）の異常で起こる．
- 体内にフェニルアラニンが蓄積し，尿中にフェニルピルビン酸などの**フェニルケトン体**（147頁）が大量に排泄される．
- 未治療の場合の主な症状は知能障害（知恵遅れ），けいれん，色白，赤毛などである．前2者はフェニルアラニンの増加による脳内アミノ酸のアンバランスに基因すると考えられ，後2者はチロシン不足によるメラニン色素生成（146頁）の減少に基因する．
- 症状は肝臓のフェニルアラニン水酸化酵素の残存活性と，血漿フェニルアラニン濃度によって異なり，軽症型と重症型に分けられる．
- 治療の基本はフェニルアラニンの蓄積を減すことで，フェニルアラニン制限食が食事療法の基本となる．このため特殊ミルクが準備されている．
- わが国では，8万人に1人の割合で患者がいると推定されているが，新生児マス・スクリーニングが開始され，食事療法が徹底されてからは知能障害が発生した例はきわめて少ないといわれている．

B メープルシロップ尿症（c）

- 分枝鎖アミノ酸（バリン，ロイシン，イソロイシン）の分解経路（b）の酵素の1つ，**分枝鎖α-ケト酸デヒドロゲナーゼ複合体**（分枝鎖α-ケト酸脱炭酸酵素）の異常によって起こる．
- 分枝鎖α-ケト酸デヒドロゲナーゼ複合体の前段階の分枝鎖アミノ酸アミノ基転移酵素の反応は可逆的であるので，分枝鎖アミノ酸と分枝鎖α-ケト酸の両者が蓄積され，尿中に大量排泄される（分枝鎖α-ケト酸はメープルシロップ様の独特な臭を発することから，この病名がつけられた）．
- 主な症状は，分枝鎖アミノ酸の増加に伴う脳内アミノ酸のアンバランスに基因する中枢神経症状（意識障害や運動失調）と，血中分枝鎖α-ケト酸の増加による**ケトアシドーシス**である．
- 酵素の残存活性が2%以下の古典型では生後7日以内に発症し症状（意識障害，哺乳不良など）が急速に悪化するので，腹膜透析あるいは交換輸血を行い，速やかに血中の貯積物質を減らす必

(a) フェニルケトン尿症の概要

異常をきたす代謝経路	フェニルアラニンからチロシンの生成
異常をきたす酵素	フェニルアラニン水酸化酵素
蓄積物質	フェニルアラニン
尿中への排泄物質	フェニルケトン体（フェニルピルビン酸など，147頁）
主な症状	知能障害，けいれん，色白，赤毛
食事療法の基本	フェニルアラニン制限食（ミルク）
遺伝形式，発生頻度	常染色体劣性遺伝，1/80,000

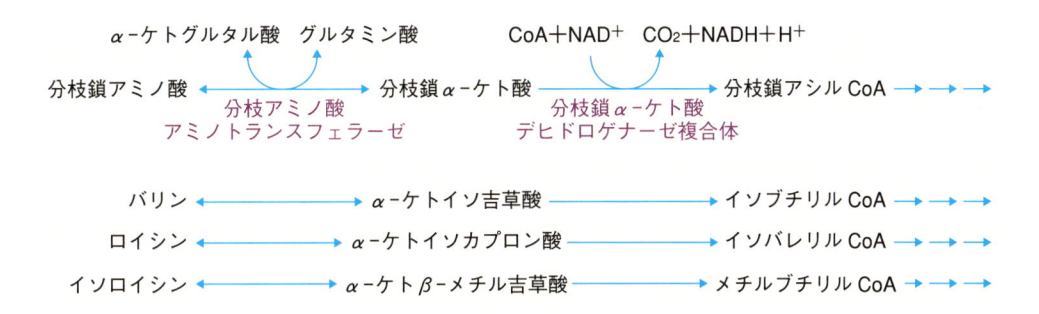

```
                α-ケトグルタル酸  グルタミン酸    CoA+NAD⁺   CO₂+NADH+H⁺
分枝鎖アミノ酸 ─────────────────→ 分枝鎖α-ケト酸 ─────────────→ 分枝鎖アシルCoA → → →
              分枝アミノ酸                    分枝鎖α-ケト酸
           アミノトランスフェラーゼ           デヒドロゲナーゼ複合体

バリン  ←──────→ α-ケトイソ吉草酸 ──────→ イソブチリルCoA → → →
ロイシン ←──────→ α-ケトイソカプロン酸 ──→ イソバレリルCoA → → →
イソロイシン ←──→ α-ケトβ-メチル吉草酸 ──→ メチルブチリルCoA → → →
```

3種の分枝鎖アミノ酸は1種類のアミノトランスフェラーゼとデヒドロゲナーゼで分解される．

(b) 分枝鎖アミノ酸分解経路の初期の反応

(c) メープルシロップ尿症の概要

異常をきたす代謝経路	分枝鎖アミノ酸の分解
異常をきたす酵素	分枝鎖α-ケト酸デヒドロゲナーゼ複合体
蓄積物質，尿中排泄物質	分枝鎖アミノ酸（バリン，ロイシン，イソロイシン） 分枝鎖α-ケト酸（b参照）
主な症状	意識障害，運動失調，ケトアシドーシス
食事療法の基本	分枝鎖アミノ酸制限食（ミルク）
遺伝形式，発生頻度	常染色体劣性遺伝，1/500,000

- 活性が5％以上残っている中間型や間欠型では，感染症などで体タンパク質分解が亢進したときや，タンパク質を多く取り過ぎたときに発作的に症状が現れる．
- 食事療法の基本は**分枝鎖アミノ酸の制限食**であり，そのための特殊ミルクも準備されている．
- 分枝鎖α-ケト酸デヒドロゲナーゼ（E_1）はチアミンニリン酸を補酵素としており，メープルシロップ尿症のなかには**チアミン反応型**もある．その場合には生理的必要量以上のビタミンB_1を投与すると症状が軽減する．

C ホモシスチン尿症（b）

- メチオニンからのシステイン合成経路の**シスタチオニンβ合成酵素**の異常によって起こる．この酵素は，ピリドキサルリン酸を補酵素とし，ホモシステインにセリンを脱水縮合しシスタチオニンを合成する（a）．
- この酵素の活性低下でホモシステインが蓄積し，これは再メチル化されメチオニンになるので**メチオニンが血中に増加**する．また，ホモシステインは2分子が酸化縮合して**ホモシスチン**となり尿中に排泄される．
- 症状としてシステイン不足による発育障害のほか水晶体脱臼や骨粗鬆症などがみられるが，早期発見，早期治療がなされる現在では典型的な症状を呈する例はほとんどない．
- 食事療法の基本は**メチオニンの制限とシステインの補充**で，この疾患用の特殊ミルクも準備されている．
- ホモシスチン尿症のなかには**ビタミンB_6反応型**のものも頻々みられ，この型のものにはビタミンB_6の大量投与が著しい効果を示す．

D ガラクトース血症（c）

- ガラクトースのグルコースへの転換経路（106頁）の酵素異常で，**ガラクトース1-リン酸ウリジルトランスフェラーゼ欠損症，ガラクトキナーゼ欠損症，UDP-ガラクトース4-エピメラーゼ欠損症**の3つが知られている．
- 3者ともガラクトース血症を呈するが，臨床的にはかなりの違いがある．最も重症なのはガラクトース1-リン酸ウリジルトランスフェラーゼ欠損症で，古典的ガラクトース血症ともいわれ，新生児期から嘔吐，下痢に始まり，肝機能障害，知能障害，白内障が認められる．適切な治療を行ってもこれらの障害が残ることが多い．UDP-ガラクトース4-エピメラーゼ欠損症でもこれらの症状がみられるが，軽症で障害が残ることはない．ガラクトキナーゼ欠損症では白内障がみられるだけである．
- 食事療法の基本は**ガラクトースおよび乳糖を与えない**ことで，乳児期には母乳や一般調製粉乳を中止し，乳糖をグルコースやショ糖で置換した乳糖除去乳を与える．

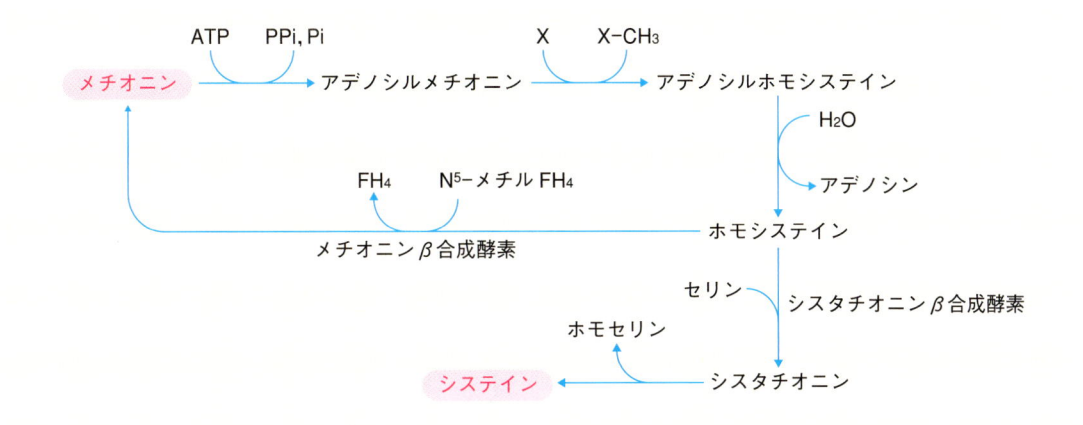

(a) メチオニンからのシステインの生成経路

```
           ATP   PPi, Pi              X    X-CH₃
メチオニン ──→ アデノシルメチオニン ──→ アデノシルホモシステイン
   ↑                                              │ H₂O
   │                                              ↓
   │         FH₄   N⁵-メチル FH₄                  アデノシン
   │                                              
   └──────────────────────────── ホモシステイン
            メチオニンβ合成酵素                    │
                                           セリン │ シスタチオニンβ合成酵素
                           ホモセリン              ↓
                              ↑                   
                          システイン ←── シスタチオニン
```

(b) ホモシスチン尿症の概要

異常をきたす代謝経路	メチオニンからのシステインの生成
異常をきたす酵素	シスタチオニンβ合成酵素
蓄積物質と不足物質	蓄積：メチオニン　不足：システイン
尿中に排泄される物質	ホモシスチン
主な症状	発育障害，知能障害，水晶体脱臼
食事療法の基本	低メチオニン高システイン（シスチン）食
遺伝形式，発生頻度	常染色体劣性遺伝，1/200,000

(c) ガラクトース血症の概要

異常をきたす代謝経路	ガラクトースの利用（グルコースへの変換）		
異常をきたす酵素	ガラクトース1-リン酸ウリジリルトランスフェラーゼ	ガラクトキナーゼ	UDP-ガラクトース4-エピメラーゼ
主な症状	知能障害，肝機能障害，白内障，（新生児から発症）	白内障	肝機能障害（軽症）
食事療法の基本	ガラクトースとラクトース（乳製品）除去食（ミルク）		
遺伝形式，発生頻度	常染色体劣性遺伝，1/1,000,000		

16 臓器の生化学

　前章まではどちらかというと，どの臓器（組織）にも共通な事柄を取り挙げてきたが，この章では，ヘモグロビンの構造と機能，白血球の食作用，血液凝固と線溶，細胞外マトリックスを構成するタンパク質，筋収縮など，臓器に特有な事柄を生化学の面から概説する．

I 血液の生化学

血液は細胞成分と血漿成分からなり，酸素運搬，生体防御，種々の物質輸送，凝固と線溶などにかかわっている．ここでは，これらの機能を生化学的観点から概説する．

A 赤血球と酸素運搬

- 赤血球は核やミトコンドリアなどの小器官をもたず，重量の約35％はヘモグロビンであり，もっぱら酸素を運搬するように特殊化した細胞である．

■赤血球の代謝特性（a）

- 赤血球にはミトコンドリアがないので，ATPは嫌気的解糖のみで産生される．その際，グルコースが乳酸になることは少なく，多くはピルビン酸にまで分解される．生じたピルビン酸はそのまま，あるいはアラニンとなって血漿中に放出される．したがって，ATPのほかに，NADHも産生される．
- 産生されたATPのほとんどは細胞内外のイオン濃度勾配を維持するのに消費される．
- NADHはメトヘモグロビンをヘモグロビンに戻すメトヘモグロビンレダクターゼの反応（b）に必須であり，また，ヘモグロビンの酸素との結合・解離に際して生ずる活性酸素の除去に使われる（240頁）．
- ヘモグロビンの酸素親和性を調節する2,3-ビスホスホグリセリン酸（2,3-DPG）の濃度は他の細胞に比べ1000倍も高く，これは解糖経路の側路で生成される（aの④の反応）．
- 赤血球には活性酸素の除去に必要なNADPHを産生するためペントースリン酸回路も備わっている．

■ヘモグロビンの構造と機能

- 酸素と可逆的に結合し酸素運搬の役割をするヘモグロビンは，それぞれ1個のヘム（158頁）を含む4本のサブユニットで構成されており，成人ヘモグロビン（HbA）は$\alpha_2\beta_2$で，胎児ヘモグロビン（HbF）は$\alpha_2\gamma_2$で示される．
- 酸素はヘム鉄に可逆的に結合し，酸素を結合したものを酸素（オキシ）ヘモグロビン，結合していないものを脱酸素（デオキシ）ヘモグロビンという．一酸化炭素も同じように結合するがその結合親和性は酸素とのそれよりはるかに強く，ごく低濃度でも一酸化炭素中毒が起こる．
- 酸素との結合・解離は酸素濃度（分圧）に依存しており，ヘモグロビンの酸素解離曲線はサブユニット間相互作用によってシグモイドを示す．これはヘモグロビンが酸素運搬に適していることを示す．一方，筋肉に存在し酸素貯蔵の役割をするミオグロビンは1本のポリペプチドでできており，その解離曲線は双曲線を示す（c）．
- 成人ヘモグロビンは2,3-DPGによって酸素の解離がアロステリック的に促進されるが，胎児ヘモグロビンはその効果が弱く，母体から胎児への酸素運搬がスムーズに行われる．

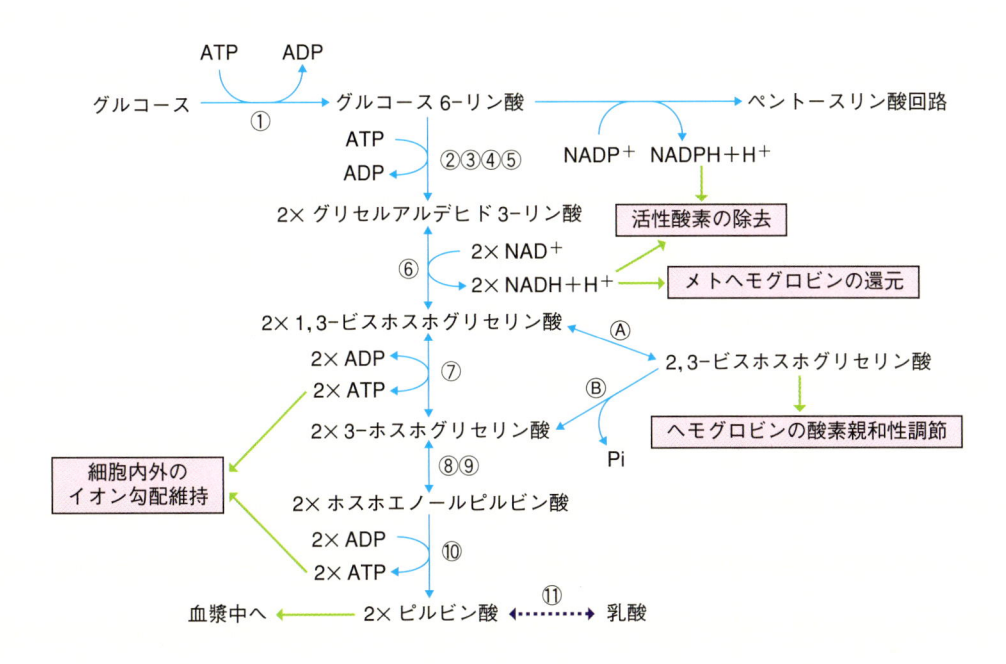

I 血液の生化学

(a) 赤血球でのグルコース代謝

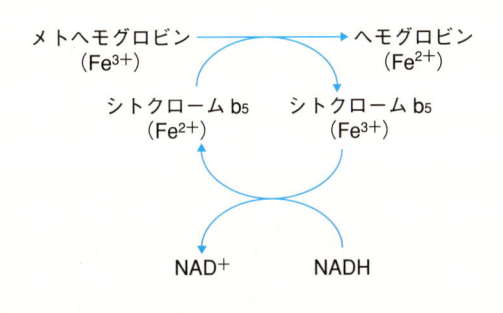

①〜⑪：解糖経路の反応（103頁）
Ⓐ：ビスホスホグリセリン酸ムターゼ
Ⓑ：2,3-ビスホスホグリセリン酸ホスホターゼ

(b) メトヘモグロビンレダクターゼの反応

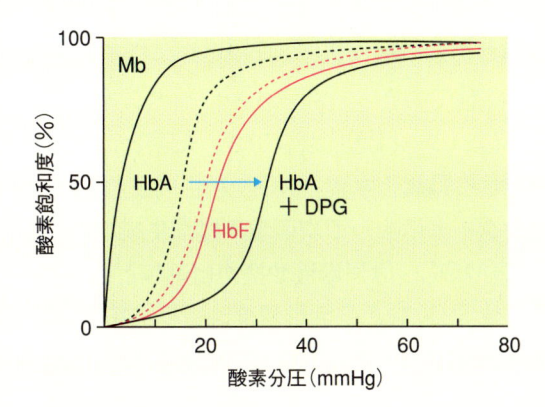

(c) ヘモグロビンとミオグロビン(Mb)の酸素解離曲線

点線は単離した HbA および HbF で，実線はこれに血液とほぼ同じ濃度の DPG を添加した場合

- ヘモグロビンのヘム鉄は2価（Fe^{2+}）で機能するが，これが酸化され3価（Fe^{3+}）になると酸素との結合能を失う．この状態のものを**メトヘモグロビン**といい，生理的状態でも絶えず生ずる．これはメトヘモグロビンレダクターゼ（前頁の**b**）によって元に戻される．

B 白血球の食作用

- 血液中の白血球は顆粒球である**好中球**，**好酸球**，**好塩基球**と**リンパ球**，**単球**に分類されそれぞれが生体防御にかかわっている（230頁）．ここでは，侵入した細菌を好中球が貪食，殺菌，分解（消化）する仕組みの概要を記す．

■白血球の遊走と浸潤

- 細菌が感染し炎症が起こると，その部位から白血球を呼び寄せる働きをする種々の物質が放出される．これらの物質を**走化性因子**という（**a**）．
- 走化性因子によって集まってきた好中球は炎症部位の毛細血管をローリングし，内皮細胞に定着，粘着する．その過程には**インテグリンやセレクチンなどの接着分子**（タンパク質）**が関与**する．粘着した好中球は外膜へ移行し，基底膜を越えて炎症組織に浸潤する（**b**）．

■細菌への接着と貪食

- 好中球は，免疫グロブリンのFc部や活性化された補体C3bなどで**オプソニン化**（232頁）された細菌を膜受容体で認識し，接着して**食胞**（ファゴゾーム）を形成し細胞内に取り込む（貪食）．食胞はさらにリソゾームと融合し**ファゴリソゾーム**になる．

■殺菌と消化（**c**）

- 食胞での殺菌に最も深くかかわっているのは活性酸素である．
- 好中球が細菌と接触すると酸素の消費（呼吸）が急激に増加するが（**呼吸爆発**という），これはATP産生を目的とするミトコンドリア呼吸の増加ではなく，細胞膜にある活性酸素産生系が急激に活性化されるからである．
- 好中球の細胞膜には，細胞内のNADPHから細胞外あるいは食胞内のO_2に電子を渡し，活性酸素の1種である**スーパーオキシドアニオン（O_2^-）を産生するNADPHオキシダーゼ**がある．この酵素はいつもは活性がないが，細菌との接触刺激によって活性化される．
- O_2^-から過酸化水素（H_2O_2）が生成され（$O_2^- + O_2^- + 2H^+ \rightarrow H_2O_2 + O_2$），さらに**ミエロペルオキシダーゼ**によって次亜塩素酸が生成される（$H_2O_2 + Cl^- \rightarrow OCl^- + H_2O$）．
- H_2O_2やOCl^-は消毒液や抗カビ剤などに使われる殺菌力の強い物質である．
- O_2^-やH_2O_2などの活性酸素は近傍の細胞に障害を与えるので，スーパーオキシドジスムターゼやカタラーゼによって除去される（240頁）．
- 殺菌された菌体はファゴリソゾーム内の種々の分解酵素によって消化される．

> **メモ　個体発生段階とヘモグロビン**
>
> ヘモグロビン（Hb）は2種類のサブユニットそれぞれ2本で構成されるが，そのサブユニット構成は発生段階で異なっている．10週目頃までは$\zeta_2\varepsilon_2$，$\zeta_2\gamma_2$，$\alpha_2\varepsilon_2$などの構成をもつ胚Hbが主成分で，20週目頃の胎児では$\alpha_2\gamma_2$の胎児Hb（HbF）が90%以上を占める．その後，$\alpha_2\beta_2$の成人Hb（HbA）の合成が始まり，出生時にはHbFとHbAの割合はおおよそ6：4となり，生後6ヵ月を過ぎるとHbAが95%以上を占めるようになる．

(a) 好中球（食細胞）に対する走化性因子

細菌由来の分解産物	ホルミルペプチド，ある種の脂質
細胞由来の分解産物	活性化された補体（C5a），免疫グロブリンの断片 ミトコンドリア由来のホルミルペプチド
細胞性の分泌物	リンホカイン（リンパ球由来），インターロイキン8（単球由来） 好酸球走化性因子，ヒスタミン（マスト細胞由来） ロイコトリエンB_4（アラキドン酸代謝産物）

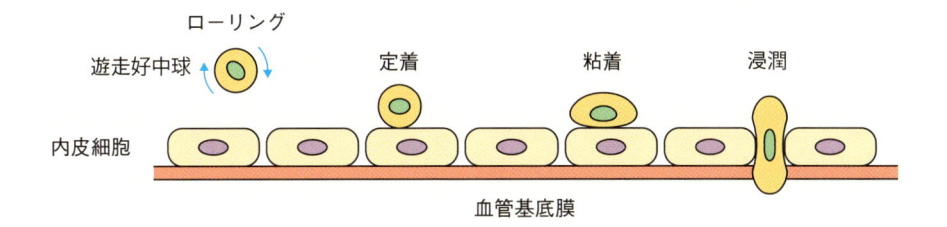

(b) 好中球の遊走，定着・粘着，浸潤

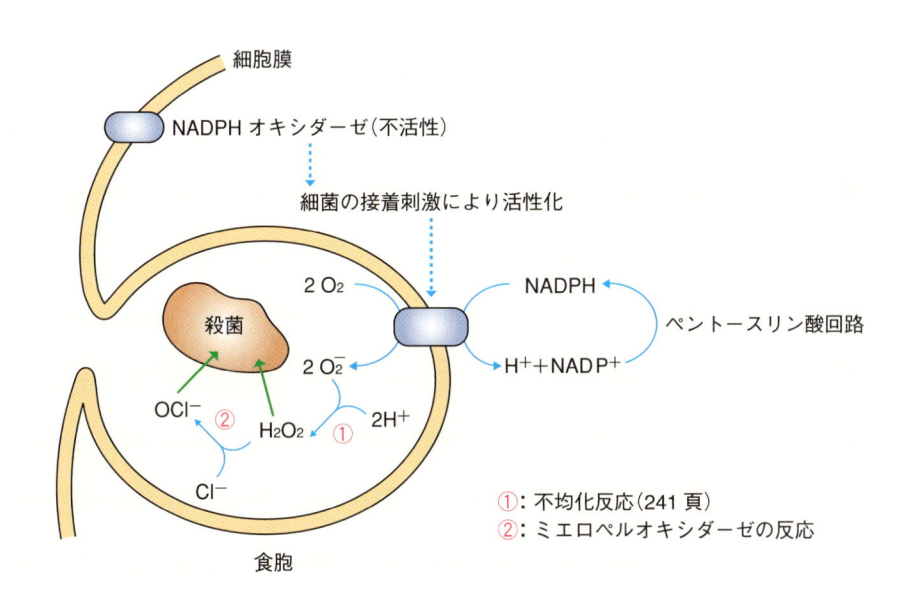

(c) 好中球の食胞での活性酸素の生成と殺菌

①：不均化反応（241頁）
②：ミエロペルオキシダーゼの反応

C 血小板と血液凝固

- 骨髄の巨核球から産生される**血小板**は，核はもたないがミトコンドリアやリソゾームなどはもつ細胞で，**止血**に重役な働きをする．
- 血管が損傷を受け出血すると，まず血小板が損傷部位に粘着，凝集し（**一次止血**），次いで血液凝固反応が起こり血栓が形成される（**二次止血**）．

■血小板の粘着と凝集（a）

- 血管が損傷を受け，血液が血管内皮下組織のコラーゲン（220頁）に接触すると，血小板が**フォンビルブランド因子**（von Willebrand因子）を介してそこに粘着する．
- vW因子は血管内皮細胞や巨核球で産生され，血漿に存在する巨大なタンパク質で，コラーゲンと結合すると立体構造変化をきたし血小板の膜糖タンパク質と相互作用（結合）するようになる．
- 粘着した血小板に多数の血小板が凝集する．この凝集は血小板どうしをフィブリノーゲンで架橋して行われるが，それは粘着（凝集）した血小板から分泌されるADPやトロンボキサンA_2（125頁）によって促進される．

■血液凝固系（b）

- 血小板の凝集塊は不安定なので，フィブリン塊でおおい安定な血栓にする．このフィブリン塊を形成する過程を**血液凝固系**といい，多数の**血液凝固因子が関与したカスケード反応**である．
- 血液凝固系は血液中の因子がかかわった内因性経路と，血液以外の因子もかかわった外因性経路に大別されるが，最後は両者共通の経路で**フィブリン塊**が形成される．
- **内因性経路**は血漿中のⅩⅡ因子（ハーゲマン因子）が，血管内皮の損傷で露呈した内皮下組織に接触し，活性化されることで始動する．この活性化には高分子キニノーゲンやプレカリクレインが関与する．活性化されたⅩⅡ因子（ⅩⅡa）はⅩⅠ因子を活性化し，活性化されたⅩⅠ（ⅩⅠa）はⅨ因子を活性化する．活性化されたⅨ（Ⅸa）は，トロンビンで活性化されたⅧ（Ⅷa）と複合体を形成し，Ⅹ因子を活性化する．Ⅹaは共通経路の最初の反応を触媒する．
- **外因性経路**では，活性化されたⅦ因子（Ⅶa）が，損傷を受けた内皮細胞や内皮下組織から滲出した組織因子（Ⅲ因子）と複合体を形成し，Ⅹ因子を活性化する．
- 内因性や外因性経路で活性化されたⅩ因子（Ⅹa）は，**プロトロンビン**（Ⅱ因子）をプロテアーゼ活性をもつ**トロンビン**にする．その際，トロンビンで分解されたⅤ因子（Ⅴa）が存在するとⅩaの活性は著しく増加する．
- トロンビンは可溶性の**フィブリノーゲン**（Ⅰ因子）を限定分解し，マスクされていた重合部を露出し**フィブリン**にする．フィブリンはすばやく不溶性の網目状の重合体を形成し，粘着・凝集した血小板や血球を包み込み安定な**血栓**を形成する．この重合はⅩⅢa（フィブリン安定化因子）によって促進される．
- トロンビンばかりでなく，ⅩⅡa，ⅩⅠa，Ⅸa，Ⅷa，Ⅹaは**プロテアーゼ活性**をもち，下流の因子を限定分解し，活性化する．これらの反応にはCa^{2+}や**血小板由来のリン脂質を必要**とする．

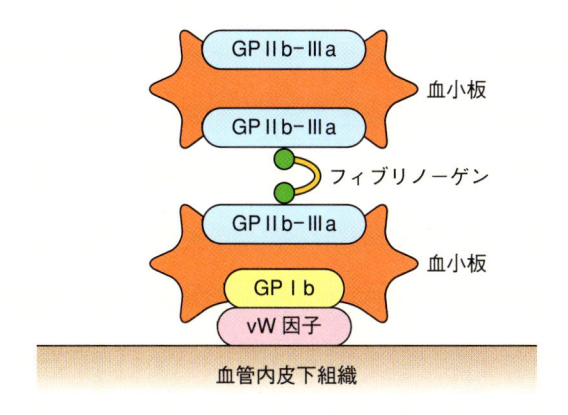

(a) 血小板の粘着と凝集

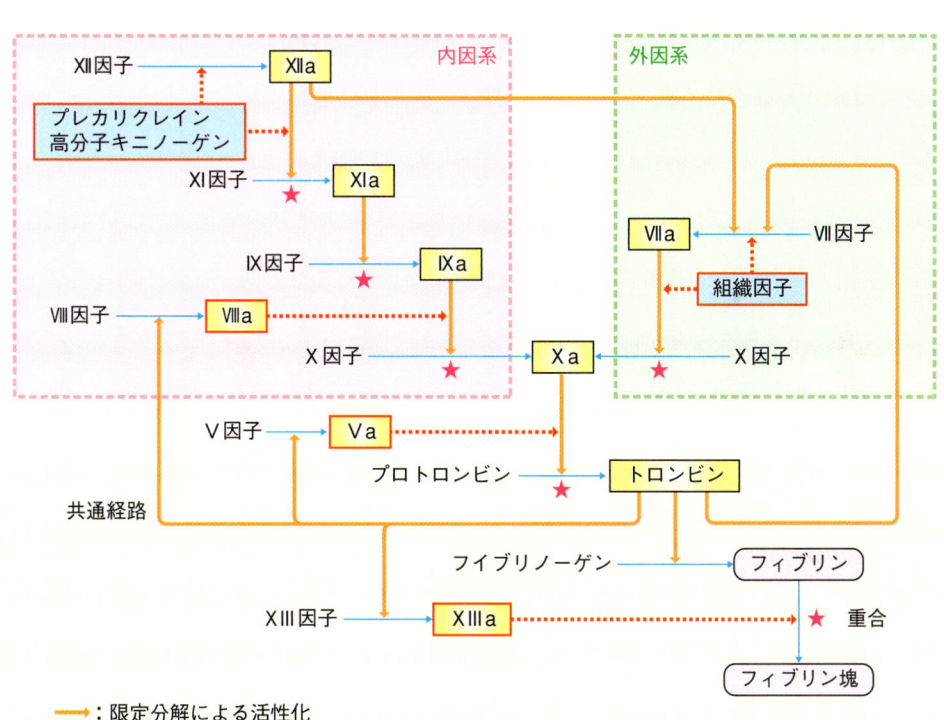

(b) 血液凝固系

→：限定分解による活性化
┅▶：会合による活性促進
★：Ca^{2+}を必要とする反応

D 線溶（a）

- 血管内壁に生じた血栓が剥離し，血管を閉塞することがあり，それを血栓症とよぶ．血栓を溶解することを線溶といい，生体にはそれを行う線溶系が備わっている．
- フィブリン重合体はプラスミンとよばれるプロテアーゼで分解され可溶化される．
- プラスミンはプラスミノーゲンが，必要に応じて血管内組織から分泌されるプラスミノーゲンアクチベーターによって，限定分解され活性化されたものである．このアクチベーターはフィブリンによって活性が増大し，アクチベーターインヒビターによって抑制される．
- 腎臓で産生されるウロキナーゼもプラスミノーゲンアクチベーターの機能をもち，血栓症の治療に頻々用いられる．

E 血漿タンパク質の種類と役割（c）

- 血液に抗凝固剤を加え遠心分離で細胞成分を除いた上清が血漿で，血液を静置・凝固し凝固塊を除いた上清を血清という．すなわち，成分的には血漿からフィブリノーゲンなどの凝固因子が除かれたものが血清である．

■血漿タンパク質の種類

- 血漿中にはきわめて多種多様なタンパク質が含まれ，その量は7〜8 g/100 mlにも及ぶ．そのうち，50〜60％は血清アルブミンである．
- 血漿タンパク質をpH8.6で電気泳動すると，陽極側からアルブミン，α_1グロブリン，α_2グロブリン，βグロブリン，フィブリノーゲン，γグロブリンの6つに分画される．（b）
- アルブミン分画とフィブリノーゲン分画にはほぼ単一の血清アルブミンとフィブリノーゲンがそれぞれ含まれるが，他の分画は種々のタンパク質の集まりである．

■血漿タンパク質の役割

- 血漿タンパク質の生理的役割は以下のように要約できる．
  ①浸透圧や酸・塩基平衡の維持：タンパク質が本来もつ性質から，どの血漿タンパク質も関与するが，特に血清アルブミンの役割が大きい．
  ②物質輸送：血清アルブミンのように不特定多種類の物質を結合し輸送するものもあるが，トランスフェリンなどのように特定な物質を輸送するためのものも多数ある．
  ③血液凝固と線溶：フィブリノーゲンやプラスミノーゲンなど．
  ④免疫反応：免疫グロブリンや補体など．
  ⑤酵素：レシチン・コレステロールアシルトランスフェラーゼのように血漿を本来の働きの場としている酵素もある．

> **メモ　血清総タンパク質**
>
> 臨床検査では血清に含まれる全タンパク質の濃度を血清総タンパク質（TP）といい，6.5〜8.1 mg/100 mlが正常範囲とされている．腎機能不全や肝機能不全ではTP値の低下が認められるが，これは血清アルブミンの尿中への漏出増加や産生量不足に基因する．その際には血漿浸透圧の低下によって浮腫や腹水が起こる．

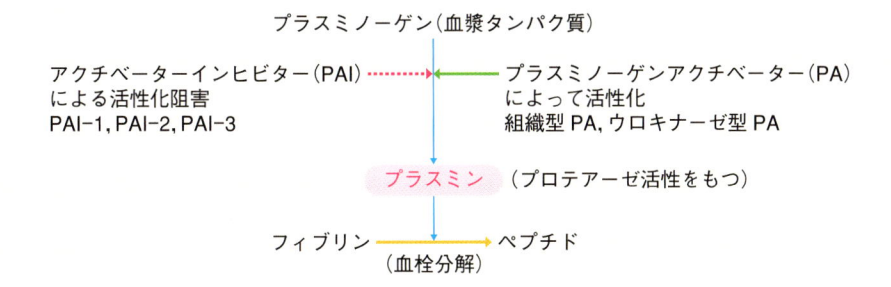

```
                プラスミノーゲン（血漿タンパク質）
アクチベーターインヒビター（PAI）·········→←──── プラスミノーゲンアクチベーター（PA）
による活性化阻害                              によって活性化
PAI-1, PAI-2, PAI-3                        組織型 PA，ウロキナーゼ型 PA
                           ↓
                        プラスミン （プロテアーゼ活性をもつ）

       フィブリン ────────→ ペプチド
                   （血栓分解）
```

(a) 線溶におけるプラスミンの役割

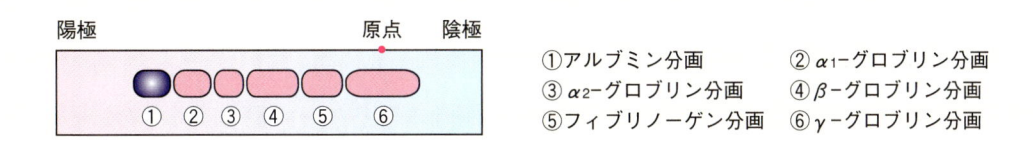

陽極　　　　　　　　　原点　陰極

①アルブミン分画　　　　　②α₁-グロブリン分画
③α₂-グロブリン分画　　　④β-グロブリン分画
⑤フィブリノーゲン分画　　⑥γ-グロブリン分画

(b) 血漿タンパク質のセルロースアセテート膜電気泳動（pH8.6）

(c) 主な血漿タンパク質とその役割

分画	タンパク質名	主な役割
アルブミン分画	血清アルブミン	膠質浸透圧の維持，脂肪酸やビリルビンなど不特定物質の運搬
	トランスサイレチン	チロキシン，レチノールの運搬
α₁-グロブリン分画	チロキシン結合グロブリン	チロキシンの運搬
	レチノール結合タンパク質	レチノールの運搬
α₂-グロブリン分画	ハプトグロビン	ヘモグロビンを結合し，尿への漏出を防止
	セルロプラスミン	オキシダーゼ活性をもつ，銅の運搬
β-グロブリン分画	トランスフェリン	鉄を結合し運搬
	ヘモペキシン	ヘムを結合し糸球体からの鉄の損失を防止
フィブリノーゲン分画	フィブリノーゲン	血液凝固
γ-グロブリン分画	IgG, IgA, IgM, IgD, IgE	免疫反応に関与（232頁）

＊VLDL（プレβリポタンパク質），LDL（βリポタンパク質），HDL（α₁-リポタンパク質）などの血漿リポタンパク質については119頁を参照．

II 結合組織の生化学

　結合組織は体内に広く分布し，細胞を取り巻き，組織の間隙を埋め一定の形態を与えるとともに，脈管系と協同して各組織での細胞活動の環境を整える役割をする．結合組織の特徴は細胞成分より，その周囲をとり囲む**間質**（**細胞外マトリックス**）の割合が大きいことである．間質はプロテオグリカンのゲル中に，線維状の構造タンパク質や細胞の接着を担うフィブロネクチンなどが包埋された構造をしている．ここでは，構造タンパク質であるコラーゲンおよびエラスチンとプロテオグリカンの構造と機能について概説する．

A コラーゲン

- **コラーゲン**は結合組織ばかりでなく，他の組織にも分布しており，体内で含量の最も多いタンパク質で，全タンパク質の25〜30％を占める．

■コラーゲンの構造

- コラーゲンには19の分子種があるが，いずれも3本のポリペプチドで構成され，基本的な構造は同じである．ここでは$α_1$（Ⅰ）鎖2本と$α_2$（Ⅰ）鎖1本からなり，最も広く分布しているⅠ型コラーゲンについて記す．
- 各サブユニットともGly－X－Yの繰り返し配列をもち，アミノ酸組成の約1/3はグリシンである．XとYの位置には他のアミノ酸もみられるが約1/3はプロリンと翻訳後水酸化されたヒドロキシプロリンおよびヒドロキシリシンが占める．また，所々にガラクトースやグルコースが結合している．
- このような特徴あるアミノ酸配列をもつ各サブユニットが左巻きらせん構造をとりつつ3本集まって右巻きの三重らせん構造をとったものがコラーゲン分子（トロポコラーゲンともいわれる）である（a）．
- コラーゲン分子が線維状に多数会合し，物理的にも化学的にも安定になったものが**コラーゲン線維**（膠原線維）である．
- この会合に際しては，隣どうしの分子が，約1/4長ずつずれ，各列中では分子の頭と尾の間にすきまがある．各分子間は水素結合や疎水結合で安定化されるほか，リシン側鎖間や，リシンとヒスチジンの側鎖間で共有結合によって強く架橋されている（b）．

■コラーゲンの生成（c）

- コラーゲンは線維芽細胞で**プロコラーゲン**として産生され，細胞外に分泌され，加工（限定分解）されて生成される．
- 結合リボソームで合成されたプレプロサブユニットは小胞体内でシグナル配列が切り離され，プロリンやリシンが水酸化される．この水酸化反応にはビタミンCが必要である．さらにグリコシル化され，プロサブユニットが生成される．

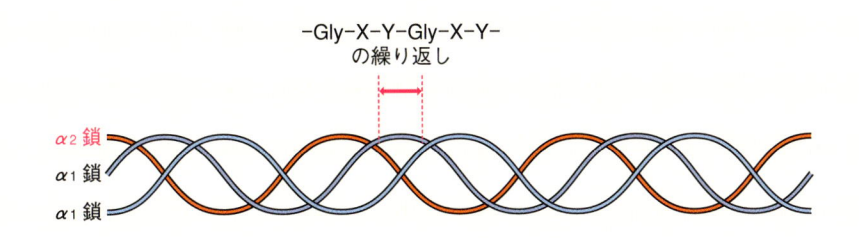

−Gly−X−Y−Gly−X−Y−
の繰り返し

α2鎖
α1鎖
α1鎖

(a) コラーゲン分子の三重らせん

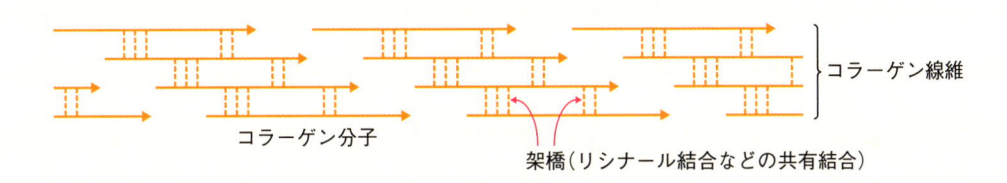

コラーゲン分子
架橋（リシナール結合などの共有結合）
コラーゲン線維

(b) コラーゲン線維

結合リボゾームでプレプロα鎖（サブユニット）が合成される
N末端　　　　　　　　　　　　　　　　　　　　　　　　C末端
シグナル配列

小胞体　　シグナル配列の切断
　　　　　プロリン，リシンの水酸化
　　　　　糖鎖の形成

プロα鎖

　　　　　サブユニットの会合

プロコラーゲン
非 Pro-X-Y ── Pro-X-Y ── 非 Pro-X-Y

ゴルジ体　　分泌顆粒を形成，細胞外へ

細胞外マトリックス　N末端部とC末端部の切断

コラーゲン分子

　　　　　重合，架橋形成

コラーゲン線維

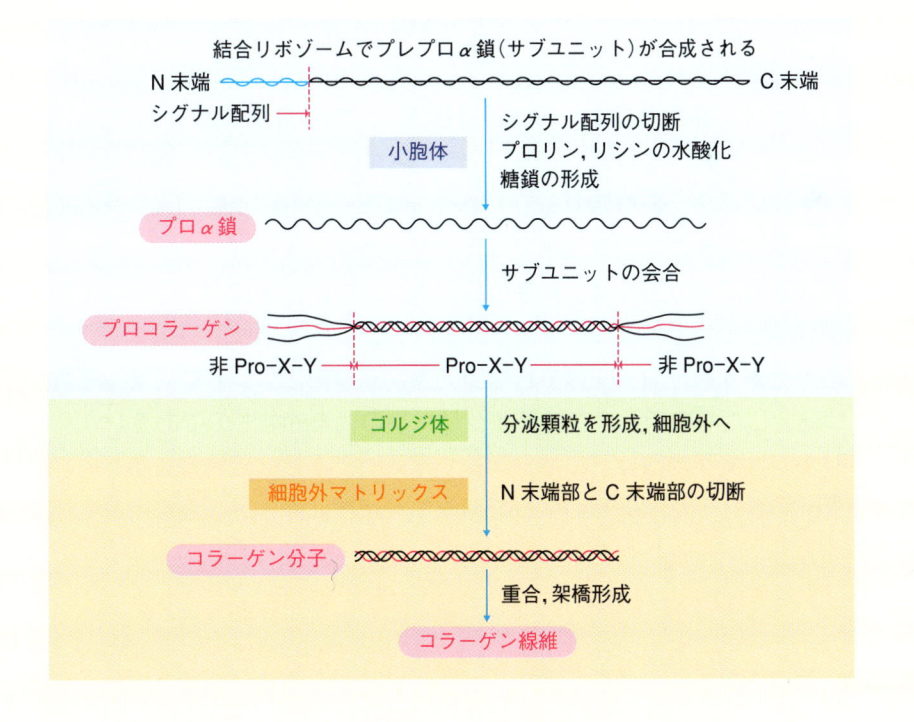

(c) コラーゲンの生成過程

- プロサブユニットが3本集合して三重らせん構造をもつプロコラーゲンが形成される．この形成には，プロサブユニットのN末端とC末端部に存在する非Pro－X－Y配列が重要な役割をする．
- ゴルジ装置を経て細胞外に分泌されたプロコラーゲンは，N末端およびC末端ペプチドがそれぞれプロコラーゲンN-およびC-プロテアーゼで切断され，コラーゲンとなる．

B エラスチン

- **エラスチン**はコラーゲンに比べ1,000倍も弾性の強い，コイル状のタンパク質である．
- エラスチンは弾性を必要とする血管壁や，靱帯に多いが，その他のほとんどの結合組織にも分布する．
- エラスチンのアミノ酸組成は，コラーゲンと同じように約30％がグリシンであるが，コラーゲンのようなGly－X－Yの繰り返し配列はみられず，三重らせん構造もとらない．また，ヒドロキシプロリンは存在するが，コラーゲンに比べ少なく，ヒドロキシリシンや糖鎖は存在しない．
- エラスチンの立体構造上の特徴は，種々のランダムコイル構造をもつことで，これが強い弾性を発揮できる原因と考えられている．
- エラスチンの化学構造上の特徴として，**デスモシン**や**イソデスモシン**と呼ばれる4本の腕をもつ架橋構造(a)をもつことで，この分子内および分子間の架橋によって，エラスチンは物理的にも安定に保たれている．

C プロテオグリカン

- コアタンパク質にグリコサミノグリカン（ムコ多糖16頁）が共有結合した分子を**プロテオグリカン**と総称する．細胞外マトリックスの基質はこれによって形成されている．
- プロテオグリカンは，通常の糖タンパクとは違って，糖の含量がはるかに多く95％に及ぶものもある．
- プロテオグリカンには多くの種類があり，それらはコアタンパク質の大きさと構造の特徴によって，モジュラープロテオグリカンと小プロテオグリカンに大別される．
- 軟骨などに存在する**アグリカン**は，大きなコアタンパク質に多数のコンドロイチン硫酸と少数のケラタン硫酸が結合したモジュラープロテオグリカンである(b)．
- 結合組織に広く分布するデコリンは小さなコアタンパク質にコンドロイチン硫酸とデルマタン硫酸が1本ずつ結合したもので，小プロテオグリカンの代表的なものである(c)．
- プロテオグリカンは分子内にヒドロキシル基や電気的に陰性な硫酸基を多く含むので，分子内に多量の水分子を引き込み粘度の高いゲルを形成し，組織に弾性を与えるとともに，局所での水分保持の機能をもつ．

> **メモ　ゼラチン**
>
> コラーゲン線維を加熱処理したものをゼラチンとよぶ．すなわち，ゼラチンはコラーゲンの加熱変性物である．他のタンパク質の変性物とは異なり，ゼラチンは水によく溶ける．濃厚なゼラチン溶液を冷却するとゲル状になるのでゼリーなどを作るのに利用される．

(a) エラスチンの分子内, 分子間の架橋例

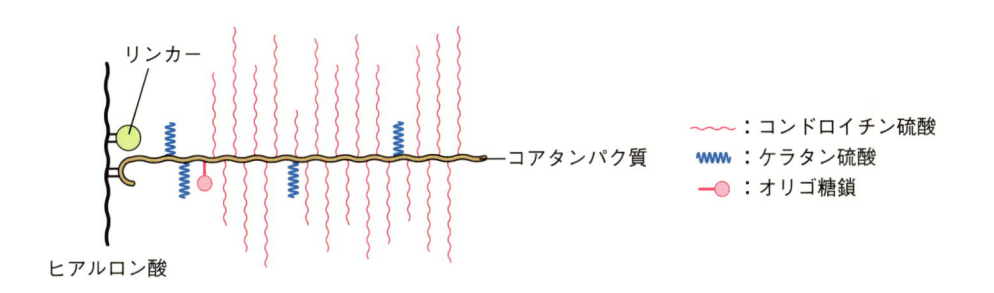

リシノノルロイシン結合　　　デスモシン結合

(b) プロテオグリカンの例：アグリカンの構造

リンカー
ヒアルロン酸
コアタンパク質

〜〜〜：コンドロイチン硫酸
wwww：ケラタン硫酸
—◯—：オリゴ糖鎖

(c) プロテオグリカンの分類と代表例

分類と名称	コアタンパク質の分子量	構成グリコサミノグリカン★
小プロテオグリカン		
デコリン	36kD	1本のCSとDSの混成鎖
ビクリカン	38kD	2本のCSとDSの混成鎖
フィブリモジュリン	42kD	4本のKS
モジュラープロテオグリカン		
アグリカン	200kD	100本以上のCSと少数のKS
ベルシカン	〜300kD	〜20本のCSとDSおよびその混成鎖
ペルレカン	〜400kD	〜10本のCSとHSおよびその混成鎖

★CS：コンドロイチン硫酸, DS：デルマタン硫酸, KS：ケラタン硫酸, HS：ヘパラン硫酸（17頁参照）

III 筋収縮の生化学

筋肉は収縮・弛緩することによって，体や内臓の運動を起こす組織で，構造や収縮の仕組みの違いによって骨格筋，心筋，平滑筋に分けられる．ここでは，骨格筋の収縮装置，収縮の仕組み，そのためのATP産生について概説する．

A 骨格筋の収縮装置

- 筋肉は**筋線維**（筋細胞）が束ねられたもので，1本の筋線維には数百から数千の**筋原線維**が含まれている．
- 筋原線維は**太いフィラメント**（**ミオシンフィラメント**）と**細いフィラメント**（**アクチンフィラメント**）から構成されている．
- 筋原線維を顕微鏡でみたとき，明るくみえるI帯は細いフィラメントのみが存在する部分で，暗くみえるA帯は太いフィラメントが存在する部分で，そのうち少し明るくみえるH帯は細いフィラメントと重なっていない部分である．I帯の中央には濃いZ線があり，Z線からZ線までの部分を**筋節**といい，これが収縮・弛緩の基本単位となる（a）．
- 太いフィラメントを構成する**ミオシン**分子は，2本のH鎖（重鎖）と2種類のL鎖（軽鎖）4本からなり，H鎖のN末端側約半分とL鎖で球状の頭部を形成し，H鎖のC末端側約半分で線維状の尾部を形成する（b）．
- **ミオシン頭部はATPアーゼ活性をもち，アクチンと相互作用する**．尾部は他のミオシン尾部とコイルドコイル構造を形成しフィラメントを形成する（c）．
- 細いフィラメントは，球形の**アクチン**分子が重合してできたフィラメントに**トロポミオシン**や**トロポニンT**，**トロポニンI**，**トロポニンC**などの調節タンパク質が結合したものである（d）．

B 筋収縮の仕組み

- 筋収縮は筋原線維の各筋節が短縮して起こる．その際，短くなるのはI帯とH帯でA帯の長さは変わらない．このことは，細いフィラメントも太いフィラメントも長さを変えずに，**細いフィラメントが太いフィラメントとの間に滑り込む**ことを示している（a）．
- 滑り込みは，太いフィラメントのミオシン頭部と細いフィラメントのアクチン分子が相互作用（結合）し，ATPのエネルギーを使って行われる．
- 滑り込む機構として，ミオシン頭部がフィラメントとの角度を変え細いフラグメントをたぐり寄せるとする説（首振り説），ミオシン頭部と細いフィラメントがリニアモーターのように作用するとする説（リニアモーター説），細いフィラメントのアクチン分子の立体構造が次々と変化し太いフィラメント上を転がっていくとする説（転がり説）があるが，いずれの説も実証されていない．

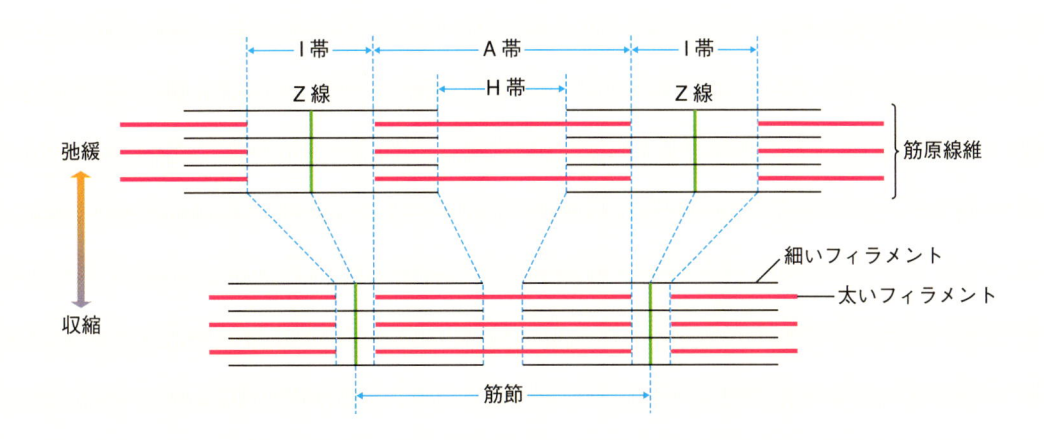

(a) 筋原線維と筋収縮の仕組み

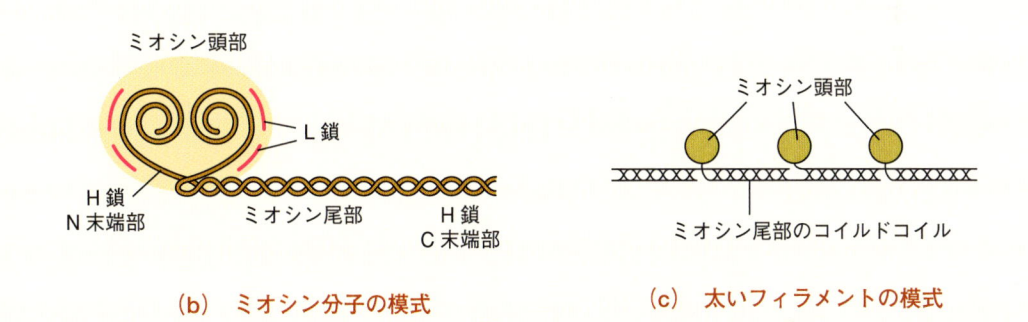

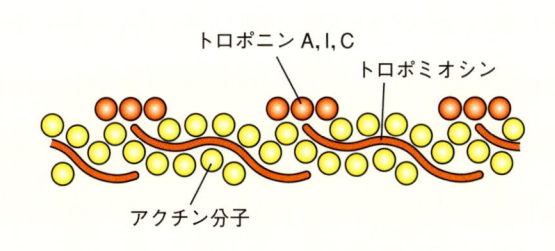

(b) ミオシン分子の模式

(c) 太いフィラメントの模式

(d) 細いフィラメントの模式

C 筋収縮の調節（a）

- 細いフィラメントに存在するトロポニンIは，Ca^{2+}濃度が低い状態ではミオシンとアクチンの相互作用を抑制し，収縮が起こらないようにしている．
- 神経刺激によって筋細胞の細胞膜が興奮し，それが筋小胞体に伝えられると，小胞体内に取り込まれていたCa^{2+}が放出され，筋漿内のCa^{2+}濃度は約100倍も高くなる．
- 濃度が高くなったCa^{2+}はトロポニンCと結合し，それによってトロポニンIの抑制が解除され，ミオシンとアクチンが相互作用して収縮が起こる．
- 神経刺激による興奮がおさまると，小胞体はカルシウムポンプでCa^{2+}を取り込み，筋漿内のCa^{2+}濃度が低下し，筋は弛緩する．カルシウムポンプを作動させるにはATPが必要であり，筋肉は収縮するときにも弛緩するときにもATPを消費することになる．

D 筋収縮のエネルギー

- 筋細胞は収縮に際しも弛緩に際してもATPを消費する．筋細胞は最も手軽に素早くATPを産生するのにクレアチンリン酸を利用する．
- クレアチンリン酸は高エネルギーリン酸化合物の1種で，クレアチンキナーゼによってADPにリン酸を転移しATPを生成できる（クレアチンリン酸＋ADP⇌クレアチン＋ATP）．この反応はATP濃度に依存した可逆反応で，筋細胞内のATP濃度が高い筋の休止状態では逆向きの反応でクレアチンリン酸を生成し，エネルギーを貯えることができる（b）．
- 収縮・弛緩が繰り返されるとクレアチンリン酸の濃度は急速に低下するので，グリコーゲンやグルコースが乳酸になる嫌気的解糖でATPが供給される．このとき生じた乳酸は血液中に放出されるので，激しい運動では血液中の乳酸が増加する．
- 軽い運動や安静時には，主に脂肪酸やケトン体をエネルギー代謝基質として分解し，酸化的リン酸化でATPを産生する（96頁）．

E クレアチンとクレアチニン（b）

- クレアチンは腎臓でアルギニンとグリシンから作られるグアニジノ酢酸が肝臓に運ばれ，活性メチオニン（S-アデノシルメチオニン）のメチル基が転移して生成される．
- クレアチンは筋肉でクレアチンリン酸として貯えられるが，これは不安定な化合物で筋細胞内に長期間存在すると，非酵素的に分解されクレアチニンになる．したがって，クレアチニンの生成量は筋肉の活動が大きい昼間より，夜間のほうが多い．また，1日当りの生成量は筋肉の量に比例する．
- クレアチニンは腎に運ばれ，糸球体で濾過され尿細管で再吸収されることなく，尿中へ排泄される．したがって，糸球体の機能が障害される腎不全では血清中のクレアチニン濃度が増加する．

Ⅲ 筋収縮の生化学

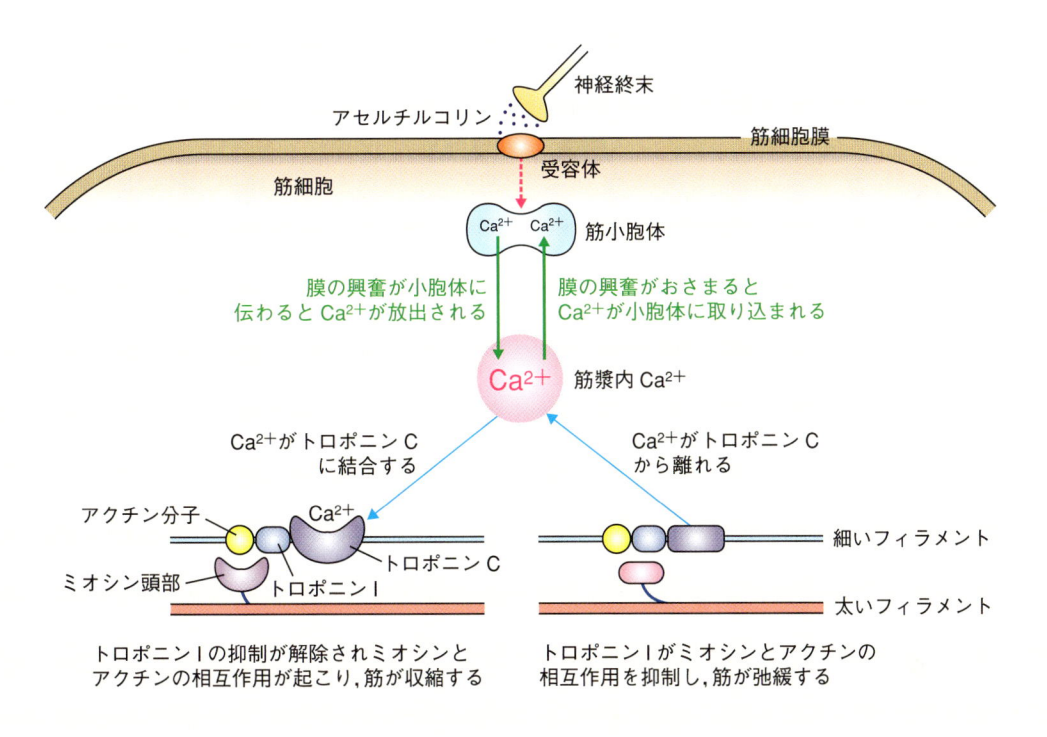

(a) 骨格筋の収縮・弛緩の調節

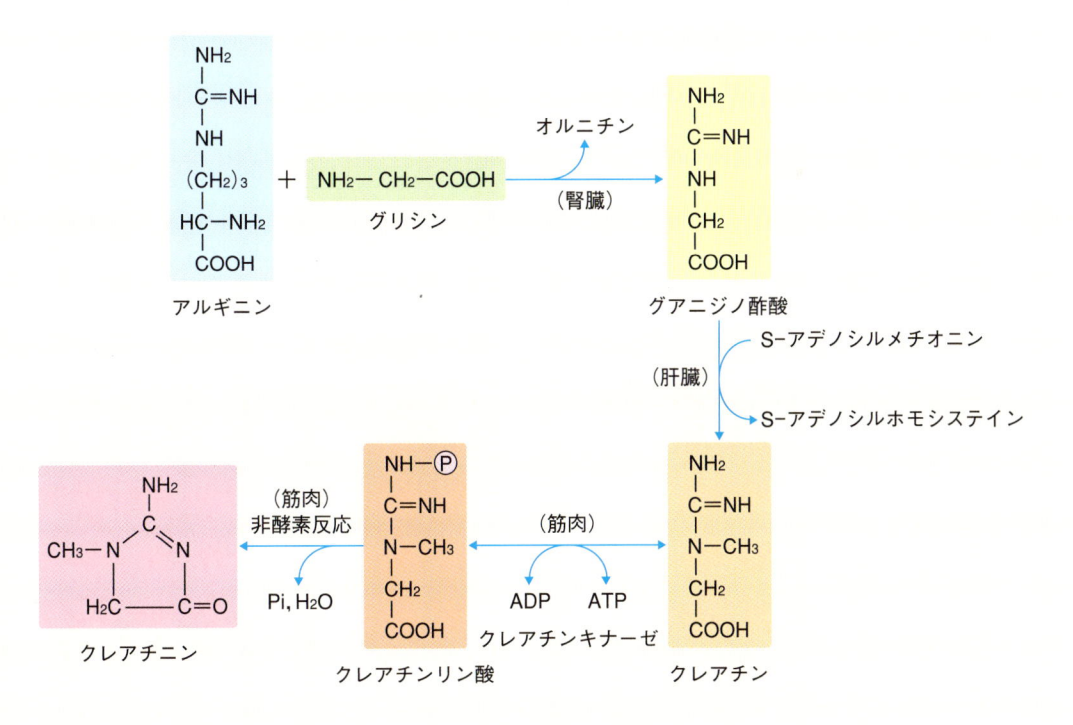

(b) クレアチンの代謝

栄養士に必要な豆知識

貧　血

貧血の種類

　血液中のヘモグロビン濃度が減少した状態を貧血といい，男性では13.0 g/100 ml以下，女性では12.0 g/100 ml以下を診断の基準とする．

　貧血は，各赤血球の大きさとヘモグロビンの量によって，3つの型に分けられる．

　(1) 小球性低色素性貧血：各赤血球の大きさが小さく，ヘモグロビンの量も少ない貧血で，鉄欠乏性貧血はこれに属する．

　(2) 正球性正色素性貧血：各赤血球の大きさもヘモグロビン量も正常な貧血で，溶血性貧血や出血性貧血はこれに属する．

　(3) 大球性正色素性貧血：各赤血球の大きさが大きく，ヘモグロビン量は正常な貧血で，巨赤芽球性貧血や悪性貧血はこれに属する．

　これらの鑑別には平均赤血球容積(MCV)，平均赤血球ヘモグロビン量(MCH)，平均赤血球ヘモグロビン濃度(MCHC)などの赤血球指数が利用される(表)．

鉄欠乏性貧血

　ヘモグロビンのヘムの合成に必要な鉄の供給不足によって起こり，**小球性低色素性貧血**を呈する．貧血のなかでも最も頻度が高く，貧血患者の90％以上を占める．

　鉄の欠乏は鉄の摂取不足ばかりでなく，鉄需要や鉄喪失の増加によっても起こる．特に成長・発育期や妊娠期には需要が増すので鉄欠乏をきたしやすい．また，潰瘍や癌などによる消化管出血や子宮筋腫などによる性器出血の持続も鉄欠乏性貧血の原因になる．

　基礎疾患のない鉄欠乏性貧血の治療の基本は鉄の補給，特に食事療法である．この際，貧血が回復しても血清鉄(トランスフェリン鉄)や貯蔵鉄(フェリチン鉄)が正常に戻るまで，2～3ヵ月は食事療法が必要である．

巨赤芽球性貧血と悪性貧血

　骨髄および末梢血に通常より大型の赤芽球が出現する**大球性正色素性貧血**を巨赤芽球性貧血という．これは，赤血球系の造血細胞でのDNA合成障害によって起こる．このうち，**慢性萎縮性胃炎を伴うものを悪性貧血**とよぶ．

　悪性貧血はデオキシリボヌクレオチド合成に必要なビタミンB_{12}の欠乏によって起こり，摂取不足でも起こるが，多くはビタミンB_{12}の吸収に必要な内因子の産生不足に基づく吸収障害で起こる．ヌクレオチド合成に必要な葉酸の欠乏によっても巨赤芽球性貧血が起こるが，これは慢性萎縮性胃炎は伴わない．

溶血性貧血

　溶血が亢進して起こる貧血で，**正球性正色素性**を呈する．溶血亢進には赤血球自身に原因がある遺伝性球状赤血球症や，自己抗体による自己免疫性溶血性貧血などがある．

貧血の分類と赤血球指数

分類	MCV	MCH	MCHC	貧血の例
小球性低色素性貧血	↓	↓	↓	鉄欠乏性貧血
正球性正色素性貧血	→	→	→	溶血性貧血
大球性正色素性貧血	↑	→	↑	悪性貧血

17 生体防御

　生体は生命にかかわる危険に常にさらされており，それらに対する防御機構を備えている．例えば，出血に対する血液凝固，紫外線などがもたらすDNA損傷に対するDNA修復，熱やその他のストレスに対する熱ショックタンパク質の産生，薬物の解毒作用などがある．この章では，細菌やウイルスなどの侵入に対する防御機構で最も重要な免疫と，細胞が不可避的に産生する活性酸素の除去機構について概説する．

I 免疫

生体が"自己と非自己"を識別し，非自己を排除して恒常性を維持する機能を**免疫**という．非自己と識別されるものを**抗原**と総称し，それには外から侵入する細菌やウイルスなどの病原微生物のほか，生体内で生ずる自己抗原や癌抗原，不適合な輸血や臓器移植で人為的にもち込まれるものもある．免疫は生体防御のための重要なシステムの1つである．

A 免疫の種類

■自然免疫と獲得免疫（a）

- 生体にはもともと，皮膚や粘膜に存在する**リゾチーム**による細菌壁の分解作用，補体による溶菌作用，好中球やマクロファージなどの食作用，**ナチュラルキラー細胞**による細菌や細菌感染細胞の破壊作用などが備わっており，これらは**自然免疫**といわれる．
- 自然免疫では侵入した細菌などを抗原として識別するが，その識別は厳密でなく非特異的で，記憶されない．
- 自然免疫に対して，細菌などの抗原刺激によって生体が獲得する免疫を**獲得免疫**という．
- 獲得免疫では，抗原抗体反応などの免疫応答を通して，それぞれの抗原に対してきわめて高い特異性を示し，しかも，初回の抗原刺激が記憶され，2回目以降の同じ抗原刺激に素早く対応する．単に免疫というと獲得免疫のことである．

■体液性免疫と細胞性免疫

- 免疫はその作用様式によって，体液性免疫と細胞性免疫に大別される．
- **体液性免疫**は体液中に放出された抗体（免疫グロブリン）が最終的に抗原を攻撃する仕組みの免疫で，**細胞性免疫**は抗原に侵入された細胞がそれを提示し，**キラーT細胞**が破壊する仕組みの免疫である．いずれの場合も，初回の抗原刺激で起こる免疫を**一次免疫**，2回目以降に同じ刺激で起こる免疫を**二次免疫**という．

B 抗体とB細胞

- 体液性免疫で中心的役割をする**抗体**は，免疫グロブリンとも呼ばれ，**B細胞（Bリンパ球）**が分化した形質細胞で産生される．

■抗体の基本構造（b）

- 抗体分子は**2本のL鎖（軽鎖）と2本のH鎖（重鎖）**からなり，L鎖とH鎖間は1本の，H鎖間どうしは2本のS－S結合で連結されたY字型の基本構造をもつ．
- L鎖のN末端約1/2と，H鎖のN末端約1/4はおのおのの抗体分子でアミノ酸配列が少しずつ違っており，**可変部**とよばれる．この違いによって，それぞれの抗体はそれぞれ異なる抗原を正しく認識できる．
- 可変部以外は，抗体の各クラスごとにL鎖もH鎖も同じアミノ酸配列をしており，**定常部**とよばれる．

(a) 自然免疫と獲得免疫

	自然免疫	獲得免疫
侵入物(抗原)に対する特異性	非特異的	特異的
二次免疫	なし	あり
担当細胞	好中球，マクロファージ，ナチュラルキラー細胞，粘膜細胞	リンパ球(B細胞，T細胞)
防御方法(作用)	食作用，補体作用，リゾチームの作用，など	体液性免疫作用 細胞性免疫作用

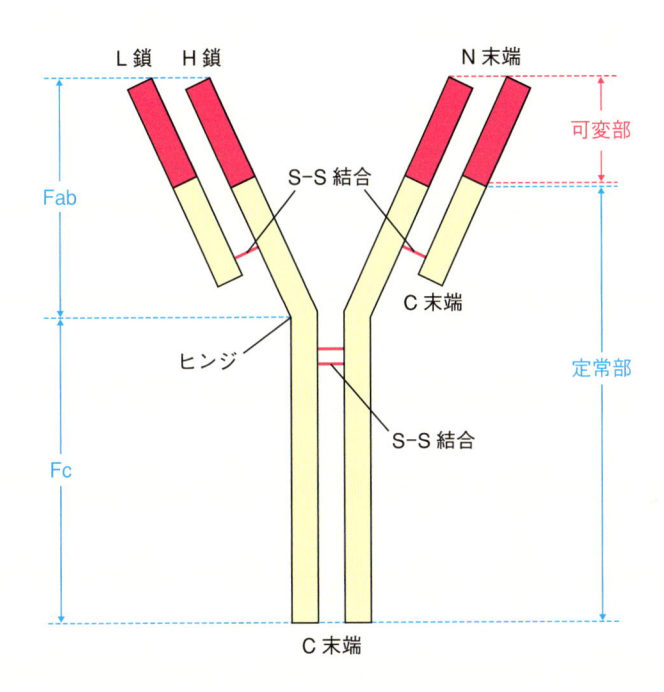

(b) 抗体の基本構造

➡メモ リゾチーム

　リゾチームは，細菌の細胞壁を構成しているペプチドグリカン(ムレイン)中のN-アセチルムラミン酸とN-アセチルグルコサミン間のβ1→4結合を特異的に切断する酵素である．溶菌作用をもち，鼻汁，涙，唾液，血液などに広く分布しており，自然免疫として働く．

- 抗体をペプシンやパパインなどのタンパク質分解酵素で限定分解すると，H鎖のほぼ中央のヒンジ部で切断され，FabとFcの2つの断片になる．**Fabは抗原を結合する部分**で，**Fcは補体やマクロファージなどを結合**する部分である．
- なお，抗体は抗原全体ではなく，そのごく一部の特異的な構造（エピトープという）を認識して結合する．

■抗体の機能（a）

- 抗原が結合すると，抗体は立体構造を変えFc部で**補体を活性化**し溶菌したり，**オプソニン化**（貪食しやすいようにすること，味付け）し，Fc受容体をもつ好中球やマクロファージの**食作用を促進**したりする．また，細菌毒素やウイルスを抗原結合部位に結合して，それらの**活性を中和**する．
- 抗体はB細胞受容体となり，抗原を結合することによって，B細胞から形質細胞への分化を促進し，抗体の産生を高める．

■抗体の種類と性質（b）

- 免疫グロブリンはH鎖の違いによって，IgG，IgA，IgM，IgD，IgEの5つのクラスに分けられる．
IgG：血清中の主要免疫グロブリンで，外来性の抗原はもとより自己抗原に対しても抗体として作用する．抗原刺激が終っても持続的に産生され，特に二次免疫で増加する．**胎盤を通過できる**唯一の抗体で，抗体産生能が未発達の新生児から乳児期にかけての感染防止に重要な役割を担っている．
IgA：血清ばかりでなく，消化管や気道の分泌液，性器の分泌液，唾液，母乳とくに初乳に存在し，外からの抗原侵入に対する粘膜の局所防御を担っている．血清型IgAと異なり，**分泌型IgA**はY字型の基本構造が2個連結鎖（J鎖）で結合しており，さらにSC（secretory component）とよばれるポリペプチドで定常部が覆われた構造をしている．各種のタンパク質分解酵素で分解され難く，消化管内でも消化されずそのまま吸収される．したがって母乳のIgAは乳児の感染症防御に大きな役割をする．
IgM：5個のY字型基本構造がJ鎖で連結された最も大きい抗体である．微量の抗原刺激でIgGよりも早く産生され，感染初期の防御に重要な役割をする．ただし，その産生は一過性であり，以降はクラススイッチによってIgGに引きつがれる．IgMは補体活性化作用は強いが，オプソニン化作用はほとんどない．
IgD：機能はよく知られていないが，抗原刺激によって誘導されるリンパ球の分化にかかわっているらしい．
IgE：血清中には微量しか存在していないが好塩基球や肥満細胞の膜表面に存在する．後者のIgEに抗原（アレルゲン）が結合するとヒスタミンなどが分泌され，じん麻疹などの即時型アレルギー症状を起こす．

■補体の活性化と作用（c）

- **補体**は抗原抗体複合体（免疫複合体）によって活性化される血漿中のタンパク質で，C1～9とB，D，P因子などがある．
- 活性化された補体はオプソニン化作用，細胞破壊作用，肥満細胞の脱顆粒作用などをもつ．

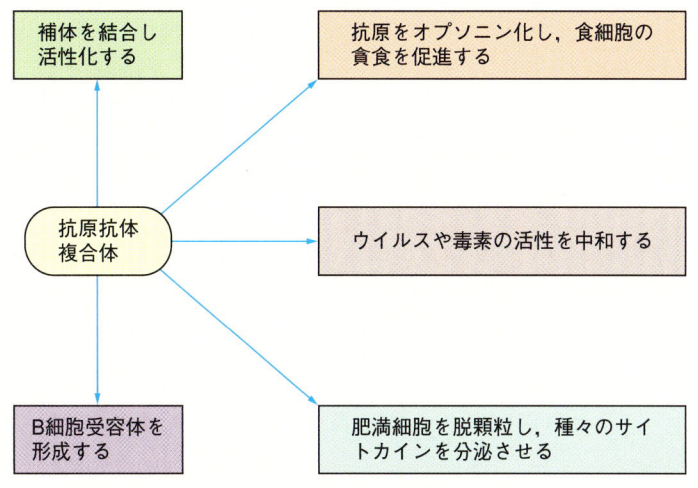

(a) 抗体の主な機能

- 補体を結合し活性化する
- 抗原をオプソニン化し，食細胞の貪食を促進する
- ウイルスや毒素の活性を中和する
- 肥満細胞を脱顆粒し，種々のサイトカインを分泌させる
- B細胞受容体を形成する

（抗原抗体複合体の機能）

(b) 免疫グロブリン（抗体）の種類（クラス）

	IgG	IgA 分泌型	IgM	IgD	IgE
H鎖の種類	γ	α	μ	δ	ε
L鎖の種類	各クラスともκ鎖かλ鎖				
基本構造の数	1	2	5	1	1
毒素の中和作用	‡	‡	+	−	−
補体活性化作用	‡	−	‡	−	−
オプソニン化作用	‡	‡	−	−	−
肥満細胞の脱顆粒	−	−	−	−	‡
胎盤の通過性	‡	−	−	−	−
消化への抵抗性	−	‡	−	−	−
	体液性免疫の主役	母乳に含まれ新生児の感染防止	感染初期に最初に産生される	役割は不明	即時型アレルギーに関与

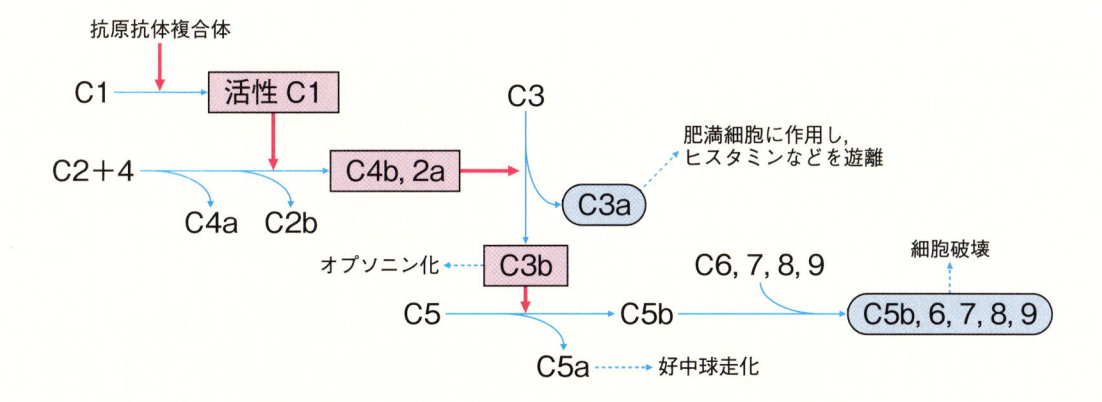

(c) 補体の活性化経路（古典経路）

抗原抗体複合体 → C1 → 活性C1

C2+4 → C4b, 2a （C4a, C2b が分離）

C4b, 2a + C3 → C3a（肥満細胞に作用し，ヒスタミンなどを遊離）+ C3b

C3b → オプソニン化

C3b + C5 → C5a（好中球走化）+ C5b

C5b + C6, 7, 8, 9 → C5b, 6, 7, 8, 9（細胞破壊）

C3b が B, D, P 因子と共同して C5 を活性化する経路（第2経路）もある

■抗体の産生

- 骨髄由来の**B細胞**は細胞膜に抗体でできた受容体（**B細胞受容体**）をもち，抗原が結合すると抗体産生細胞である形質細胞に分化する．この分化は**ヘルパーT細胞**によって促進されるものもある（**a**）．
- 抗原と受容体（抗体）との結合は特異的であるので，1個の形質細胞の産生する抗体はその抗原に特異的な1種類だけである（**モノクローナル抗体**という）．
- 抗原が結合しても分化しないで，そのまま長年留まる一部のB細胞もある．それは記憶B細胞とよばれ，2回以降の同じ抗原に対して素早く対応できる．

■抗体の多様性

- ヒトは，たかだか4〜5万の遺伝子しかもたないのに，抗原特異性が異なる抗体を1億近く作れるといわれている．これはB細胞が成熟する過程で**DNAの再編成**（**DNAスプライシング**）が起こるからである．
- H鎖の可変部はV遺伝子群，D遺伝子群，J遺伝子群の3つの遺伝子群で，定常部はC遺伝子群でコードされている．
- これらの遺伝子群は胚細胞（非リンパ系細胞）では同じ染色体DNA上に，全くかけ離れて存在するが，造血幹細胞では図**b**−(1)のように再編成されている．
- B細胞が成熟する過程で，1個1個の細胞は可変部のそれぞれの遺伝子群から1個ずつの遺伝子を選択し，再編成してH鎖遺伝子を完成させる（**b**−(2)）．V遺伝子群には約200個，D遺伝子群には約30個，J遺伝子群には6個の遺伝子が存在すると推定されているので，H鎖の可変部が異なる抗体（B細胞）が$200 \times 30 \times 6 = 3.6 \times 10^4$も存在し得る．
- L鎖には定常部の違いにより**κ型**と**λ型**があり，それらの遺伝子は別々の染色体DNA上にある．
- κ型もλ型も可変部はV遺伝子群（約100個）とJ遺伝子群（κ型では5個）にコードされ，H鎖の場合と同様に，B細胞の成熟に従って再編成される．1つの細胞がκ型を選ぶかλ型を選ぶかは，まずκ型を再編成し，それに失敗するとλ型を再編成する．
- B細胞も2倍体であるが，対立遺伝子の両方を再編成することはなく，片方だけが再編性され，**1細胞1抗体の原則**が保たれる．

■クラススイッチ

- 細菌感染の初期には溶菌作用の強いIgMが産生されるが，続いて同じ細胞がオプソニン化作用の強いIgGを産生するようになる．
- このように，**同一細胞が同じ抗原性を維持したままクラスの異なる抗体を産生することをクラススイッチ**という．それはmRNA前駆体のスプライシング位置を変えて行われることが多い（**b**−(3)）．
- クラススイッチは前述のIgMからIgGへばかりでなく，IgAやIgEへ変更される場合もよくみられる．

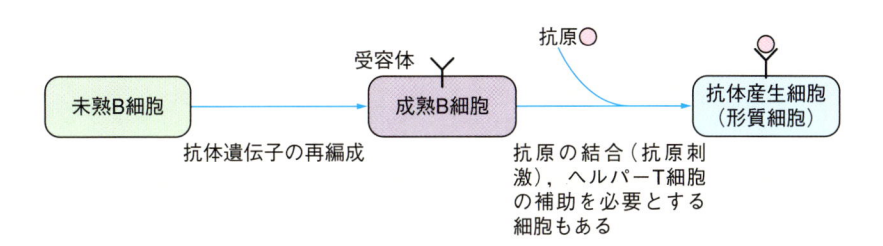

(a) B細胞の成熟と抗体産生細胞への分化

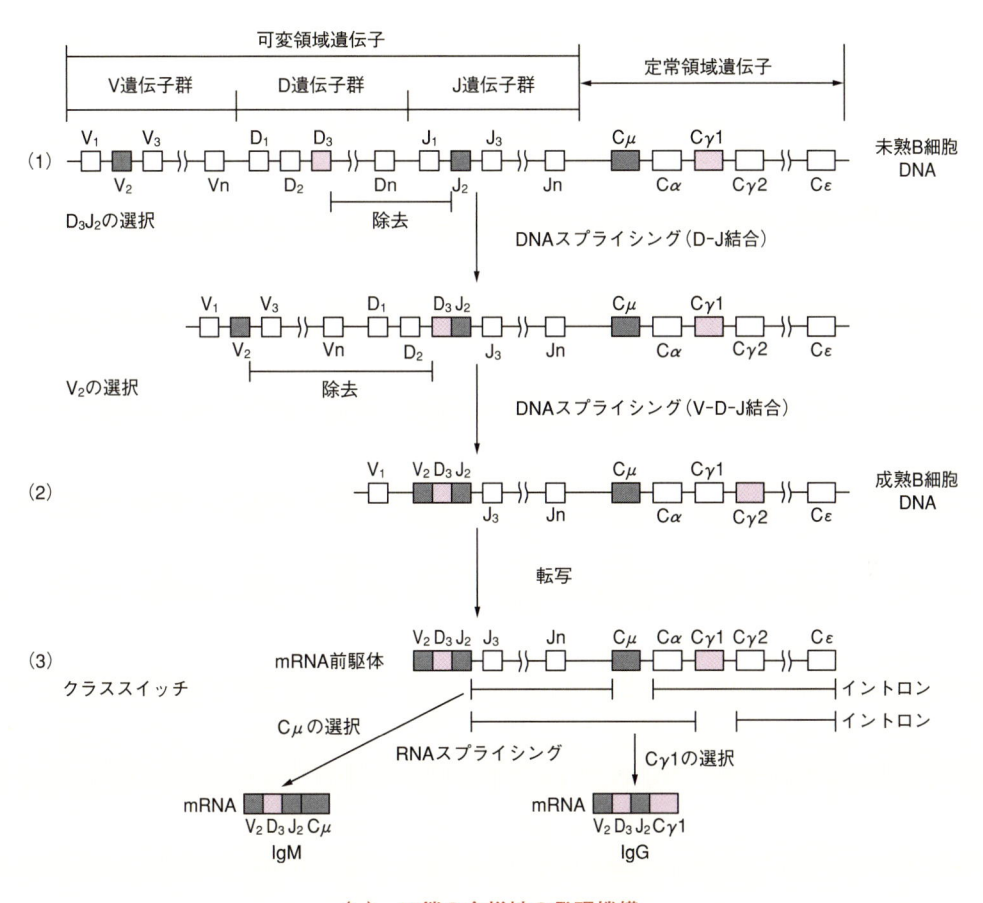

(b) H鎖の多様性の発現機構

C 細胞性免疫とT細胞

- 細胞性免疫は，抗原を抗体が認識する体液性免疫とは異なり，抗原が細胞表面に提示され，それを **Tリンパ球（T細胞）** が認識し，最終的に提示した細胞と抗原を丸ごと破壊する免疫である．

■ T細胞受容体（b）

- T細胞は胸腺で分化・成熟するリンパ球で，細胞表面に提示された抗原のみを識別する **T細胞受容体** が細膜膜に備わっている．
- T細胞受容体はα鎖とβ鎖（一部のT細胞ではγ鎖とδ鎖）で構成され，両鎖とも抗体分子と同じように可変部と定常部からなる．T細胞の分化・成熟の過程で，抗体の場合と同じような仕組みで，遺伝子群が再編成され，受容体，すなわち，T細胞の多様性が確保されている．
- T細胞は細胞表面にCD4をもつものとCD8をもつものに分けられる．**CD4もCD8もT細胞受容体と提示抗原との結合を補助するタンパク質**である．

■ T細胞の種類と機能（a）

- T細胞は機能によって以下のように分けられる．

キラーT細胞：細胞障害性T細胞（CTL）ともいう．**ヒト白血球抗原（HLA）クラスI分子で抗原提示した細胞を破壊**する作用をもつ．CD8を細胞表面にもつ．

ヘルパーT細胞（Th）：機能的にTh1とTh2に分けられ，前者は**キラーT細胞の活性化と増殖を促進**し，後者は**B細胞の分化と抗体産生を促進**する．これらの作用はHLAクラスII分子で標示された抗原刺激をもとに，種々のサイトカイン（66頁）を放出して行われる．CD4を細胞表面にもつ．

その他：ヘルパーT細胞の作用を抑えるサプレッサーT細胞，マクロファージを活性化する遅延型反応性T細胞，抗原刺激を記憶する記憶T細胞などがある．

■ 抗原の提示（b）

- 細胞が抗原を提示するといっても，抗原全体ではなく，抗原由来のタンパク質を断片化しその断片ペプチドをHLAにのせて細胞表面に提示するのである．
- HLAは**主要組織適合遺伝子複合体（MHC）**とよばれる遺伝子群の産物で，構成サブユニットの違いからクラスI分子とクラスII分子に大別される（c）．
- クラスI分子はあらゆる細胞で発現しており，ウイルスや自己抗原などの内因性抗原の断片をのせ提示し，CD8をもつキラーT細胞と結合する．
- クラスII分子は細菌などの外来性抗原の断片をのせ提示し，CD4をもつヘルパーT細胞と結合し，細胞性免疫の開始に重要な働きをする．マクロファージ，B細胞，樹状細胞などで発現しており，クラスII分子で提示している細胞を，特に，**抗原提示細胞**という．

> **メモ キラーT細胞とナチュラルキラー細胞の相違**
>
> ナチュラルキラー細胞（NK細胞）もキラーT細胞も，細菌やウイルスが感染した細胞を破壊する働きをもつ，リンパ球系の細胞である．キラーT細胞がHLAクラスI分子で抗原提示した細胞を標的にするのに対し，NK細胞は標的細胞との結合に抗体やHLA分子の関与を必要とせず，免疫記憶も欠く点でキラーT細胞とは異なる．すなわち，キラーT細胞の作用は獲得免疫であるのに対し，NK細胞の作用は自然免疫である．

(a) ヘルパーT細胞（Th1およびTh2）とキラーT細胞（細胞障害性T細胞）

	抗原認識	機能
ヘルパーT細胞	HLAクラスⅡ分子で提示された抗原を認識 CD4（+），CD8（−）	Th1：キラーT細胞を活性化
		Th2：B細胞の活性化を補助
キラーT細胞	HLAクラスⅠ分子で提示された抗原を認識 CD4（−），CD8（+）	抗原を提示した細胞を破壊

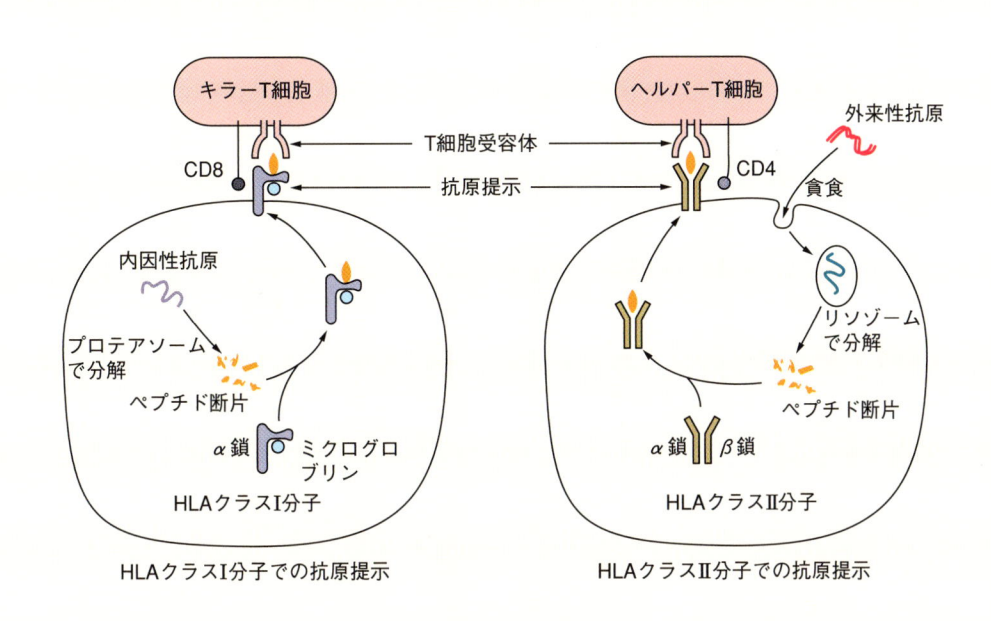

(b) T細胞への抗原提示

(c) HLAクラスⅠ分子とHLAクラスⅡ分子

	HLAクラスⅠ分子	HLAクラスⅡ分子
サブユニット	α鎖（12K）とβ₂ミクログロブリン	α鎖（34K）とβ鎖（29K）
発現している細胞	あらゆる細胞	マクロファージ，B細胞，樹状細胞
提示する抗原	内因性抗原の断片	外来性抗原の断片
認識させる細胞	CD8をもつキラーT細胞	CD4をもつヘルパーT細胞

D 自己免疫

- 生体は自己の細胞や構成成分（自己抗原）に対しては原則的には免疫応答を示さないが，自己抗原と反応する抗体が産生されたり，自己反応性T細胞が成熟することがある．これを**自己免疫**という．

■自己免疫寛容

- 未熟なB細胞やT細胞には，自己抗原に対応できる抗体やT細胞受容体を産生できるクローンも存在するが，成熟の過程でこれらのクローンは不活性化ないし除去される．このことを**自己免疫寛容**という．
- 自己免疫寛容の仕組みにはHLA分子が関与している．すなわち，胸腺では自己のHLA分子と強く反応したり，逆に全く反応しないT細胞はアポトーシス（細胞自然死）に陥って除去される．また，胸腺上皮細胞の表面には自己抗原の断片を提示したHLAが存在し，これに反応するT細胞も除去される．
- B細胞も，骨髄での成熟過程で自己抗原と反応する受容体（抗体でできている）をもつものは死滅するか，生き残ってもヘルパーT細胞の助けがないので抗体産生能はきわめて弱い．

■自己免疫と自己免疫疾患

- 自己免疫寛容がなんらかの理由で不完全になった場合，自己抗原に応答する自己免疫が起こる．
- 自己免疫を起こす自己抗原は，核内のタンパク質，細胞質の酵素，膜タンパク質など，100種以上が確認されている．
- すべての自己免疫が病気を起こすわけではない．自己免疫が病因となり種々の要素が積み合って起こる疾患を**自己免疫疾患**とよぶ（a）．

E アレルギー

- 抗原刺激によって獲得した免疫が，それ以降の同じ抗原刺激に過剰に反応し種々の障害（症状）を起こすことを**アレルギー**（反応）という．
- アレルギーを起こす抗原を**アレルゲン**といい，それには吸入アレルゲン（スギ花粉，ペットの毛など），食物アレルゲン（卵，牛乳など），薬物アレルゲン（ペニシリンなどの薬剤）がある．
- アレルギーは発症機序によってⅠ～Ⅳ型に分類される（b）．最も多くみられるのはⅠ型で，単にアレルギーというとⅠ型アレルギーを意味することが多い．
- Ⅰ型はアレルゲンと接触後，速やかに症状が現われるので**即時型アレルギー**ともいわれる．これは，肥満細胞に結合しているIgEにアレルゲンが結合すると，肥満細胞が脱顆粒を起こしヒスタミン，セロトニン，ロイコトリエンなどの傍分泌系の情報伝達物質（66頁）を放出し，平滑筋収縮，血管の透過性，粘液の分泌などが促進されて起こる（c）．食物アレルギー，じん麻疹，気管支喘息などはこの型のアレルギーである．

(a) 自己抗原となるタンパク質と自己免疫疾患の例

自己抗原となるタンパク質	標的臓器	自己免疫疾患
RNAポリメラーゼI	皮膚など全身	全身性エリテマトーデス
ピルビン酸デヒドロゲナーゼ	肝	原発性胆汁性肝硬変
グルタミン酸デカルボキシラーゼ	膵	1型糖尿病
サイログロブリン	甲状腺	橋本病
ミエリン塩基性タンパク質	脊髄	多発性硬化症
ACTH受容体	副腎皮質	アジソン病
アセチルコリン受容体	筋	重症筋無力症

(b) アレルギーの分類

分類	関与抗体，細胞	抗原	発症時間	疾患例
I型 即時型	IgE 肥満細胞	外来性アレルゲン	30分	食事性アレルギー，花粉症 じん麻疹，気管支喘息
II型 細胞溶解型	IgG＞IgM	内因性，細胞膜抗原	—	溶血性貧血，橋本病 リウマチ性疾患
III型 免疫複合体型	IgG＞IgM 補体が関与	外来性/内因性	3～8時間	全身性エリテマトーデス 関節リウマチ，血清病
IV型 遅延型	T細胞	細胞膜抗原	24～48時間	接触皮膚炎，膠原病 ツベルクリン反応

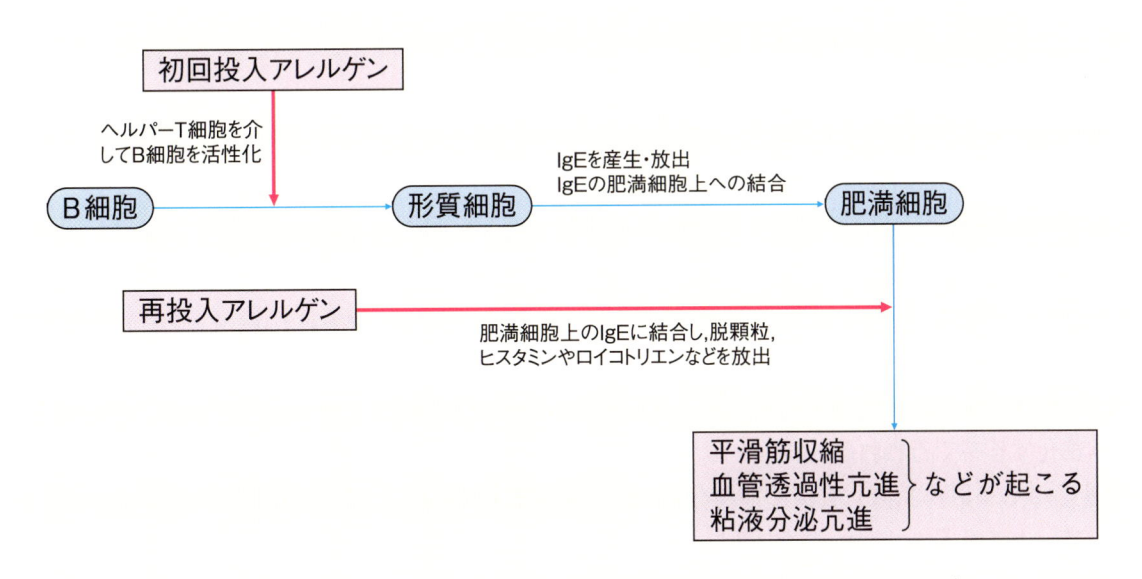

初回投入アレルゲン

ヘルパーT細胞を介してB細胞を活性化

B細胞 → 形質細胞 （IgEを産生・放出 IgEの肥満細胞上への結合）→ 肥満細胞

再投入アレルゲン → 肥満細胞上のIgEに結合し,脱顆粒,ヒスタミンやロイコトリエンなどを放出

平滑筋収縮
血管透過性亢進 ｝ などが起こる
粘液分泌亢進

(c) I型アレルギー発症の仕組み

II 活性酸素の生成と除去

酸素（O_2）は電子伝達系での最終電子受容体であり，ヒトはそれなくしては生命が維持できない．一方，電子伝達系などでは O_2 からそれよりも格段に反応性の強い活性酸素が生成され，細胞に種々の障害を与える．生体にはこの活性酸素を除去するシステムが備わっている．

A 活性酸素の生成と毒性

- **活性酸素**には，O_2 が1電子還元された**スーパーオキシドアニオン**（O_2^-），2電子還元された**過酸化水素**（H_2O_2），3電子還元された**ヒドロキシルラジカル**（$OH^\bullet$），**一重項酸素**（通常の O_2 は三重項）などの分子種がある．
- これらのうち，O_2^- と $OH^\bullet$ は**フリーラジカル**（遊離基）であり，$OH^\bullet$ が最も反応性が強い．

■ 活性酸素の生成

- 電子伝達系では最終段階で O_2 に電子が渡されるが，途中の段階でも O_2 に電子が渡されることもあり，O_2^-，H_2O_2，$OH^\bullet$ などの活性酸素が生成されることは避けられない（a）．また酸素ヘモグロビンが O_2 を離す際にも O_2^- の生成が避けられない（b）．
- 一方，好中球やマクロファージなどは殺菌のため積極的に活性酸素を生成する（214頁）．

■ 活性酸素の毒性

- 活性酸素の毒性は最終的に $OH^\bullet$ に集約されると考えてよい．$OH^\bullet$ は，DNAの損傷，タンパク質の酸化（特にS−S結合の切断），不飽和脂肪酸の過酸化などを引き起こし，細胞に障害を与える．
- 特に，生体膜の多価不飽和脂肪酸が $OH^\bullet$ の攻撃を受けると，**脂質酸化連鎖反応**によって膜脂質ばかりでなく，膜酵素や受容体の機能にまで障害を与える．

B 活性酸素の除去システム

- 活性酸素の除去は，抗酸化物がフリーラジカルと非酵素的に反応し無毒化する系と，酵素反応で無毒化する系で行われる．
- $OH^\bullet$ はもっぱら抗酸化物質で無毒化される．**抗酸化物質**にはビタミンE，ビタミンC，グルタチオン，ポリフェノールなどがあり，特にビタミンEは脂溶性であることから生体膜での活性酸素の除去に効果的に働く．
- ヒトには $OH^\bullet$ を無毒化する酵素はなく，$OH^\bullet$ 発生の源である O_2^- や H_2O_2 を除去する3種の酵素がある．

  スーパーオキシドジスムターゼ：O_2^- を H_2O_2 と O_2 にする酵素で，細胞質型酵素とミトコンドリア型酵素がある（c−(1)）．
  カタラーゼ：H_2O_2 を H_2O と O_2 にする酵素で，主にペルオキシゾームに存在する（c−(2)）．
  グルタチオンペルオキシダーゼ：H_2O_2 や過酸化物を還元型グルタチオンで H_2O にする酵素で，生じた酸化型グルタチオンの還元にはNADPHが使われる（c−(3)）．

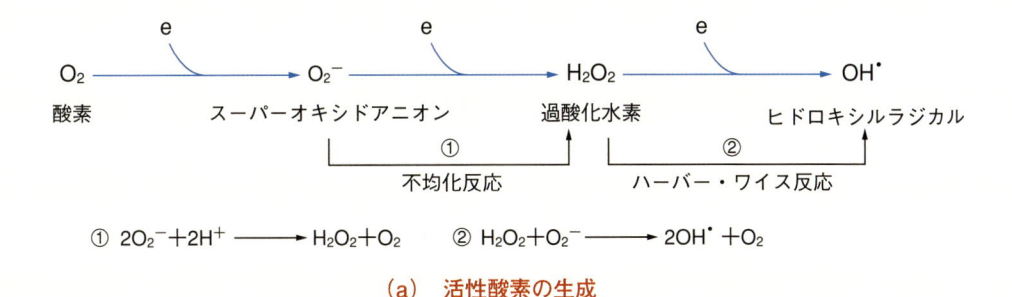

II 活性酸素の生成と除去

$$O_2 \xrightarrow{e} O_2^- \xrightarrow{e} H_2O_2 \xrightarrow{e} OH^\cdot$$

酸素　　スーパーオキシドアニオン　　過酸化水素　　ヒドロキシルラジカル

① 不均化反応　　② ハーバー・ワイス反応

① $2O_2^- + 2H^+ \longrightarrow H_2O_2 + O_2$　　② $H_2O_2 + O_2^- \longrightarrow 2OH^\cdot + O_2$

(a) 活性酸素の生成

$$Hb(Fe^{2+})-O_2 \longrightarrow Hb(Fe^{3+}) + O_2^-$$

酸素ヘモグロビン　　メトロヘモグロビン　　スーパーオキシドアニオン

ヘモグロビンの酸素化と脱酸素化は，通常，$Hb(Fe^{2+}) + O_2 \rightleftarrows Hb(Fe^{2+})-O_2$ と可逆的に行われるが，脱酸素化に際して $10^{2\sim3}$ 回に1回位は上記のように $Hb(Fe^{3+})$ と O_2^- が生ずると推測される

(b) ヘモグロビンの脱酸素化での活性酸素の生成

(1) スーパーオキシドジスムターゼ

$$2O_2^- + 2H^+ \longrightarrow H_2O_2 + O_2$$

(2) カタラーゼ

$$2H_2O_2 \longrightarrow 2H_2O + O_2$$

(3) グルタチオンペルオキシダーゼ系

※還元型グルタチオンはGlu-Cys-Hisで示される．トリペプチドで，酸化されると2分子がS-S結合する

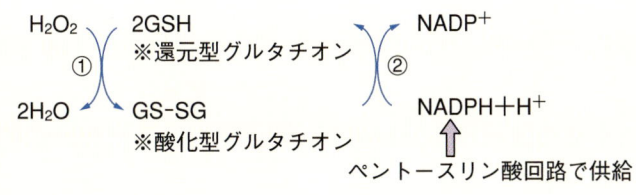

H_2O_2 → 2GSH（※還元型グルタチオン） → NADP$^+$
$2H_2O$ ← GS-SG（※酸化型グルタチオン） ← NADPH + H$^+$

① グルタチオンペルオキシダーゼ
② グルタチオンレダクターゼ

NADPH+H$^+$ ← ペントースリン酸回路で供給

(c) 酵素反応による活性酸素の除去

栄養士に必要な豆知識

免疫不全症候群とエイズ

免疫不全症候群

免疫機能が低下し種々の病態を呈する状態を免疫不全症候群という．B細胞，T細胞，マクロファージなどの免疫系の細胞や補体系の機能障害により発症し，感染に対する抵抗力の低下，悪性腫瘍の発症，自己免疫の発現などが起こる．

先天性（原発性）免疫不全と後天性（続発性）免疫不全があり，前者は遺伝的あるいは発生過程での異常で発症する．液性免疫に異常がみられる液性免疫不全（無γ-グロブリン血症など），細胞性免疫に異常があるT細胞性免疫不全（胸腺無形成症など），両者に異常がある複合免疫不全（重症複合免疫不全症など）がある．

後天性免疫不全は放射線障害，ウイルス感染，悪性腫瘍，免疫抑制剤投与，栄養障害などに続発して起こる．その代表的なものがエイズである．

免疫不全の共通の症状は易感染性である．なかでもT細胞機能不全では，普通の状態では防ぐことのできる弱毒性の病原微生物に侵されることが多い（日和見感染）．

エイズ（AIDS）

AIDS は acquired immunodeficiency syndrome（後天性免疫不全症候群）の略語で，HIV（human immunodeficiency virus，ヒト免疫不全ウイルス，エイズウイルスともいう）感染によって起こる．

HIVはRNAウイルスの1種で，CD4分子を受容体としてT細胞に感染し，逆転写酵素で産生したプロウイルスDNAを宿主細胞の核DNAに組み込み，ウイルスを増殖し，CD4陽性T細胞を破壊して，免疫不全を引き起こす．

HIVは性行為，血液（輸血や注射針の共有など），妊娠出産を通して感染する．感染後2〜8週間の潜伏期ののち，一過性の急性ウイルス感染症状を呈するが，その後7〜10年間の無症候期（無症候性キャリア）を経て，AIDSが発症する．

発症初期には原因不明の発熱，下痢，全身倦怠感，リンパ節腫脹，体重減少などがみられる．AIDSの日和見感染症としてカンジダ症，ニューモシスチス肺炎，結核などがある．また，カポジ肉腫，悪性リンパ腫などの悪性腫瘍が発生しやすくなる．

HIV感染やAIDSの診断は，HIV抗体の検出やPCR法によるHIV遺伝子の同定などによって行われる．

AIDSの根本的治療法はまだ開発されていないが，抗HIV薬として開発された逆転写酵素阻害剤やプロテアーゼ阻害剤などにより，感染から発症までの期間を延長でき，また発症後のCD4陽性T細胞の減少を防ぐことができるようになっている．

索　引

A

α-アミノ酸　24
α-アミラーゼ　78
α-ケトグルタル酸　95, 136, 145
α-ケトグルタル酸デヒドロゲナーゼ　44
α-ケトグルタル酸デヒドロゲナーゼ複合体　94
α-ケト酸　136
α-トコフェロール　42
α-リノレン酸　19, 126
α 酸化　122
α ヘリックス　26
A-キナーゼ　68
A 部位　180
ATP-ADP 交換輸送　98
ATP 合成酵素　96

B

β-カロテン　40
β 酸化　122
β シート　26
B 細胞（B リンパ球）　230, 234
B 細胞受容体　234

C

C 末端　26
cAMP　30, 68
cAMP 依存性プロテインキナーゼ　68
CD4　236
CD8　236
cDNA　196
cDNA ライブラリー　198
CDP-DG　128
CDP-エタノールアミン　128
CDP-コリン　128
cGMP　68
CoA　46

Cytc　96

D

$\varDelta G$　90
D 型　2, 12
de novo 合成　150
DNA　30, 32
DNA（遺伝子）ライブラリー　196
DNA 鎖　32
DNA スプライシング　234
DNA の再編成　234
DNA の主成分塩基　30
DNA フィンガープリント法（DNA 指紋法）　198
DNA ポリメラーゼ　188, 190
DNA リガーゼ　190

F

FAD　44
Fisher の投影式　12
FMN　44

G

γ-アミノ酪酸　24, 142
γ-カルボキシグルタミン酸　24
γ-リノレン酸　19, 126
GLUT　102
GTP-結合タンパク質　68

H

HGPRT　152
HIV　242
HDL　118, 120
HLA　236
HMG-CoA　124, 130
HMG-CoA リアーゼ　124
HMG-CoA レダクターゼ　82, 130

I

IDL　118

IgA　232
IgD　232
IgE　232
IgG　232
IgM　232

K

Km　58

L

L 型　2, 24
LCAT　131
LDL　118, 120
LDL 受容体　120

M

MHC　236
mRNA　34, 180
mRNA 前駆体　178

N

n-3 系列　18
n-6 系列　18
N-アセチルガラクトサミン　14
N-アセチルグルコサミン　14
N-アセチルノイラミン酸　20
N^5, N^{10}-メチレン FH_4　50, 152
N^5-メチル FH_4　50, 209
N^{10}-ホルミル FH_4　50, 150
N 末端　26
NAD　46
NADH デヒドロゲナーゼ　44
NADP　46
NADPH オキシダーゼ　214
Na^+, K^+-ATP アーゼ　84

O

ω 酸化　122

P

p-アミノ安息香酸　38
P部位　180
PCR法　196
pKa　6
pKb　6
PRPP　150

R

RNA　30, 34
RNA鎖　32
RNAの主成分塩基　30
RNAポリメラーゼ　178
rRNA　34, 180
rRNA遺伝子　176

S

S-S結合　28
S-アデノシルメチオニン　146
S期　188
SDS-ポリアクリルアミドゲル電気泳動法　10

T

T細胞　236
T細胞受容体　236
Tリンパ球　236
TCAサイクル　94
tRNA　34, 180
tRNA遺伝子　176

U

UDP-ガラクトース　106
UDP-ガラクトース4-エピメラーゼ欠損症　208
UDP-グルクロン酸　108
UDP-グルコース　106, 108, 110

V

VLDL　118
Vmax　58

あ

アイソザイム　56
亜鉛　172
悪性貧血　48, 228
アクチン　224
アクチンフィラメント　224
アグリカン　222
アコニターゼ　94
アシドーシス　166
アシルCoA　122
アシルCoAシンテターゼ　122
アシルCoAデヒドロゲナーゼ　44, 122
アシルカルニチン　122
アシルグリセロール　18
アスコルビン酸　50, 108
アスパラギン　25
アスパラギン酸　25
アスパラギン酸アミノトランスフェラーゼ　48, 56, 136
アセチルCoA　80, 94, 104, 122
アセチルCoAカルボキシラーゼ　50, 126
アセト酢酸　124
アディポネクチン　74
アデニル酸　31
アデニル酸シクラーゼ　68
アデニン　30
アデノシン　30
アデノシンデアミナーゼ　154
アドレナリン　70, 114, 146
アニーリング　32
アノマー　12
アフィニティークロマトグラフィー　36
アポ(リポ)タンパク質　118
アミノ酸　2, 24
アミノアシルtRNA　180
アミノアシルtRNA合成酵素　180
アミノ基　2, 24
アミノ基転移酵素　136
アミノ基転移反応　136
アミノ酸デカルボキシラーゼ　142
アミノ酸配列順序　26
アミノ酸プール　134
アミノ糖　14
アミノペプチダーゼ　80
アミノ末端　26
アミロース　16
アミロペクチン　16
アラキドン酸　19, 126
アラニン　25
アラニンアミノトランスフェラーゼ　48, 136
アルカローシス　166
アルギナーゼ　140
アルギニン　25, 140
アルギノコハク酸　140
アルデヒド基　2
アルドース　12
アルドステロン　72, 166
アルドン酸　14
アルブミン類　28
アレニウスの定義　6
アレルギー　238
アレルゲン　238
アロステリック酵素　60
アロステリック阻害剤　60
アロステリック促進剤　60
アロステリック調節　60
アンチコドン　35, 180
アンドロゲン　72
アンドロステロン　72
アンモニアの輸送　138

い

硫黄　172
イオン結合　4, 28
イオン交換クロマトグラフィー　36
イオンチャネル　84
イオンチャネル型受容体　66
異化　80
鋳型　178
鋳型鎖　178

索　引

異性化酵素　62
異性体　2
イソクエン酸デヒドロゲナーゼ
　　94
イソデスモシン　222
イソプレノイド　22
イソマルトース　14
イソロイシン　25
一次構造　26
一次止血　216
一次胆汁酸　22, 130
一次免疫　230
一重項酸素　240
逸脱酵素　64
遺伝暗号　180
遺伝子　176
遺伝子診断　204
遺伝子操作　196
遺伝子治療　204
遺伝情報　176
遺伝情報の伝達　176, 188
遺伝情報の発現　176, 178
遺伝情報発現の調節　60, 186
遺伝子ライブラリー　196
遺伝子領域　176
イノシン　154
イノシン酸　150
インスリン　74, 114, 185
インスリン依存型糖尿病　116
インスリン依存性　102
インスリン抵抗性　116
インスリン非依存型糖尿病　116
インスリン非依存性　102
インテグリン　214
イントロン　178

う

うっ滞性黄疸　162
ウラシル　30
ウリジル酸　31
ウリジン　30
ウロキナーゼ　218
ウロビリノーゲン　160
ウロビリン　160

ウロン酸　14
ウロン酸回路　108

え

エイコサノイド　22, 124
エイコサペンタエン酸　19
エイズ　242
エキソサイトーシス　84
エキソペプチダーゼ　80
エキソン　178
エストラジオール　72
エストリオール　72
エストロゲン　72
エストロン　72
エーテル結合　2
エネルギー消費量の測定　100
エネルギー代謝基質　92
エネルギー通貨　92
エピマー　12
エラスターゼ　80
エラスチン　222
エルゴカルシフェロール　40
エルゴステロール　22, 40
塩基　6
塩基修飾剤　194
塩基性アミノ酸　24
塩基性タンパク質　28
塩基対　32
塩基対の規則　32, 178
塩基の欠失（挿入）　194
塩基の置換　194
塩基類似体　194
塩析　28
塩素　172
塩素イオン　172
エンドサイトーシス　84
エンドペプチダーゼ　80
エンハンサー　176, 186
塩溶　28

お

黄体形成ホルモン　71
黄体ホルモン　72
黄疸　160, 162

応答配列　186
岡崎フラグメント　188
オキサロ酢酸　95, 137, 145
オキサロ酢酸の補充　96, 104
オキシトシン　70
オキシヘモグロビン　212
オキソ基　2
オステオカルシン　42
オスモル濃度　166
オータコイド　66
オプシン　40
オプソニン化　214, 232
オリゴ糖　14
オルニチン　24, 140
オルニチン回路　140
オレイン酸　19, 126
オロト酸　38, 152

か

開始コドン　180
解糖系　102
解糖速度の調節　104
外膜　86
化学平衡　6
化学平衡定数　6
鍵酵素　82
核　86
核ゲノム　176
核酸　30
核小体　86
獲得免疫　230
核膜　86
核膜孔　86
過酸化水素　240
下垂体後葉ホルモン　70
下垂体前葉ホルモン　71
加水分解酵素　62
ガストリン　74
家族性高コレステロール血症
　　132
カタラーゼ　86, 240
活性一炭素基　50
活性化エネルギー　4, 54
活性型ビタミンD　40

活性酸素　240
活性中心　54
活動電位　66
滑面小胞体　86
カテコールアミン　70
カテプシン　134
果糖　12
可変部　230
ガラクトキナーゼ　106
ガラクトキナーゼ欠損症　208
ガラクトサミン　14
ガラクトース　12
ガラクトース 1-リン酸ウリジルトランスフェラーゼ欠損症　208
ガラクトース血症　204, 208
カリウムイオン　168
カルシウム　170
カルシウムイオン　170
カルシトニン　70
カルシフェロール　40
カルニチン　38, 122
カルバモイルリン酸　140, 152
カルバモイルリン酸シンテターゼ I　140
カルバモイルリン酸シンテターゼ II　152
カルボキシペプチダーゼ A　80
カルボキシペプチダーゼ B　80
カルボキシル基　2
カルボキシル末端　26
カルモジュリン依存性プロテインキナーゼ　68
癌遺伝子　200
ガングリオシド　20
癌原遺伝子　200
肝細胞性黄疸　162
間質　220
間質液　164
環状 DNA　32
環状構造　12
緩衝作用　6, 166
環状ヌクレオチド　30
間接ビリルビン　162

肝臓　8
官能基　2
癌抑制遺伝子　200
含硫アミノ酸　24

き

幾何異性体　2
キサンチン　154
キサンチンオキシダーゼ　154
基質　54
基質結合部位　54
基質特異性　56
基質レベルでのリン酸化　92
既成塩基の利用経路　150
拮抗阻害　58
機能タンパク質　28
機能鉄　172
キモトリプシノーゲン　61, 81
キモトリプシン　61, 80
逆転写酵素　196
キャップ　34
キャップの形成　178
吸エルゴン反応　90
吸光度　52
吸収スペクトル　52
球状タンパク質　28
急冷　32
競合（競争，拮抗）阻害　58
共有結合　2
共有電子対　2
極性　4
極性分子　4
巨赤芽球性貧血　228
キラー T 細胞　236
キロミクロン　78, 118
キロミクロンレムナント　118
筋原線維　224
筋収縮装置　224
筋収縮のエネルギー　226
筋収縮の仕組み　224
筋収縮の調節　226
筋節　224
筋線維　224
近平衡反応　82, 90

く

グアニル酸　31
グアニン　30
グアノシン　30
クエン酸回路　92, 94
クエン酸シンターゼ　94
組換え DNA 実験　198
組換え修復　194
組換え体 DNA　196
クラススイッチ　234
グリカン　16
グリコーゲン　16, 110
グリコーゲン合成酵素　110
グリコーゲン脱分枝酵素　110
グリコーゲン分枝酵素　110
グリコーゲンホスホリラーゼ　110
グリココール酸　131
グリコサミノグリカン　16, 222
グリコシド結合　14
グリコシド水酸基　12
グリコプロテイン　16
グリシン　25
クリステ　86
グリセリド　18
グリセリンキナーゼ　128
グリセルアルデヒド　12
グリセルアルデヒド 3-リン酸デヒドロゲナーゼ　102
グリセロ脂質　18
グリセロリン脂質　20, 128
グリセロールリン酸シャトル　98
グルカゴン　74, 111
グルカン　16
グルクロン酸　14
グルクロン酸経路　108
グルクロン酸抱合　108, 160
グルコアミラーゼ　78
グルコキナーゼ　104
グルココルチコイド　22, 72
グルコサミン　14
グルコース　12

索　引

グルコース 1-リン酸ウリジリル
　トランスフェラーゼ　108
グルコース 6-ホスファターゼ
　110, 112
グルコース 6-リン酸デヒドロゲ
　ナーゼ　46, 106
グルコース・アラニンサイクル
　138
グルコース輸送担体　102
グルコン酸　14
グルタチオン　241
グルタチオンペルオキシダーゼ
　240
グルタミナーゼ　138
グルタミン　25
グルタミン酸　25
グルタミン酸デカルボキシラーゼ
　48, 143
グルタミン酸デカルボキシラーゼ
　欠損症　204
グルタミン酸デヒドロゲナーゼ
　136
グルタミンシンテターゼ　138
くる病　174
クレアチニン　226
クレアチン　226
クレアチンキナーゼ　226
クレアチンリン酸　226
クレチン病　76
クローニングベクター　198
クローニング法　196
グロブリン類　28
クロマチン　34, 176
クロマトグラフィー　36
クロモゾーム　34

け

形質細胞　230
血液凝固系　216
結合酵素　62
結合特異性　56
結合リボソーム　86, 180
血漿　164, 218
血漿タンパク質　218

血小板　216
血漿リポタンパク質　118
血清　218
血清アルブミン　218
血栓　216, 218
血糖　114
ケトアシドーシス　206
ケトアシドーシス性昏睡　116
ケト原性アミノ酸　112, 142
ケト酸　2
ケトース　12
ケトン基　2
ケトン血症　124
ケトン体　124
ケノデオキシコール酸　22, 130
ゲノム　176
ケラタン硫酸　17, 223
ケラチン　29
原子価　2
減数分裂　192
限定分解　60
原発性高キロミクロン血症　132
原発性高脂血症　132

こ

5-メチルシトシン　30
五員環　12
高圧濾紙電気泳動法　10
高エネルギー化合物　90
高エネルギー結合　90
好塩基球　214
光学異性体　2
抗原　230
抗原提示細胞　236
高コレステロール血症　132
交差　192
抗酸化物質　240
好酸球　214
高脂血症　132
高次構造　26
後シナプス　66
甲状腺機能亢進症　76
甲状腺機能低下症　76
甲状腺刺激ホルモン　71

甲状腺刺激ホルモン放出ホルモン
　71
甲状腺ホルモン　70
合成酵素　63
構造異性体　2
構造タンパク質　28
酵素基質複合体　54
高速液体クロマトグラフィー　36
酵素前駆体　60
酵素タンパク質　28
酵素治療　204
酵素反応　54
酵素複合体　62
抗体　230, 232
好中球　214
後天性免疫不全症候群　242
高度(多価)不飽和脂肪酸　18
高トリグリセリド血症　132
高尿酸血症　156
高密度リポタンパク質　118
呼吸鎖　96
呼吸爆発　214
呼吸比　100
呼吸複合体Ⅰ, Ⅱ, Ⅲ, Ⅳ　96
5′末端　32
五炭糖　12
骨吸収　170
骨形成　170
骨粗鬆症　174
骨軟化症　174
骨密度の測定　174
コード領域　176, 179
コドン　180
コハク酸デヒドロゲナーゼ　44, 94
コバラミン　48
互変異性体　194
コラーゲン　220
コラーゲン線維　220
コリサイクル　112
孤立電子対　2
コリン　20, 38
コール酸　22, 130
ゴルジ装置　86

ゴルジ体　86
コルチコステロン　72
コルチゾール　72
コレカルシフェロール　40
コレシストキニン　74
コレステロール　20, 130
コレステロールエステラーゼ　78
コレステロールエステル　20
コンドロイチン硫酸　16, 223

さ

再生　28, 32
最大速度　58
最適 pH　56
最適温度　56
サイトカイン　66
細胞外液　164
細胞外マトリックス　220
細胞間情報伝達物質　66
細胞質ゾル　84, 86
細胞周期　188
細胞障害性 T 細胞　236
細胞性免疫　230, 236
細胞内液　164
細胞内局在特異的アイソザイム　56
細胞内受容体　68
細胞内小器官　86
細胞内タンパク質分解システム　60, 135
細胞膜　84
細胞膜受容体　68
細胞溶質　86
サイレンサー　176, 186
サザンブロット法　198
鎖状式　12
サブユニット　26
サーモゲニン　98
サルベージ合成　150
3-ヒドロキシアシル CoA デヒドロゲナーゼ　122
3-ヒドロキシ酪酸　122
3′,5′-ホスホジエステル結合　32
酸　6

酸化還元酵素　62
酸化的脱アミノ反応　136
酸化的リン酸化　92, 96
三次構造　26
酸性アミノ酸　24
産生細胞　66
酸性タンパク質　28
酸素(オキシ)ヘモグロビン　212
3′ 末端　32
三炭糖　12
産物　54

し

ジアシルグリセロール　18
シアノコバラミン　48
シアル酸　20
糸球体　8
シグナルペプチド　184
ジグリセリド　18
止血　216
自己免疫　238
自己免疫寛容　238
自己免疫疾患　238
脂質　18
脂質酸化連鎖反応　240
視床下部ホルモン　71
シスエレメント　186
シス型　2
シスタチオニン β 合成酵素　208
システイン　25
ジスルフィド結合　28
自然突然変異　194
自然免疫　230
シチジル酸　31
シチジン　30
質量作用比　90, 91
至適 pH　56
至適温度　56
シトクロム c　96
シトシン　30
シトルリン　24, 140
シナプス間隙　66
ジヒドロウラシル　30
ジヒドロキシアセトン　12

脂肪　18
脂肪酸　18
脂肪酸合成系　122, 126
脂肪酸合成酵素　126
脂肪族アミノ酸　24
自由エネルギー　90
自由エネルギー変化　90
終止コドン　180
収縮(運動)タンパク質　28
自由電気泳動法　10
主要組織適合遺伝子複合体　236
受容体　66
受容体タンパク質　28
消化管ホルモン　74
小球性低色素性貧血　228
脂溶性ビタミン　38, 40
少糖　14
情報鎖　178
小胞体　86
情報伝達システム　66
除去修復　192, 194
触媒特異性　56
触媒部位　54
食胞　214
女性ホルモン　22, 72
蔗糖　14
徐冷　32
新規合成　150
神経系　66
神経伝達物質　66
新生児黄疸　160
シンターゼ　63
シンテターゼ　63
浸透圧　166
浸透圧受容器　166

す

膵管　8
水酸基　2
水素結合　4, 28, 32
水溶性ビタミン　38, 44
膵リパーゼ　78
スキャニング　182
スクアレン　22, 130

スクシニル CoA　94, 158
スクシニル CoA シンテターゼ
　94
スクラーゼ　78
スクロース　14
ステアリン酸　19
ステロイド　20
ステロイドホルモン　22, 68
スーパーオキシドアニオン　240
スーパーオキシドジスムターゼ
　240
スフィンゴシン　20
スフィンゴ糖脂質　20
スフィンゴミエリン　20
スフィンゴリン脂質　20
スプライシング　178
スルホ基　2
スレオニン　25

せ

正球性正色素性貧血　228
制限エンドヌクレアーゼ　196
成人ヘモグロビン　212, 214
生体触媒　54
生体膜　84
成長ホルモン　70
静電結合　4
生理的食塩水　166
セカンドメッセンジャー　68
セクレチン　74
赤血球　212
接着分子　214
ゼラチン　222
セラミド　20, 128
セリン　25
セルロース　16
セルロプラスミン　172, 219
セレブロシド　20
セロトニン　142, 146
遷移状態　4
繊維状タンパク質　28
旋光性　2
前シナプス　66
線状 DNA　32

染色質　34
染色体　34, 176
染色体異常　194
センスコドン　180
先天性代謝異常症　202
セントラルドグマ　176
線溶　218
線溶系　218

そ

走化性因子　214
臓器特異的アイソザイム　56
双性（両性）イオン　26
総ビリルビン　162
相補的 DNA　196
即時型アレルギー　238
促進拡散輸送　84
続発性高脂血症　132
疎水結合　4, 28
ソマトスタチン　71
ソマトメジン　70
粗面小胞体　86
ソルビトール　14
ゾーン電気泳動法　10

た

体液　164
体液性免疫　230
大球性正色素性貧血　228
体質性黄疸　162
胎児ヘモグロビン　212, 214
代謝水　164
代謝チャンバー　100
代謝の細胞内局在性　82, 86
代謝の臓器特異性　82
代謝の調節　82
タウロコール酸　131
多価不飽和脂肪酸　18
多機能酵素　62, 126
脱共役タンパク質　98
脱酸素（デオキシ）ヘモグロビン
　212
脱水　165
脱離酵素　62

脱リン酸化型　60
多糖　16
多量無機質　168
胆管　8
単球　214
単鎖結合タンパク質　190
炭酸 - 重炭酸系　166
胆汁酸　22, 130
単純拡散輸送　84
単純脂質　18
単純多糖　16
単純タンパク質　28
単色光　52
炭水化物　12
男性ホルモン　22, 72
炭素の正四面体性　4
単糖　12
タンパク質構成アミノ酸　24
タンパク質の寿命　134

ち

チアミン　44
チアミン二リン酸　44
チアミン反応型　208
チアミンピロリン酸　44
チオラーゼ　122
窒素出納　134
チミジル酸　31
チミジル酸シンターゼ　152
チミジン　30
チミン　30
着床前遺伝子診断　205
仲介因子　186
中間密度リポタンパク質　118
中鎖脂肪酸　18
中性アミノ酸　24
中性タンパク質　28
腸肝循環　160
長鎖脂肪酸　18
調節タンパク質　28
超低密度リポタンパク質　118
直接ビリルビン　162
貯蔵脂肪　120
貯蔵タンパク質　28

つ

貯蔵鉄　172
チロキシン　70, 146
チロシン　25
チロシンキナーゼ　68

痛風　156

て

低HDLコレステロール血症　132
定常部　230
低密度リポタンパク質　118
デオキシアデノシルコバラミン　48
デオキシコール酸　22, 130
デオキシ糖　14
デオキシヘモグロビン　212
デオキシリボ核酸　30
デオキシリボース　14
デオキシリボヌクレオシド　30
テストステロン　72
デスモシン　222
鉄　172
鉄欠乏性貧血　228
テトラヒドロ葉酸　50
テトロース　12
7-デヒドロコレステロール　22, 40
テルペン　22
デルマタン硫酸　17, 223
転移酵素　62
電気陰性度　4
電気泳動法　10
電子伝達系　96
転写　176
転写基本因子　178, 186
転写制御因子　186
転写調節　186
転写領域　176
転写レベルでの調節　186
点突然変異　194
デンプン　16

と

銅　172
糖アルコール　14
同化　80
透過率　52
同義語コドン　180
糖原性アミノ酸　112, 142
糖脂質　16, 20
糖新生　112
糖タンパク質　16
等電点　28
等電点電気泳動法　10
糖尿病　116
糖ヌクレオチド　108
ドコサヘキサエン酸　19
突然変異　194
ドーパミン　142, 146
トランスアルドラーゼ　106
トランスエレメント　186
トランス型　2
トランスケトラーゼ　106
トランスファーRNA　34
トランスフェリン　172, 219
トランスポーター　84
トランスロケーション　182
トリアシルグリセロール　18, 128
トリオース　12
トリグリセリド　18
トリプシノーゲン　81
トリプシン　80
トリプトファン　25
トリヨードチロニン　70, 146
トレハロース　14
トロポニンC　224
トロポニンI　224
トロポニンT　224
トロポミオシン　224
トロンビン　216
トロンボキサン　22, 124

な

ナイアシン　46, 146
内因子　48

内分泌系　66
内膜　86
ナチュラルキラー細胞　230, 236
ナトリウムイオン　168
7-デヒドロコレステロール　22, 40
7-メチルグアニン　30
七炭糖　12
ナンセンスコドン　180

に

2,3-ビスホスホグリセリン酸　212
ニコチン酸　46
二次構造　26
二次止血　216
二次胆汁酸　22, 130
二次免疫　230
二重結合の平面性　4
二重標識水法　100
二重らせん構造　32
二糖　14
ニトロ基　2
乳酸　3, 102, 112
乳酸デヒドロゲナーゼ　56, 102
乳糖　14
ニューロン　66
尿細管　8
尿酸　154
尿素　140
尿素回路　140

ぬ

ヌクレアーゼ　154
ヌクレオシド　30
ヌクレオソーム　34
ヌクレオチド　30

ね

粘液水腫　76

の

能動輸送　84
ノーザンブロット法　198

乗換え　192
ノルアドレナリン　70, 146

は

配位結合　2
ハイブリッド形成試験　198
麦芽糖　14
橋本病　76
パスツール効果　105
バセドウ病　76
バソプレッシン　70, 166
発エルゴン反応　90
発現ベクター　198
バリン　25
パルミチン酸　19
パントテン酸　46
反応(触媒)特異性　56
半保存的複製　188

ひ

ヒアルロン酸　16
ビオシチン　50
ビオチン　50
非競合(非競争，非拮抗)阻害　58
非共有電子対　2
非コード領域　176
非酸化的脱アミノ反応　136
比色定量法　52
ヒスタミン　142, 238
ヒスチジン　25
ヒスチジンデカルボキシラーゼ　48
ヒストン　34
2,3-ビスホスホグリセリン酸　212
脾臓　8
ビタミン　38
ビタミンA　40
ビタミンB群　44
ビタミンB_1　44
ビタミンB_2　44
ビタミンB_6　48
ビタミンB_6反応型　204, 208
ビタミンB_{12}　48
ビタミンC　44, 50

ビタミンD　40
ビタミンE　42
ビタミンK　42
ビタミンK依存性カルボキシラーゼ　42
ビタミンK依存性タンパク質　42
ビタミン依存型先天性代謝異常症　204
ビタミン反応型先天性代謝異常症　204
ビタミン様作用因子　38
ビタミン様物質　38
非タンパク質構成アミノ酸　24
非タンパク質呼吸比　100
必須アミノ酸　24, 144
非転写領域　176
ヒト白血球抗原　236
3-ヒドロキシアシルCoAデヒドロゲナーゼ　122
ヒドロキシアミノ酸　24
ヒドロキシ酸　2
ヒドロキシプロリン　24, 220
3-ヒドロキシ酪酸　124
ヒドロキシリシン　24, 220
ヒドロキシル基　2
ヒドロキシルラジカル　240
非ヒストンタンパク質　34
非必須アミノ酸　144
非平衡反応　82, 90
非ヘム鉄　172
非ヘム鉄酵素　172
ヒポキサンチン　30, 150
ヒポキサンチン-グアニンホスホリボシルトランスフェラーゼ　152
標準自由エネルギー変化　90
標的細胞　66
ピラン環　12
ピリドキサミン　48
ピリドキサール　48
ピリドキサールリン酸　48
ピリドキシン　48
ビリベルジン　160

ビリベルジンレダクターゼ　160
ピリミジン塩基　30
微量成分塩基　30
微量無機質　168
ビリルビン　160
ピルビン酸　3, 102, 137
ピルビン酸カルボキシラーゼ　50, 104, 112
ピルビン酸キナーゼ　102
ピルビン酸デヒドロゲナーゼ　44, 104
ピルビン酸デヒドロゲナーゼ複合体　104
貧血　228

ふ

ファゴゾーム　214
ファゴリソゾーム　214
フィードバック阻害　82
フィードフォアード促進　82
フィブリノーゲン　216
フィブリン　216
フィブリン塊　216
フィロキノン　42
フェニルアラニン　25
フェニルアラニン水酸化酵素　144, 206
フェニルケトン体　147, 206
フェニルケトン尿症　204, 206
フェニル酢酸　147
フェニル乳酸　147
フェニルピルビン酸　147, 207
フェリチン　172
フォンビルブランド因子　216
不可避尿　164
不感蒸泄　164
復元　28, 32
複合酵素　62
複合脂質　18
副甲状腺ホルモン　70
複合多糖　16
複合タンパク質　28
副腎髄質ホルモン　70
副腎皮質刺激ホルモン　71

副腎皮質ホルモン 72
複製 188
複製エラー 190
複製単位 188
複製バブル 188
複製フォーク 188
浮腫 166
不斉炭素原子 2
不対電子 2
物質代謝異常症 202
物質輸送障害症 202
プテロイルグルタミン酸 50
普遍的組換え 192
不飽和化酵素 126
不飽和脂肪酸 18
フマラーゼ 94
フマル酸 5, 95
プライマー 110, 190
プライマーゼ 190
プラスミノーゲン 218
プラスミノーゲンアクチベーター 218
プラスミン 218
フラン環 12
フリーラジカル 240
プリン塩基 30
プリン体 156
フルクトキナーゼ 106
フルクトース 12
フルクトース 1,6-ビスホスファターゼ 112
プレプロインスリン 185
フレームシフト 194
ブレンステッドの定義 6
不連続合成 188, 191
プロインスリン 185
プロゲスチン 72
プロゲステロン 22, 72
プロ酵素 60
プロコラーゲン 220
プロスタグランジン 22, 124
プロテアソーム 134
プロテインキナーゼ 60
プロテインキナーゼ C 68

プロテインホスファターゼ 60
プロテオグリカン 16, 222
プロトポルフィリン 158
プロトロンビン 42, 216
プロピオニル CoA 122
プロビタミン A 22, 40
プロビタミン D_2 22, 40
プロビタミン D_3 22, 40
プローブ 198
プロモーター 176, 178
プロラクチン 71
プロリン 25
分子間相互作用 4
分子吸光係数 52
分枝鎖 α-ケト酸 206
分枝鎖 α-ケト酸デヒドロゲナーゼ 44
分枝鎖 α-ケト酸デヒドロゲナーゼ複合体 206
分枝鎖アミノ酸 24, 206
分子シャペロン 184
分子の形 4
分子の極性 4
分子ふるいクロマトグラフィー 36
分配クロマトグラフィー 36
分泌型 IgA 232

へ

平衡移動の法則 6
閉塞性（うっ滞性）黄疸 162
ヘキソキナーゼ 102
ヘキソース 12
ヘキソースウリジルトランスフェラーゼ 106
ベクター 196, 198
ヘテロ多糖 16
ヘパリン 17
ペプシノーゲン 81
ペプシン 80
ペプチジルトランスフェラーゼ活性 182
ペプチド結合 26
ペプチドホルモン 68

ヘプトース 12
ヘム 158
ヘムオキシゲナーゼ 160
ヘム酵素 172
ヘム鉄 172
ヘモグロビン 212
ヘリカーゼ 190
ペルオキシゾーム 86
ヘルパー T 細胞 234, 236
変性 28, 32
ペントース 12
ペントースリン酸回路 106

ほ

防御タンパク質 28
芳香族アミノ酸 24
抱合ビリルビン 160
傍分泌系 66
飽和脂肪酸 18
補基質 54
補欠分子族 54
補酵素 44, 54
補酵素 A 46
ホスファチジルイノシトール 20, 128
ホスファチジルエタノールアミン 20, 128
ホスファチジルコリン 20, 128
ホスファチジルセリン 20, 128
ホスファチジン酸 20
ホスファチジン酸経路 120, 128
ホスホエノールピルビン酸 103
ホスホエノールピルビン酸カルボキシキナーゼ 112
ホスホグリセリン酸キナーゼ 102
ホスホグルコン酸酸化経路 106
ホスホグルコン酸デヒドロゲナーゼ 46, 106
3′, 5′-ホスホジエステル結合 32
ホスホフルクトキナーゼ 102
ホスホリパーゼ 78, 128
ホスホリパーゼ A_2 124, 129
ホスホリパーゼ C 68, 129

ホスホリボシルピロリン酸　150
補体　232
ホモシスチン　208
ホモシスチン尿症　204, 208
ホモ多糖　16
ポリA尾部　34
ポリA尾部の形成　178
ポリアミン　146
ポリゾーム　184
ポリヌクレオチド　32
ポリペプチド　24, 26
ポリメラーゼ連鎖反応　196
ホールディング　26
ポルフィリン　146, 158
ホルモン感受性リパーゼ　120
翻訳　176
翻訳後修飾　184
翻訳後修飾アミノ酸　24
翻訳領域　179, 180
翻訳レベルでの調節　186

ま

膜間腔　86
膜サイトーシス　84
マグネシウム　172
マグネシウムイオン　172
膜輸送　84
マクロミネラル　168
マトリックス　86
マルターゼ　78
マルトース　14
マロニルCoA　126
マンガン　172
マンノース　12

み

ミエロペルオキシダーゼ　214
ミオイノシトール　38
ミオグロビン　212
ミオシン　224
ミオシンフィラメント　224
ミカエリス・メンテンの式　58
ミカエリス定数　58
ミクロミネラル　168

ミトコンドリア　86
ミトコンドリアゲノム　176
ミトコンドリア呼吸の脱共役　98
ミネラル　168
ミネラルコルチコイド　22, 72

む

無機質　168
無極性分子　4
ムコ多糖　16

め

メチオニン　25
メチオニン合成酵素　48, 209
7-メチルグアニン　30
メチルコバラミン　48
5-メチルシトシン　30
メチルマロニルCoAムターゼ　48
メッセンジャーRNA　34
メトヘモグロビン　214
メトヘモグロビンレダクターゼ　212
メナキノン　42
メナジオン　42
メバロン酸　130
メープルシロップ尿症　204, 206
メラトニン　146
メラニン　146
免疫　230
免疫グロブリン　230
免疫不全症候群　242

も

モノアシルグリセロール　18
モノアシルグリセロールアシル化経路　128
モノグリセリド　18
モノクロナール抗体　234
門脈　8
門脈経由の吸収　78

ゆ

誘導脂質　18

遊離リボゾーム　180
輸送担体　84
輸送タンパク質　28
輸送鉄　172
輸送媒介タンパク質　84
ユビキチン化　134
ユビキノン　38, 96

よ

溶血性黄疸　162
溶血性貧血　228
葉酸　50
ヨウ素　172
四次構造　26
四炭糖　12

ら

ラインウィーバー・バークの式　58
ラギング鎖　190
ラクターゼ　78
ラクトース　14, 108
ラノステロール　130
ランダムコイル　26
ランベルト・ベアーの法則　52
卵胞刺激ホルモン　71
卵胞ホルモン　72

り

リアーゼ　62
リガーゼ　62
リガンド　36
リシン　25
リソゾーム　86, 134
リゾチーム　230, 231
律速酵素　60, 82
律速反応　82
リーディング鎖　190
リトコール酸　22, 130
リノール酸　19, 126
リポ酸　38, 104
リボザイム　55
リボース　12
リボゾーム　34, 180

リボゾーム RNA　34
リポタンパク質　22, 118
リボヌクレオシド　30
リボヌクレオチドレダクターゼ　152
リボフラビン　44
リポプロテインリパーゼ　118
略式構造式　2
両親媒性分子　20
両性イオン　26
両性電解質　26
リン　170
リンゴ酸 - アスパラギン酸シャトル　98
リンゴ酸酵素　126
リンゴ酸デヒドロゲナーゼ　94

リン酸イオン　170
リン酸エステル　170
リン酸化型　60
リン酸緩衝系　166
リン脂質　19, 20
リン脂質二重層　84
臨床酵素　64
リンパ管経由の吸収　78
リンパ球　214

る

ルチン　38

れ

励起状態　4
レシチン　20

レチナール　40
レチノイン酸　40
レチノール　40
レチノール結合タンパク質　40
レプチン　74
レプリコン　188
連続合成　188

ろ

ロイコトリエン　22, 124
ロイシン　25
六員環　12
六炭糖　12
ロドプシン　40

検印省略

管理栄養士を目指す学生のための
生化学テキスト
定価（本体 2,600円＋税）

2008年 3月29日　第1版　第1刷発行
2022年12月12日　　同　　第9刷発行

著　者　　毎田　徹夫
　　　　　（まいた　てつお）
発行者　　浅井　麻紀
発行所　　株式会社 文光堂
　　　　　〒113-0033　東京都文京区本郷7-2-7
　　　　　TEL（03）3813-5478（営業）
　　　　　　　（03）3813-5411（編集）

© 毎田徹夫, 2008　　　　　　　　　　　印刷・製本：真興社

ISBN978-4-8306-0109-5　　　　　　　　　Printed in Japan

・本書の複製権，翻訳権・翻案権，上映権，譲渡権，公衆送信権（送信可能化権を含む），二次的著作物の利用に関する原著作者の権利は，株式会社文光堂が保有します.
・本書を無断で複製する行為（コピー，スキャン，デジタルデータ化など）は，私的使用のための複製など著作権法上の限られた例外を除き禁じられています．大学，病院，企業などにおいて，業務上使用する目的で上記の行為を行うことは，使用範囲が内部に限られるものであっても私的使用には該当せず，違法です．また私的使用に該当する場合であっても，代行業者等の第三者に依頼して上記の行為を行うことは違法となります．
・JCOPY〈出版者著作権管理機構 委託出版物〉
本書を複製される場合は，そのつど事前に出版者著作権管理機構（電話 03-5244-5088，FAX 03-5244-5089，e-mail：info@jcopy.or.jp）の許諾を得てください．